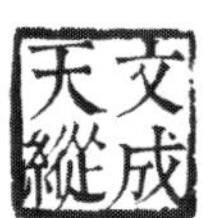
文成
天縱

中醫古籍稀見稿抄本輯刊

ZHONGYI GUJI XIJIAN GAO-CHAOBEN JIKAN

李鴻濤 主編

14

廣西師範大學出版社
GUANGXI NORMAL UNIVERSITY PRESS
·桂林·

第十四册目録

傷寒論百十三方解略六卷

〔清〕楊希閔編

清咸豐二年（一八五二）稿本

傷寒論百十三方解略六卷

本書爲中醫傷寒注釋發揮著作。楊希閔，字鐵傭，號卧雲，新城（今江西黎川）人，清代著名學者。本書編纂體例仿徐大椿《傷寒論類方》之分類編次而有所變化。卷一至三爲桂枝湯類、麻黄湯類、葛根湯類、柴胡湯類、白虎湯類、理中湯類、四逆湯類，卷四至六爲承氣湯類、陷胸湯類、瀉心湯類、五苓散類、梔豉湯類、炙甘草湯類、甘草湯類、雜方類。

傷寒論百十三方解畧

傷寒論百十三方解略題識

古者經注畢刻不相參雜周易十翼亦[illegible]春秋三傳亦各別行司馬貞史記索隱之屬均不與[illegible]糅[illegible]此[illegible]散傳注以附經史非古法也夫經注參雜初似甚便其實廢人思索詎無精進之功後人讀書不如前古職是之故醫家仲景傷寒論原本亦只經文其百十三方乃別一卷在後吾既嘗浄欽本論原文又將各家注本論者輯為一書矣今復將百十三方解釋其略吾意欲使本論原文爛熟胸中然後會通各注融串各方迹則豆剖瓜分義則同條共貫倘鼓瑟而膠其柱則匪吾之初心矣本論以經為主以方為客故止有方名而已此書以方為主以論為客故各方之下止提本論

数語見大意其不能盡賅者則以云云二字概之

傷寒論百十三方其次序若依本論則位置無定艱於尋檢今仿徐氏傷寒類方之例依類編次取便學者

徐氏傷寒類方以桂枝人參湯入理中以麻翹赤小豆湯入雜方之類雖有意義終嫌參錯今則惟以立方主藥為定如桂枝人參湯以桂枝建首即仍入桂枝類麻翹赤小豆湯以麻黄建首即仍入麻黄類此湯之以名定者也又如小建中湯雖無桂枝名目實亦桂枝部分大小青龍湯雖無麻黄名目實亦麻黄部分即仍散入桂枝麻黄部分中此湯之以實定者也他如白通呉茱萸隸四逆之類均仿此

解釋仲景各方者始見於成無已自後陳陳相因亦瑣瑣致詰

都罕勝處今所錄者黄坤載最多次則柯韻伯次則徐靈胎次則尤在涇餘如方中行喻嘉言程郊倩徐忠可張隱菴張令韶陳修園各家遇可采處亦復不遺

目錄於各方同類者連寫不類者别寫雖同類而微有分者亦别寫其旨趣欲人玩目錄可見　書凡六卷其大綱上三卷爲類七曰桂枝湯類麻黄湯類（大小青龍附見）葛根湯類柴胡湯類白虎湯類理中湯類四逆湯類下三卷爲類七曰承氣湯類（抵當陷胸參考互見）十瀉心湯類五苓散類梔豉湯類炙甘草湯類甘草湯類（此專屬少陰證與炙甘草湯類不同）上雜方類

桂枝葛三湯汗劑大小柴胡和劑白虎瀉寒劑理中四逆溫劑此上三卷七類之大意也承氣攻劑五苓利劑梔豉瓜蒂

吐劑炙甘草湯和溫之間甘草湯涼解之介烏梅治蚘厥白頭翁治熱利桃花治便血蜜煎土潤導燒裩治陰陽易此三卷七類之大意也自烏梅以下統名雜方類

百十三方內見於金匱要畧者凡四十一方今一一注于方名之下備觸類引伸之一端

咸豐壬子二年正月十六日卧雲居士楊希閔撰于盱江客館

百一十三方大旨

黄坤載云太陽經病風用桂枝寒用麻黄風寒兩感用桂麻各半中風而火鬱用大青龍傷寒而水鬱用小青龍表解而内燥用白虎表解而裏溼用五苓表退而熱結血分用桃核承氣湯抵當湯丸治之不誤則經邪汗解必無壞事惟不如法誤治之則諸壞病作矣

又曰壞病入陽明而用承氣入太陰而用四逆猶有救壞之方至于未成陽明下早而爲結胸將成太陰誤下而爲痞則陽明不成爲陽明太陰不成爲太陰承氣四逆俱不可用是爲壞中之壞莫可救挽者也仲景于此變爲陷胸瀉心法挽逆爲順至德神功無以加矣

案黄氏精要之論尚多不能盡錄錄其大概如此

柯韻伯曰仲景製方精而不雜其中以六方為主諸方從而加減焉凡汗劑本桂枝吐劑本梔豉攻劑本承氣和本柴胡寒劑本瀉心温劑本四逆溷而數之為一百十三方者未之審也

又曰六經各有主治之方而他經有互相通用之妙如麻桂二湯為太陽營衛設而陽明病在營衛者亦用之真武湯為少陰水氣設而太陽之汗後亡陽者亦用之四逆湯為太陰下利清穀設陽明之飲水多者宜之豬苓湯為少陰下相利設陽明病小便不利者宜之抵當湯為太陰瘀血在裏設陽明之蓄血亦宜之瓜蒂散為陽明胸中痞硬設少陰之温温

欲吐亦用之合是證便用是方方各有經而用不拘是仲景法也

又曰仲景獨出桂枝證柴服胡證之稱見二方任重不可拘於經也仲景最重二方所以自爲桂枝證柴胡證註釋之

又曰膀胱主水爲太陽之裏十棗五苓爲太陽水道之下藥胃府主穀爲陽明之裏三承氣爲陽明穀道之下藥膽府主氣爲少陽之裏大柴胡爲少陽氣分之下藥三陽實邪之出路也大腸小腸皆屬于胃胃家實則二腸俱實矣若三分之則調胃承氣胃家之下藥小承氣小腸之下藥大承氣大腸之下藥戊爲燥土庚爲燥金故加芒硝以潤其燥也桂枝加大黄太陽轉屬陽明之下藥桂枝加芍藥太陽轉屬太陰之

下藥凡下劑兼表藥以本末雜於表故也柴胡加芒硝少陽轉屬陽明之下藥大柴胡下少陽無形之邪柴胡加芒硝下少陽有形之邪也桂枝加芍藥下太陰無形之邪三物白散下太陰有形之邪也四逆散下厥陰無形之邪承氣湯下諸經有形之邪也

徐靈胎云生民疾病不可勝窮若必每病立一方曷有盡期乎故古人即有加減之法其病大端相同而所現之證或異則于是方之内爲之加減如太陽風用桂枝湯若見項背强者則用桂枝加葛根湯喘者則用桂枝加厚朴杏仁湯下後脉促胸滿者桂枝去白芍湯更惡寒者去白芍加附子湯此以藥爲加減者也若桂麻各半湯則以二方爲加減若發奔

血在裏設陽明之蓄血亦宜之瓜蒂散爲陽明胸中痞硬設少陰之溫溫欲吐亦用之合是證便用是方方各有經而用不拘是仲景法也

又曰仲景獨出桂枝證柴胡證之稱見二方任重不可拘于經也仲景最重二方所以自爲桂枝證柴胡證註釋之

又曰膀胱主水爲太陽之裏十棗五苓爲太陽水道之下藥胃府主穀爲陽明之裏三承氣爲陽明穀道之下藥膽府主氣爲少陽之裏大柴胡爲少陽氣分之下藥三陽實邪之出路也大腸小腸皆屬于胃胃家實則二俱實矣若三分之則調胃承氣胃家之下藥小承氣小腸之下藥大承氣大腸之下藥戊爲燥土庚爲燥金故加芒硝以潤其燥也桂枝加大

黄太陽轉屬陽明之下藥桂枝加芍藥太陽轉屬太陰之下藥凡下劑兼表藥以本末離于表故也柴胡加芒硝少陽轉屬陽明之下藥大柴胡下少陽無形之邪柴胡加芒硝下少陽有形之邪也桂枝加芍藥下太陰無形之邪三物白散下太陰有形之邪也四逆散下厥陰無形之邪承氣湯下諸經有形之邪也

徐靈胎云生民疾病不可勝窮若必每病立一方曷有盡期乎故古人即有加減之法其病大端相同而所現之證或異則于是方之内為之加減如太陽風用桂枝湯若見項背強者則用桂枝加葛根湯喘者則用桂枝加厚朴杏仁湯下後脉促胸滿者桂枝去白芍湯更惡寒者去白芍加附子湯此

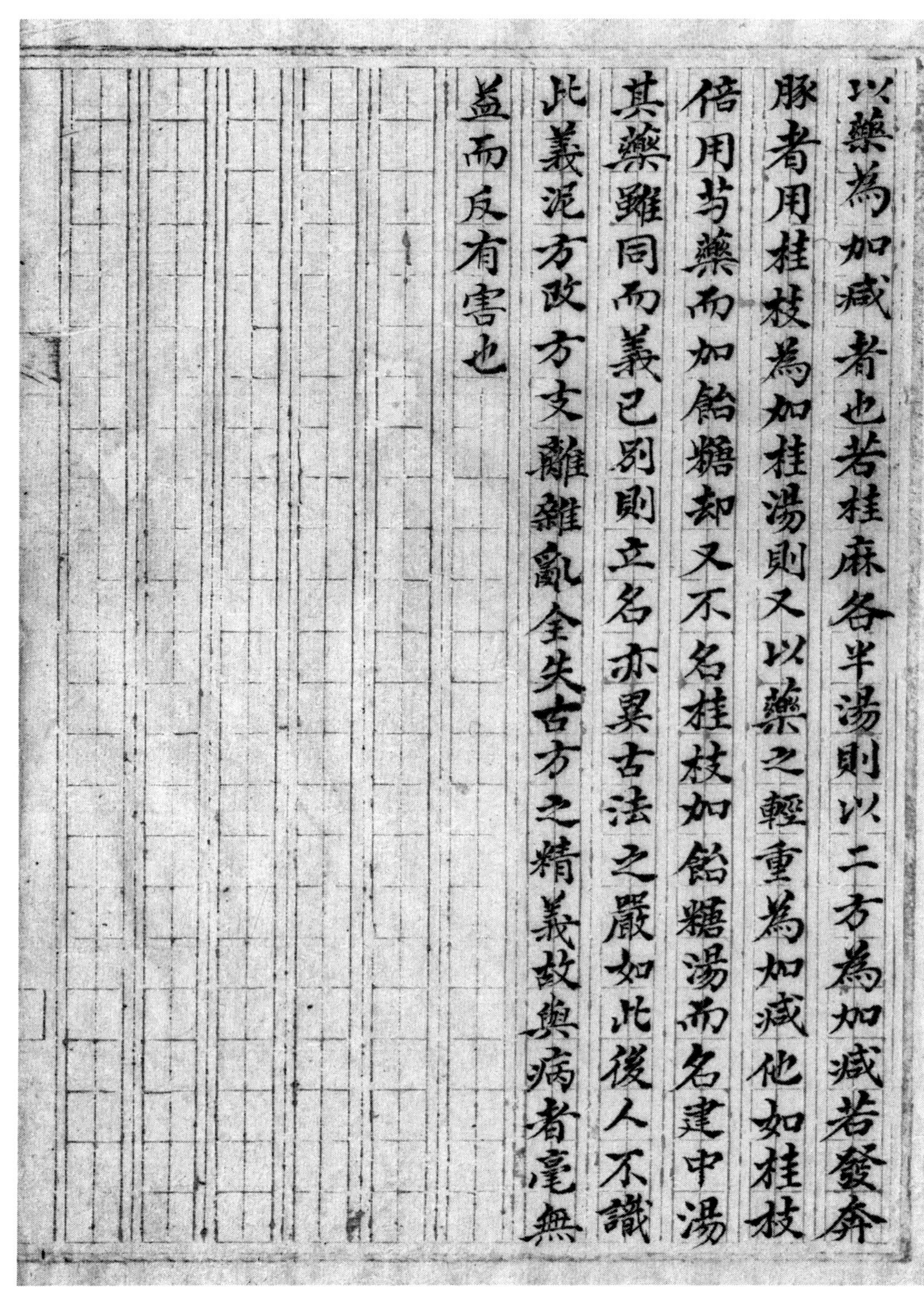
以藥爲加減者也若桂麻各半湯則以二方爲加減若發奔豚者用桂枝爲加桂湯則又以藥之輕重爲加減他如桂枝倍用芍藥而加飴糖却又不名桂枝加飴糖湯而名建中湯其藥雖同而義已别則立名亦異古法之嚴如此後人不識此義泥方改方支離雜亂全失古方之精義故與病者毫無益而反有害也

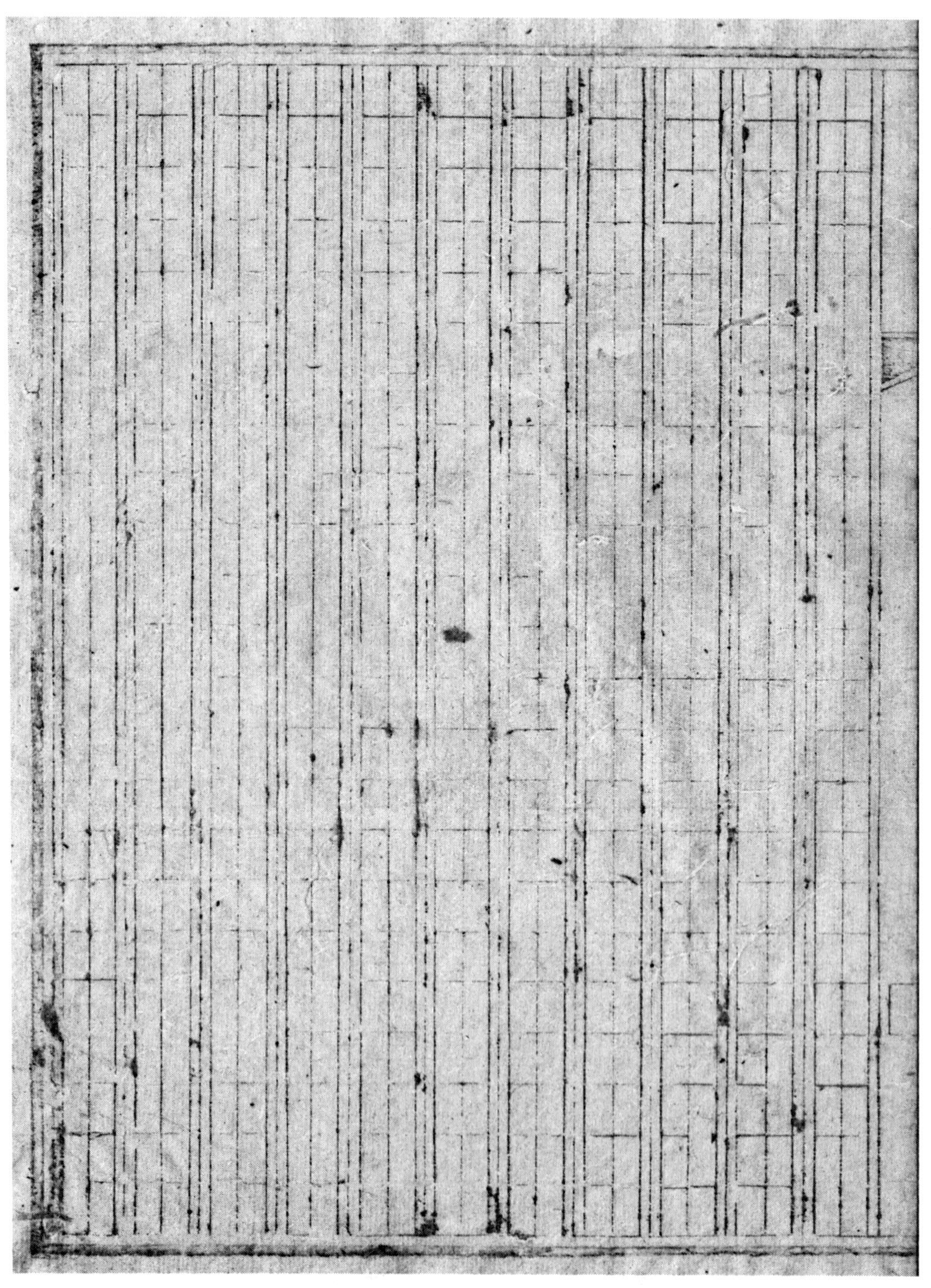

傷寒百十三方解略目錄

卷一

桂枝湯類

卷二

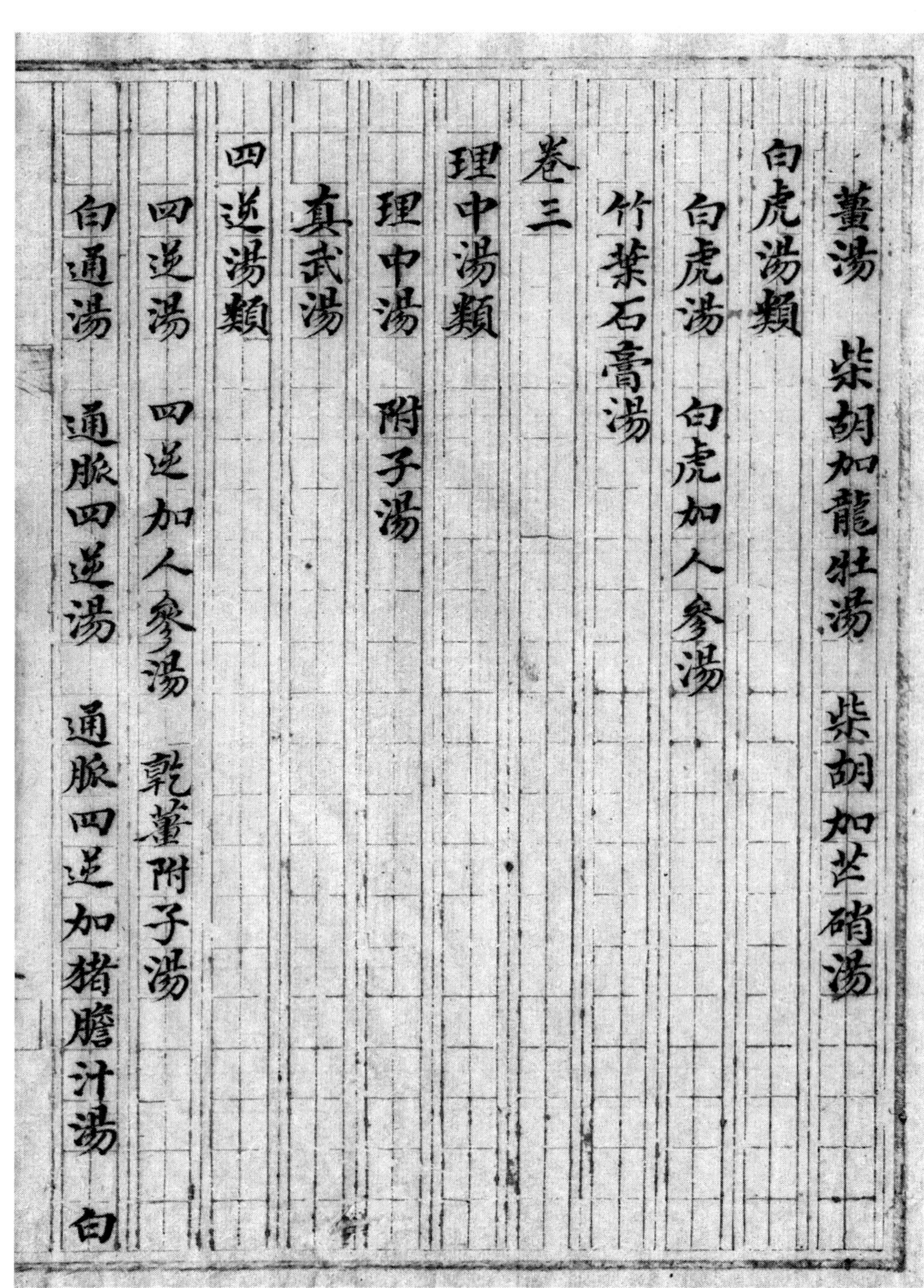

薑湯　柴胡加龍牡湯　柴胡加芒硝湯

白虎湯類

白虎湯　白虎加人參湯

竹葉石膏湯

卷三

理中湯類

理中湯　附子湯

真武湯

四逆湯類

四逆湯　四逆加人參湯　乾薑附子湯

白通湯　通脈四逆湯　通脈四逆加猪膽汁湯　白

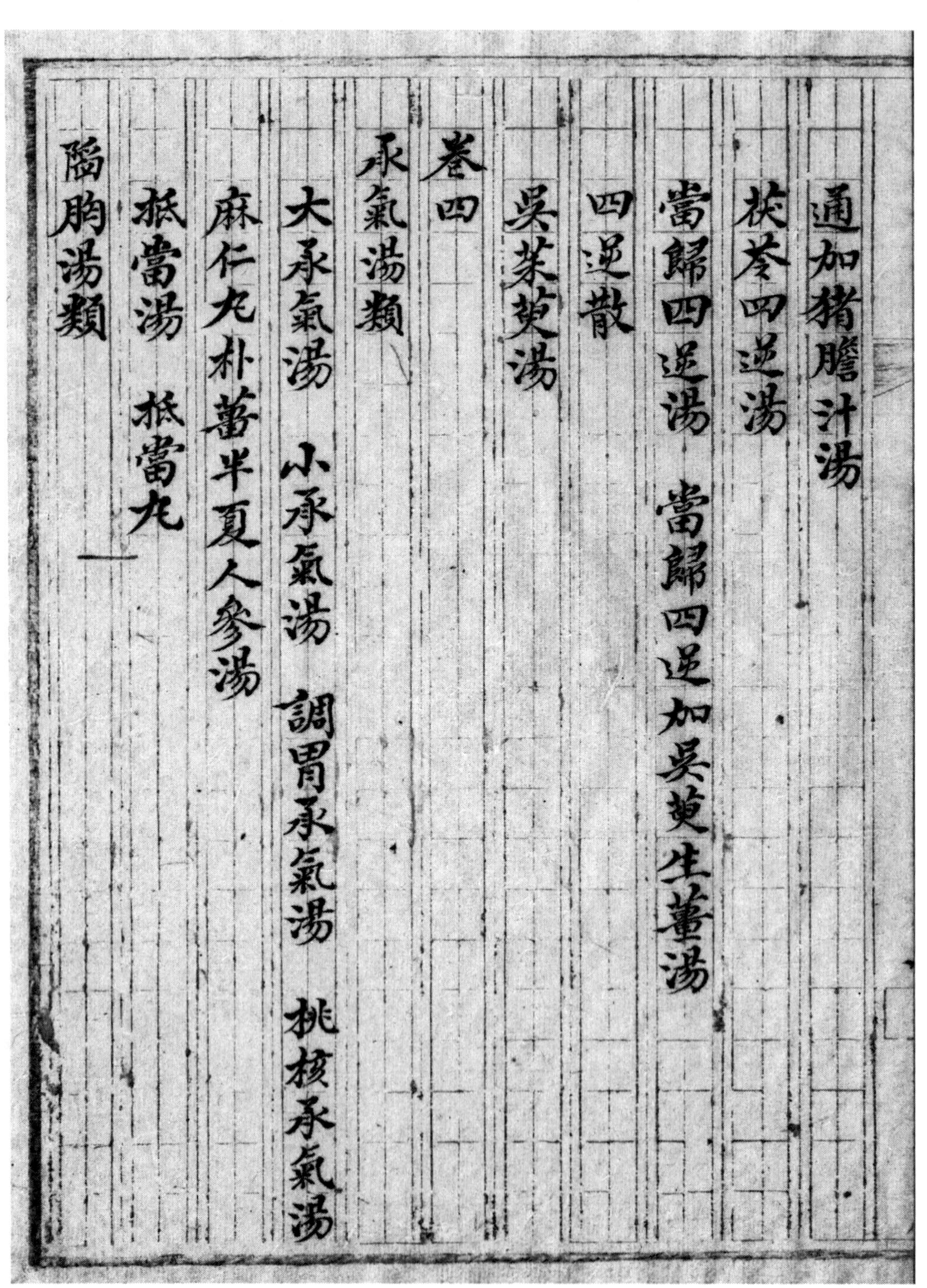

卷五
五苓散類

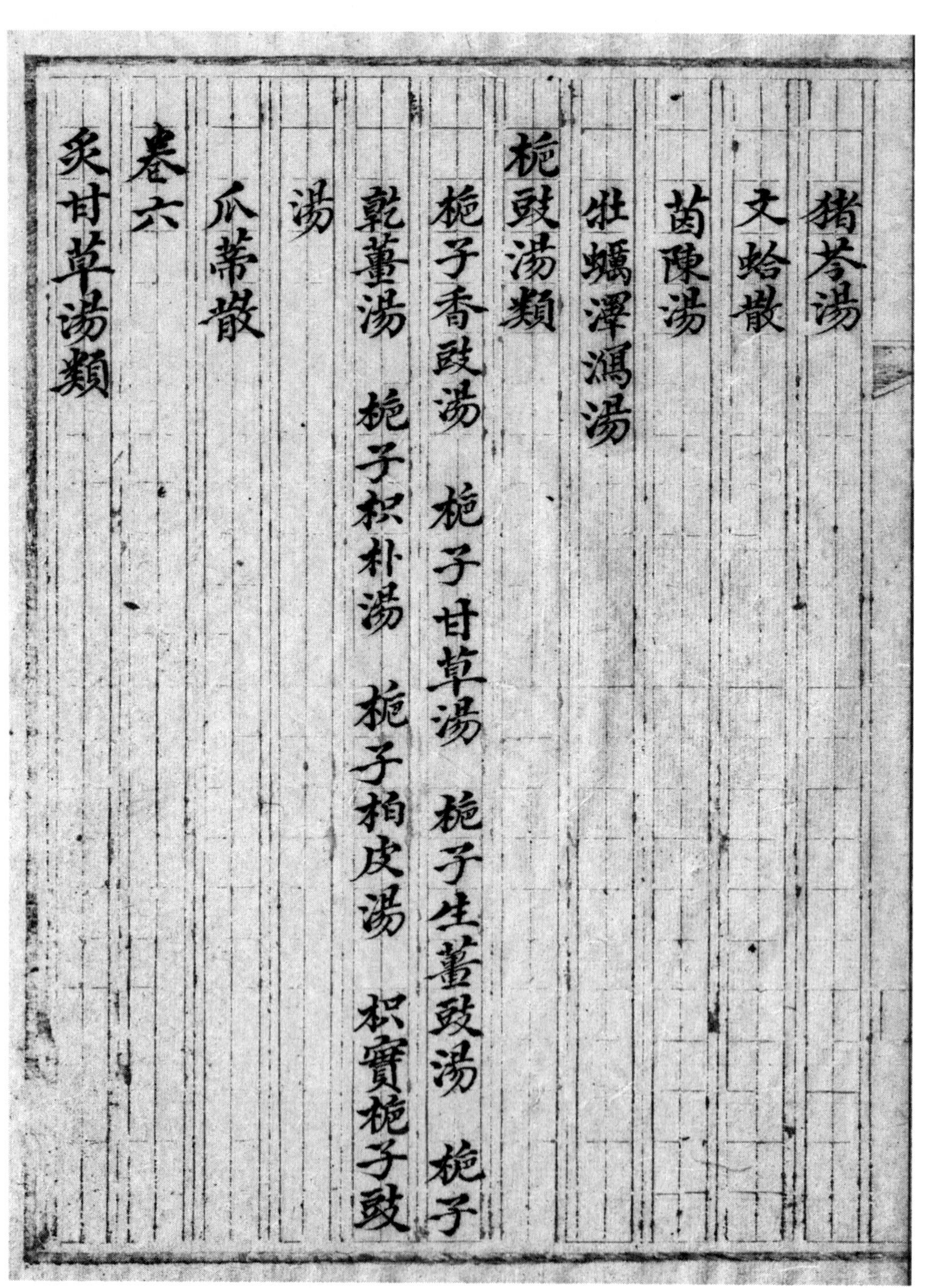

卷六

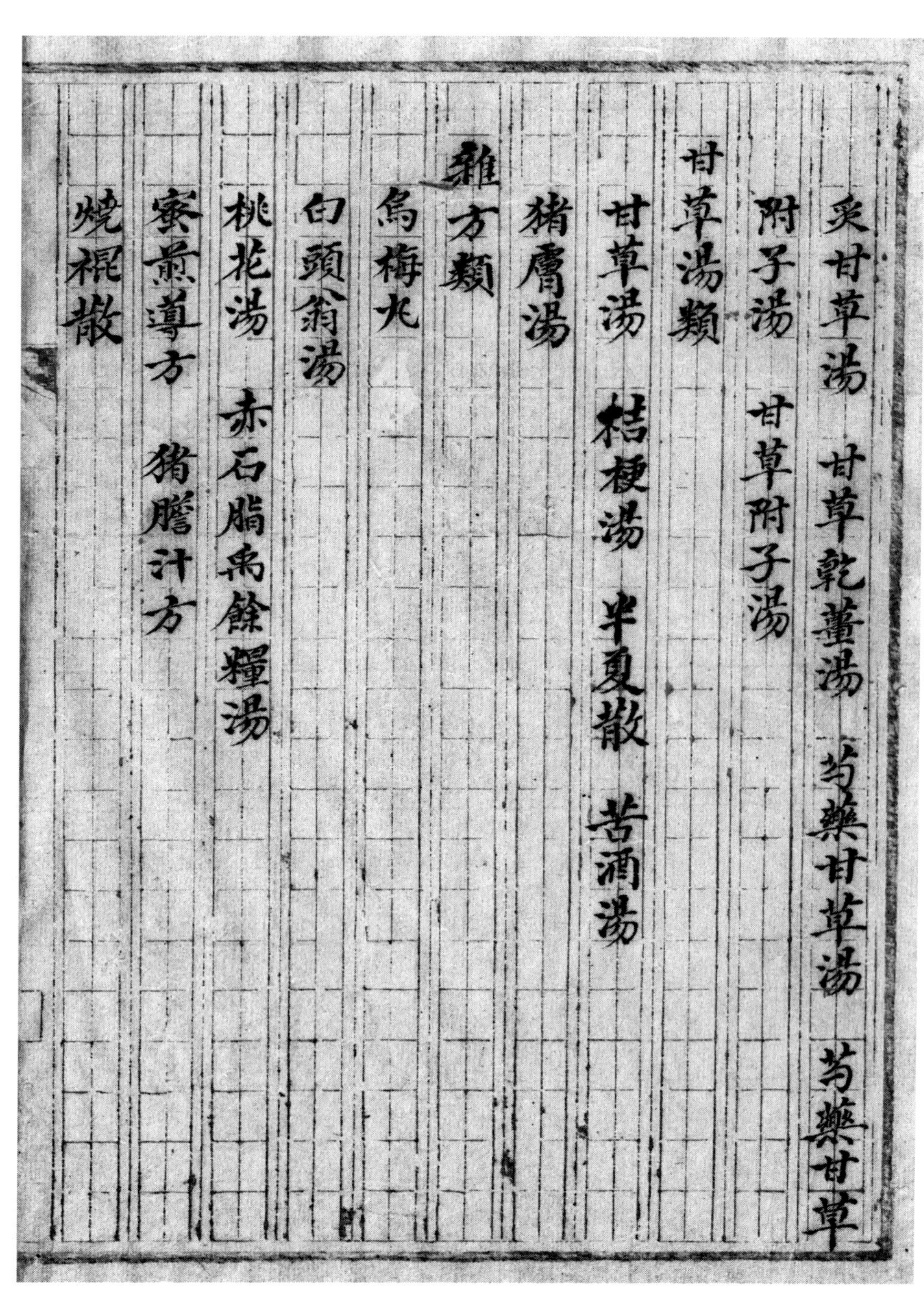
炙甘草湯　甘草乾薑湯　芍藥甘草湯　芍藥甘草
附子湯　甘草附子湯
甘草湯類
甘草湯　桔梗湯　半夏散　苦酒湯
猪膚湯
雜方類
烏梅丸
白頭翁湯
桃花湯　赤石脂禹餘糧湯
蜜煎導方　猪膽汁方
燒裩散

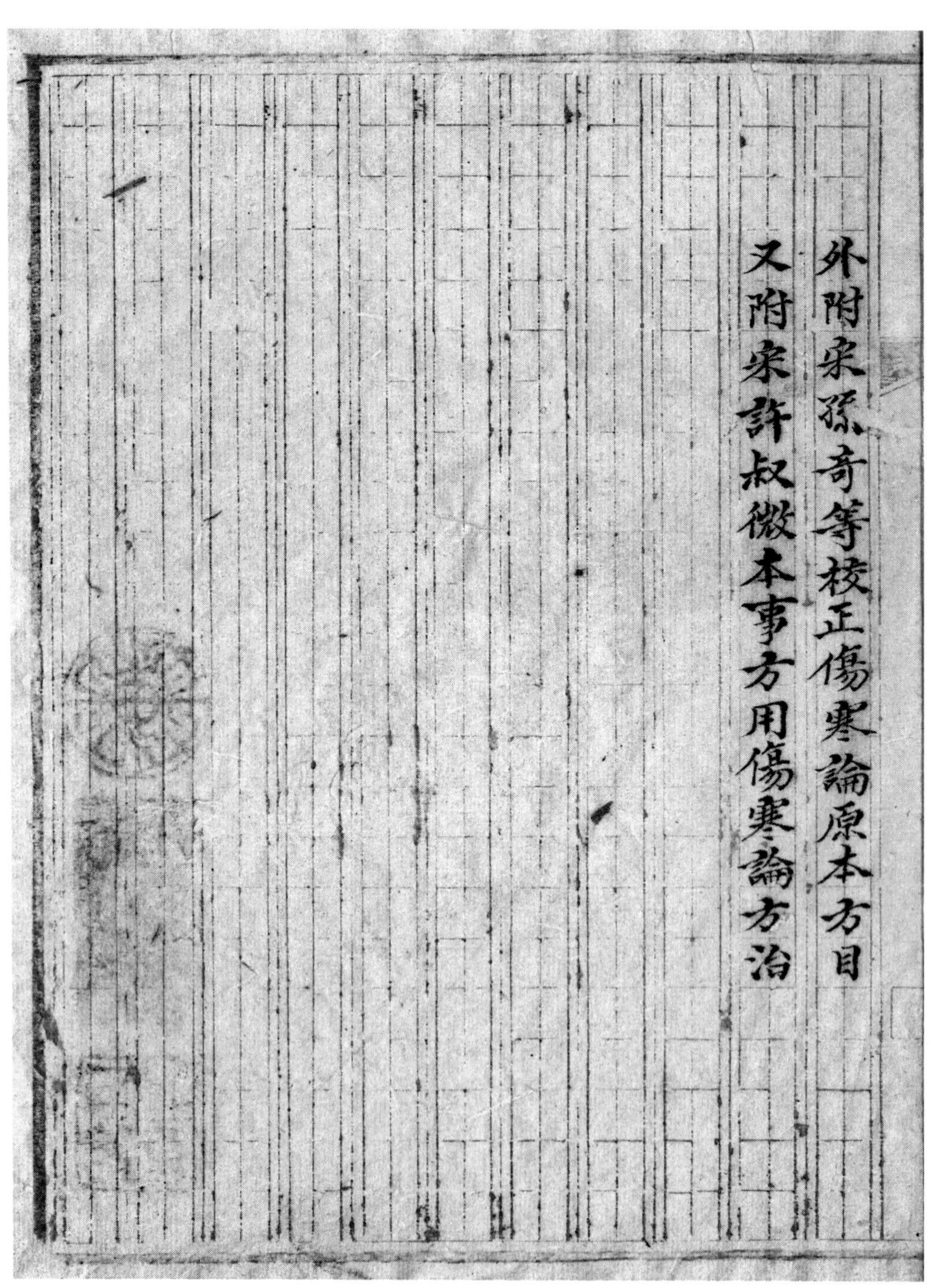
外附宋孫奇等校正傷寒論原本方目

又附宋許叔微本事方用傷寒論方治

傷寒百十三方解略卷一

桂枝湯類

桂枝湯 太陽中風

桂枝三兩去皮　芍藥一兩　甘草二兩炙　大棗十二枚劈　生薑三兩

右五味㕮咀以水七斗微火煮取三升去滓適寒溫服一升服已須臾啜熱稀粥一升餘以助藥力溫覆令一時許遍身漐漐微似有汗者益佳不可令如水流漓病必不除若一服汗出病差停後服不必盡劑若不汗更服依前法又不汗後服小促其間半日許令三服盡若病重者一日一夜服因時觀之服一劑盡病證猶在者更作服若汗

不出者可服之二三劑　禁生冷粘滑肉麵五辛酒酪臭惡等物

黄坤載云桂枝湯甘草大棗補脾精以滋肝血生薑調藏府而宣經絡芍藥清營中之熱桂枝達營中之鬱也

柯韻伯云此方但能解肌以發營中之汗不能開皮毛之竅以出衛分之邪故汗不出是麻黄證脉浮緊者是麻黄脉即不得與桂枝湯矣然初起無汗當用麻黄發汗如汗後復煩即脉浮數者不得再與麻黄而更用桂枝如汗後不解與下後脉仍浮氣上冲或下利止而身痛不休者皆當用此解肌蓋邪不在皮毛而在肌肉故脉證雖同麻黄而主治當屬桂枝也

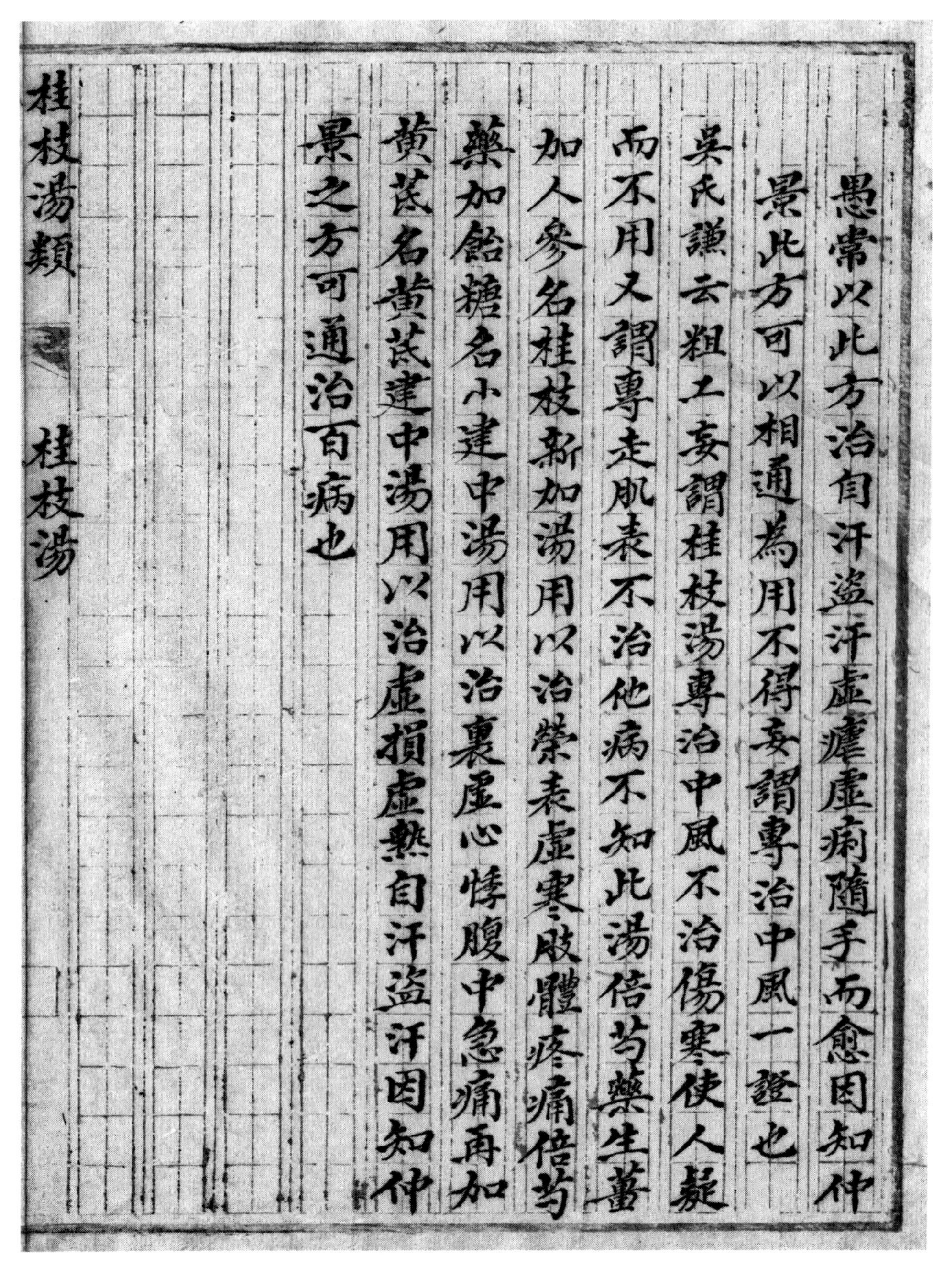

愚常以此方治自汗盜汗虛瘧虛痢隨手而愈因知仲景此方可以相通爲用不得妄謂專治中風一證也

吳氏謙云粗工妄謂桂枝湯專治中風不治傷寒使人疑而不用又謂專走肌表不治他病不知此湯倍芍藥生薑加人參名桂枝新加湯用以治營表虛寒肢體疼痛倍芍藥加飴糖名小建中湯用以治裏虛心悸腹中急痛再加黃芪名黃芪建中湯用以治虛損虛熱自汗盜汗因知仲景之方可通治百病也

桂枝湯類

桂枝湯

卷一

桂枝去芍藥湯太陽下攻脉促胸滿

桂枝三兩　甘草二兩　生薑三兩　大棗十二枚

於桂枝方内去芍藥餘依前法

桂枝去芍藥加附子湯太陽病服前方微惡寒

於桂枝湯方内去芍藥加附子一枚去皮破八片餘依前法

黄坤載云陽衰胃逆則去芍藥之酸寒以解表邪脾陽虚而腎陽亦敗則加附子之辛温以驅裏寒也

桂枝附子湯太陽經病

桂枝四兩　甘草炙二兩　大棗十二枚　生薑三兩　附子三枚去皮破八片

桂枝湯類　桂枝去芍藥湯　桂枝去芍藥加附子　桂枝附子湯

卷一　桂枝附子湯　桂枝附子去桂加白朮湯

右五味以水六升煑取二升去滓分溫三服

黄坤載云此即桂枝去芍加附湯而分兩不同

徐靈胎云前方用桂三兩用附一枚治下後脈促胸滿之證此加桂一兩加附二枚以治風溼身疼脈浮濇之證一方而治病迥殊命名亦異分兩之不可忽如此

桂枝附子去桂加白朮湯同上

於前方內去枝桂枝加白朮四兩煑服依前法　初服其人身如痺半日許復服之三服盡其人如冒狀勿怪此以附朮併走皮內逐水氣未得除故使然耳法當加桂四兩此本一方二法以大便鞕小便自利去桂也以大便不鞕小便不利當加桂附子三枚恐多也虛弱家及產婦宜減服

桂枝去桂加苓术湯太陽下後發熱無汗心下滿微痛小便不利　金匱入溼病

芍藥三兩　甘草二兩炙　生薑三兩　茯苓三兩　白术三兩　大棗十二枚

右六味以水八升煮取三升去滓温服一升小便利則愈

黄坤載云此方去桂枝之解表加苓术泄溼而燥土

桂枝去芍藥加蜀漆龍牡湯太陽病以火迫劫之忘陽驚狂　金匱入驚悸

桂枝三兩去皮　甘草二兩炙　大棗十二枚　生薑三兩　蜀漆三兩洗去腥　龍骨四兩　牡蠣五兩熬

右爲末以水一斗二升先煮蜀漆減二升内諸藥煮取三升去滓温服一升

柯韻伯云蜀漆未詳若云常山之苗恐非

桂枝湯類　桂枝去桂加苓术湯　桂枝去芍藥加蜀漆龍牡湯

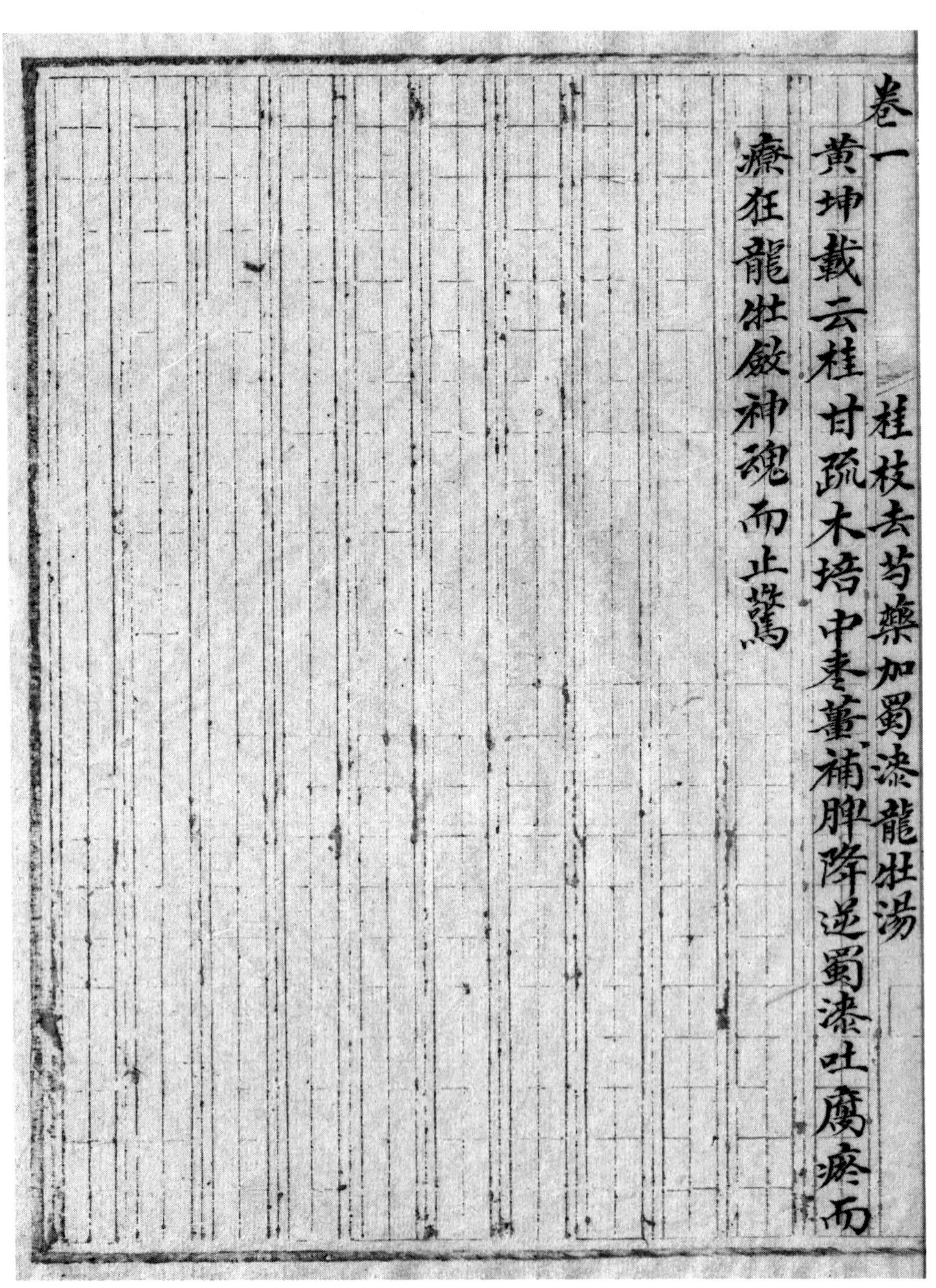

卷一　桂枝去芍藥加蜀漆龍牡湯

黄坤載云桂甘疏木培中棗薑補脾降逆蜀漆吐腐瘀而療狂龍牡斂神魂而止驚

桂枝加芍藥湯本太陽病醫反下因而腹滿時痛故見太陰

于桂枝湯方內加芍藥三兩隨前六兩餘依前法

桂枝加大黃湯太陰腹滿大實痛者

于桂枝原方內加大黃一兩芍藥一倍　右六味以水七升煮取三升去滓溫服一升日三服

徐靈胎云二方俱治太陰證而法不離乎桂枝

程郊倩云二證雖屬太陰實從太陽傳來則脈必當浮可知

張隱菴云前方即小建中湯治腹中急痛之義後一方主大實痛者乃腐穢有餘而不能去故以桂枝加大黃也

柯韻伯云滿而時痛是下利之兆故倍加芍藥以變建中

桂枝湯類　桂枝加芍藥湯　桂枝加大黃湯

卷一　桂枝加桂湯　桂枝加附子湯　桂枝加厚朴杏仁湯

之劑太實而痛是燥屎之徵故必加大黄微示謂胃之方也

桂枝加桂湯太陽奔豚

于桂枝湯内更加桂枝二兩共五兩餘依前法以水七升云云

黄坤載云加桂枝者以疏風木而降奔豚也

徐靈胎云桂枝原方加桂二兩即另立湯名治證迥別古聖立方之嚴如此

桂枝加附子湯太陽汗不止小便難

于桂枝湯方内加附子一枚炮去皮破八片餘依前法以水七升云云

黄坤載云加附子煖腎水以益陽根

桂枝加厚朴杏仁湯太陽喘家法

于桂枝湯方内加厚朴二兩杏仁五十枚去皮尖餘依前

黄坤載云凡喘家用桂枝湯必加厚朴杏仁利其壅塞下其衝逆此定法也

桂枝加芍藥生薑人參新加湯太陽發汗後身疼痛脉沈遲

于桂枝湯方内各加芍藥生薑一兩加人參三兩　右六味以水一斗二升煮取三升去滓温服一升

黄坤載云此方甘草補其脾精桂枝達其肝氣芍藥清風木之燥生薑行經絡之瘀人參補肝脾之陽以温營血而充經脉也

桂枝湯類　桂枝加厚朴杏仁湯　桂枝加芍藥生薑人參新加湯

卷一

桂枝加葛根湯

桂枝加葛根湯太陽病項背强几几汗出惡風

于桂枝湯方内加葛根四兩桂枝芍藥各减一兩　右六味以水一斗先煮葛根减二升去上沫内諸藥煮取三升去滓温服一升覆取微似汗不須啜粥

徐靈胎云此湯戍無已本有麻黄則爲葛根湯矣

張令韶云桂枝湯解肌加葛根以宣通經絡之氣蓋葛根入土最深其藤蔓似絡故能同桂枝直入肌絡之内而外達于膚表也

苓桂朮甘湯　太陽吐下後心下逆滿云々　金匱入痰飲

茯苓四兩　甘草二兩炙　桂枝二兩　白朮二兩

右四味以水六升煮取三升去滓分溫三服

黃坤載云此方苓朮泄水桂枝疏木甘草補中

苓桂甘棗湯　太陽發汗後臍下悸欲作奔純　金匱入奔純

茯苓半斤　桂枝四兩　甘草二兩炙　大棗十二枚

右四味以甘瀾水一斗先煮茯苓減二升內諸藥煮取三升去滓溫服一升日三服　作甘瀾水法取水二斗置大盆內以杓揚之水上有珠子五六千顆相逐取用之

吳氏謙云扶陽補土使水邪不致上干則臍下之悸可安矣

桂枝湯類　苓桂朮甘湯　苓桂甘棗湯

卷一　　桂枝甘草湯　桂枝人參湯

桂枝甘草湯太陽發汗過多叉手冒心下悸

桂枝四兩　甘草二兩

右二味以水二升煮取一升去滓頓服

徐靈胎云二味扶陽補中此乃陽虛之輕者甚則宜真武湯矣

桂枝人參湯太陽協熱下利

桂枝四兩　人參三兩　白朮三兩　甘草三兩　乾薑三兩

右五味以水九升先煮四味取五升内桂更煮取三升溫服一升日再夜一服

黃坤載云此方桂枝通經而解表熱參朮姜甘溫補中氣

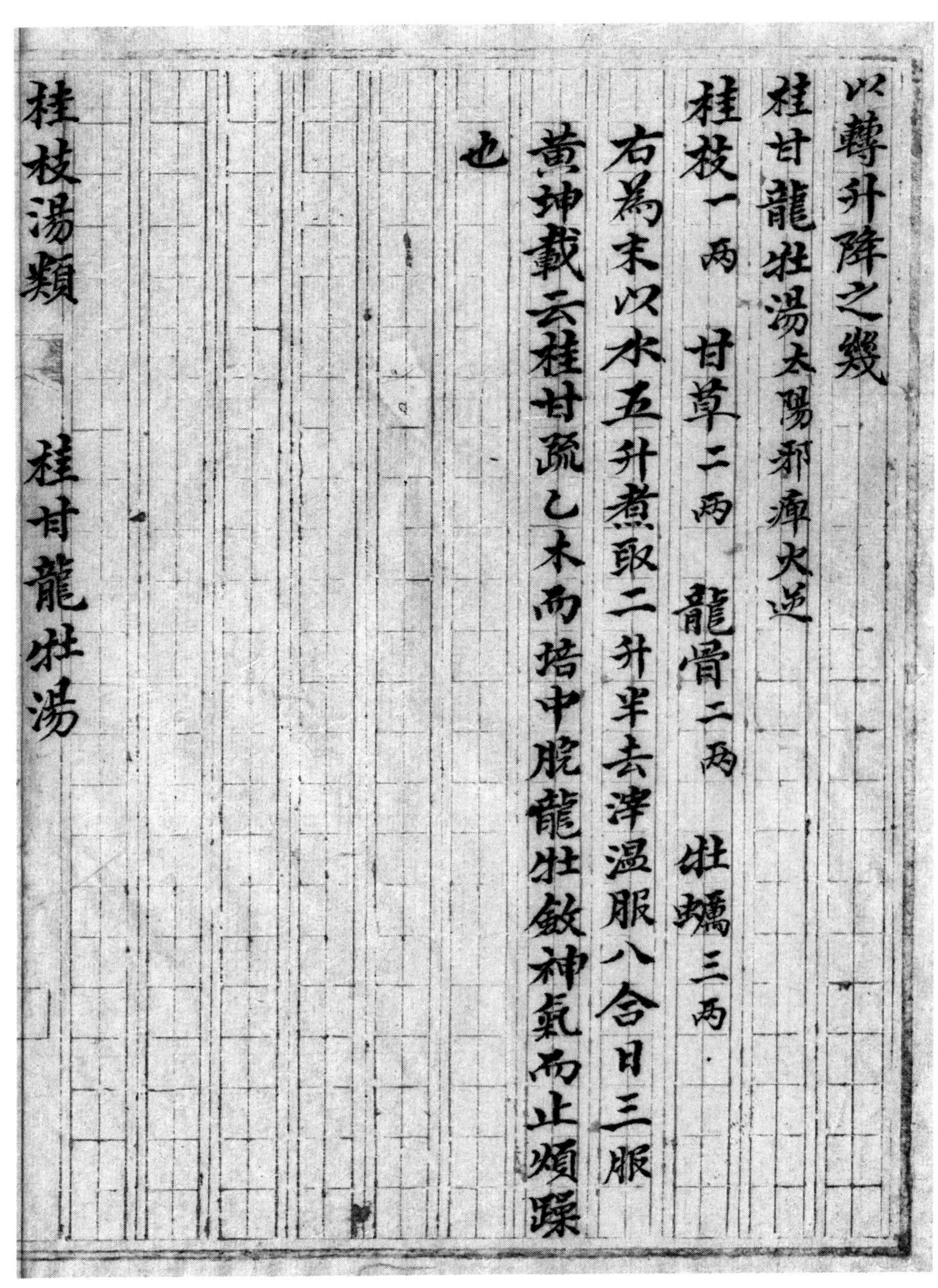

以轉升降之幾

桂甘龍牡湯太陽邪痺火逆

桂枝一兩　甘草二兩　龍骨二兩　牡蠣三兩

右為末以水五升煮取二升半去滓溫服八合日三服

黄坤載云桂甘疏乙木而培中脘龍牡斂神氣而止煩躁也

桂枝湯類　桂甘龍牡湯

小建中湯 太陽腹中急痛心下悸煩　金匱入虛勞

于桂枝湯方內加膠飴一升　右六味以水七升煮取三升去滓內飴更上微火消解溫服一升日三服嘔家不可與建中湯以甘故也

柯韻伯云此方于桂枝加芍藥湯中更加膠飴安內攘外瀉中兼補故名曰建　凡腹痛用芍藥者因肝木為患若因虛寒者非宜故有建中理中之别　按柴胡加減法腹中痛者去芩加芍其功倍于建中可知陽脉仍濇故用人參以助桂枝陰脉仍弦故用柴胡以助芍藥若一服建中即差則不必人參之補亦不須柴胡之散矣

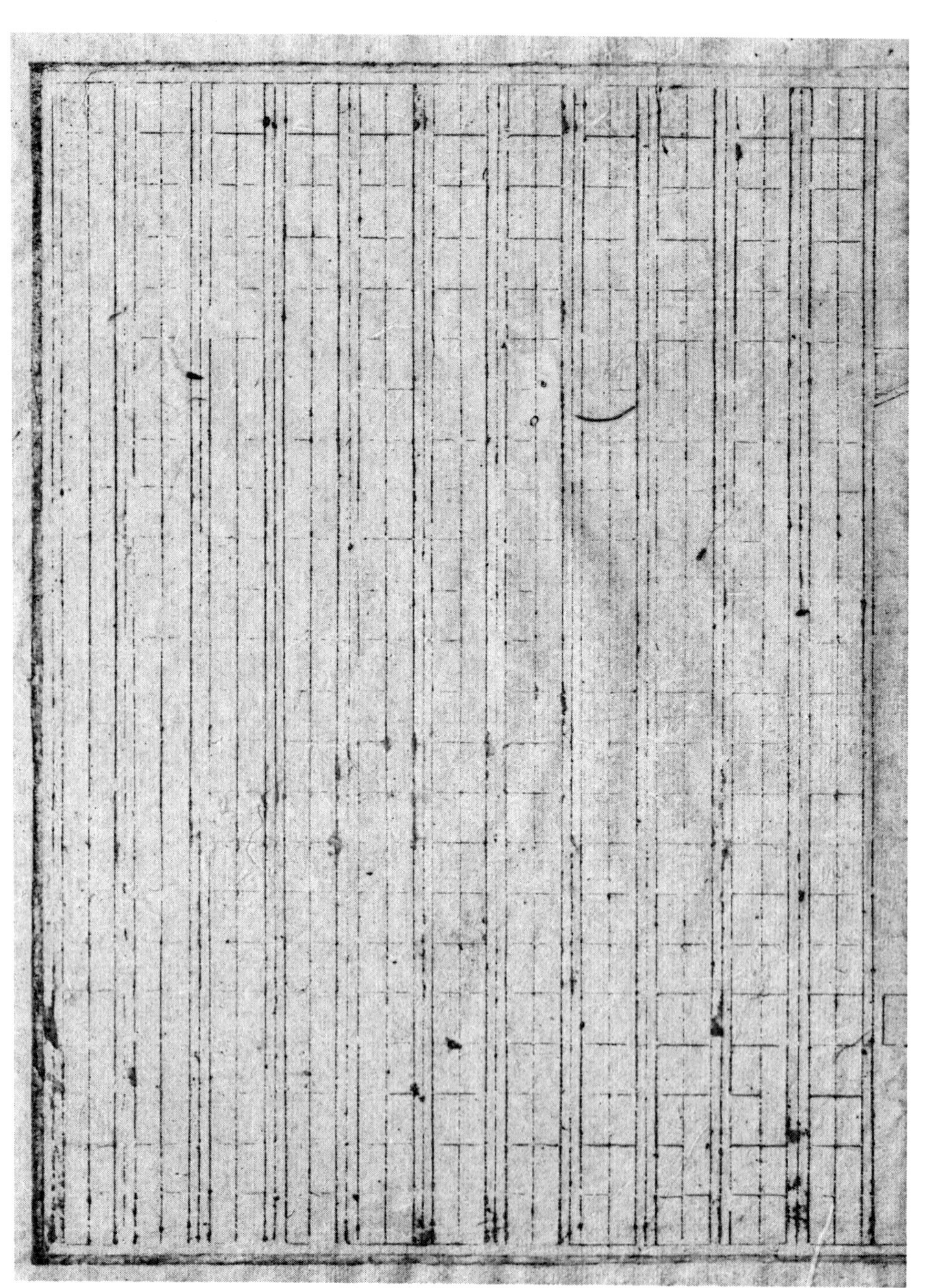

桂麻各半湯 太陽病如瘧狀云云

桂枝一兩十六銖 芍藥一兩 甘草炙一兩 大棗四枚 生薑一兩 麻黃一兩 杏仁三十四枚去皮尖及兩仁者

右七味以水五升先煮麻黃一二沸去上沫內諸藥煮取一升八合去滓溫服八合

桂枝二麻黃一湯 太陽脉微弱不可更汗

桂枝一兩七銖 芍藥一兩六銖 甘草一兩二銖 大棗五枚 生薑一兩六銖 麻黃十六銖 杏仁十六枚去皮尖

右七味以水五升先煮麻黃一二沸去上沫內諸藥煮取二升去滓溫服一升日再

桂桂枝二越婢一湯 同上

桂枝湯類 桂枝各半湯 桂枝二麻黃一湯

卷一

桂枝二越婢一湯

桂枝十八銖 芍藥十八銖 甘草十八銖 大棗四枚 生薑一兩三銖 麻黃十八銖 石膏二十四銖碎綿裹

右七味㕮咀以水五升先煮麻黃三沸去上沫内諸藥煮取二升溫服一升

黃坤載云太陽病風則桂枝寒則麻黃乃有風寒雙感之證爰垂桂麻各半之方營衛兼發風寒俱去脈法風則傷衛寒則傷營營衛俱傷當發其汗此之謂也若夫風多而寒少則有桂二麻一之劑仍是各半法度因病而小變者也至于內熱微而表寒輕桂枝麻各半之法不相合矣用桂枝之二越婢之一微宣表寒而輕清裏熱此頗似大青龍法而實亦不同義更妙也則桂麻各半所以繼桂麻二

方之後桂枝越婢開青龍一方之先也

柯韻伯云本論無越婢證亦無越婢湯方金匱要略有越婢湯方世本取合者是也仲景言不可發汗則不用麻黄可知言無陽則不用石膏可知若非方有不同必抄錄者誤耳甯缺其方勿留之以滋惑也

閔案黄坤載解此方精妙此無陽也即桂麻各半證内陰陽俱虚意此不可更汗即桂麻各半證内不可更下更吐義也言尋常汗吐下法俱不可更用當另有汗法桂枝越婢是也

又案程郊倩云無陽對陽氣重看衛陽衰乏而液滅也不可更汗只是對大青龍言此亦近是勝柯氏之妄疑

桂枝湯類

然不及黄氏之精妙也

又案徐靈胎云此無陽與忘陽不同并與他處陽虚亦別蓋其人本非壯盛而邪氣亦輕故以此湯清疏營衛令得似汗而解况熱多寒少熱在氣分尤與石膏爲宜古聖用藥之審如此此備一說終以黄氏說爲正義也

又云以上三方所謂一二各半之說照方計算並不對準未知何說或云將本方各煎或一分或二分相和服此亦一法但方中又各藥注明分兩則何也存考

傷寒百十三方解略卷二

麻黃湯類

麻黃湯（太陽脉浮緊頭痛發熱惡風無汗而喘　脉浮無汗而喘）陽明病

麻黃（三兩去節）　桂枝（二兩去皮）　甘草（一兩炙）　杏仁（七十枚去皮尖）

右四味以水九升先煮麻黃減二升去上沫內諸藥煮取二升半去滓溫服八合覆取微汗不須啜粥餘如桂枝法將息

黃坤載云麻黃湯麻黃泄衛氣之鬱杏仁降肺氣之逆桂枝通經甘草培土此傷寒之法也　桂枝泄肝血麻黃泄肺氣營衛分屬于肝肺而統司于太陽故太陽風寒之初治首以桂麻二方為定法也

麻黃湯類　麻黃湯

卷二　麻黄湯　麻杏甘石湯

柯韻伯云此方過于發散用之發表可一而不可再如汗後不解便當以桂枝湯代之若汗出不透邪氣留連于皮毛肌肉之間又有桂麻各半與桂二麻一之妙用若陽盛于内而無汗者又有麻杏甘石麻翹赤小豆等劑此皆仲景心法也　予治冷風哮與風寒溼三氣成痺等症用此輒效非傷寒一證可拘也　太陽有麻黄證陽明亦有麻黄證則麻黄湯不獨為太陽設也見麻黄證即用麻黄湯是仲景大法

麻杏甘石湯太陽汗出而喘無大熱者　金匱入水氣

麻黄四兩　杏仁五十枚　甘草二兩炙　石膏半斤碎綿裹

右四味以水七升先煮麻黄減二升去上沫内諸藥煮取

二升去滓温服一升

黄坤載云此方麻黄發表杏仁降逆石膏清金甘草培土表裏雙解之劑亦大青龍證之輕者也

麻附細辛湯少陰發熱脉沈者

麻黄二兩　細辛二兩　附子一枚炮

右三味以水一斗先煮麻黄減二升去上沫内諸藥煮取三升去滓温服一升日三服

徐靈胎云附子細辛爲少陰温經之藥夫人知之用麻黄者以其發熱則邪猶連太陽未盡入陰猶可引之外達不用桂枝用麻黄者蓋桂枝表裏通用亦能温裏故陰經諸藥皆用之麻黄則專于發表今欲散少陰始入之邪非麻

麻黄湯類　麻附細辛湯

卷一　麻附細辛湯　麻附甘草湯

黄不可況已有附子足以温少陰之經矣

黄坤載云温裏以發表少陰之汗法如此　病傳腎藏而猶帶表寒内有少陰則宜温裏外有太陽則宜發表　此與太陰病發熱頭痛脉反沈章同

麻附甘草湯　少陰無裏證可微發汗

麻黄二兩　附子一枚泡去皮臍破八片　甘草二兩炙

右三味以水七升先煮麻黄一兩沸去上沫内諸藥煮取二升去滓温服一升日三服

黄坤載云少陰禁汗此湯微發汗者以尚無少陰之裏證故也

徐靈胎云三陰經惟少陰與太陽為表裏而位最近故

猶有汗解之理況二三日無裏證則其邪未深入此方校麻附細辛湯少輕以其無之裏證也

柯韻伯云少陰製麻附細辛湯猶太陽之麻黄湯是急汗之峻劑製麻附甘草湯猶太陽之桂枝湯是緩汗之和劑蓋太陽為陽中之陽而主表其汗易發其邪故初用麻黄甘草而助以桂枝次用桂枝生薑而反佐以芍藥少陰為陰中之陰而主裏其汗最不易發其邪最不易散故用麻黄附子而助以細辛其次亦用麻黄附子而緩以甘草然必細審其脉沉而無裏証者可發汗即知脉沉而有裏證者不可發汗矣此等機關必須看破

麻翹赤小豆方 陽明瘀熱在裏身必發黄

麻黄湯類　麻附甘草湯　麻翹赤小豆方

麻黃二兩　連翹二兩　赤小豆一升　生梓白皮一升
杏仁四十枚去皮尖　甘草二兩　生薑二兩　大棗十二枚
右八味以潦水一斗先煮麻黃再沸去上沫內諸藥煮取
三升分温三服半日服盡

黃坤載云此方麻黃泄皮毛之鬱杏仁降肺氣之逆生梓
白皮清相火而疏木連翹赤小豆泄溼熱而利水薑甘大
棗和中氣而補脾精也

麻黃升麻湯厥陰大下後脈沉遲手足厥逆下部脈不至咽喉不利吐膿血泄利不止
麻黃二兩半去節　當歸一兩　升麻一兩　知母十八銖　黃
芩十八銖　葳蕤十八銖　石膏六銖碎綿裹　白朮六銖　乾
薑　天冬　桂枝　茯苓　甘草

右十四味以水一斗先煮麻黄一二沸去上沫内諸藥煮取三升去滓分溫三服相去如炊三斗米飯頃令盡汗出愈

徐靈胎云此乃傷寒壞證寒熱互見上下兩傷故藥亦照證施治病症之雜藥味之多古方所僅見

魏念庭云此方破陰升陽與烏梅丸同理而各有義焉烏梅丸治胃寒以安蚘意在緩以收功麻黄升麻湯理肺熱以發汗意在急以奏捷

柯韻伯云此非仲景方也傷寒六七日大下之後寸脈沈而遲夫寸為陽主上焦沈而遲是無陽矣沈為在裏則不當發汗遲為藏寒則不當清火且下部脈不至手足厥冷

泄利不止是下焦之元陽已脱又咽喉不利吐膿血是上焦之虚陽無依而將亾故擾亂也如用參附以回陽而陽不可回故曰難治則仲景不立方治也明矣此用桂枝升麻以散之彙集知母天冬黄芩芍藥石膏等大寒之品以清之以治陽實之法治亡陽之證是速其陽之斃也安可望其汗出而愈哉用乾薑一味之温苓术甘歸之補取玉竹以代人參是猶攻金城高壘而用老弱之師也豈不謬哉

閲案柯氏之言似為有見然玩黄氏所解又爽然失矣故先録柯説後録黄説

黄坤載云下傷中氣脾肝下陷故寸脉沈遲尺脉不至

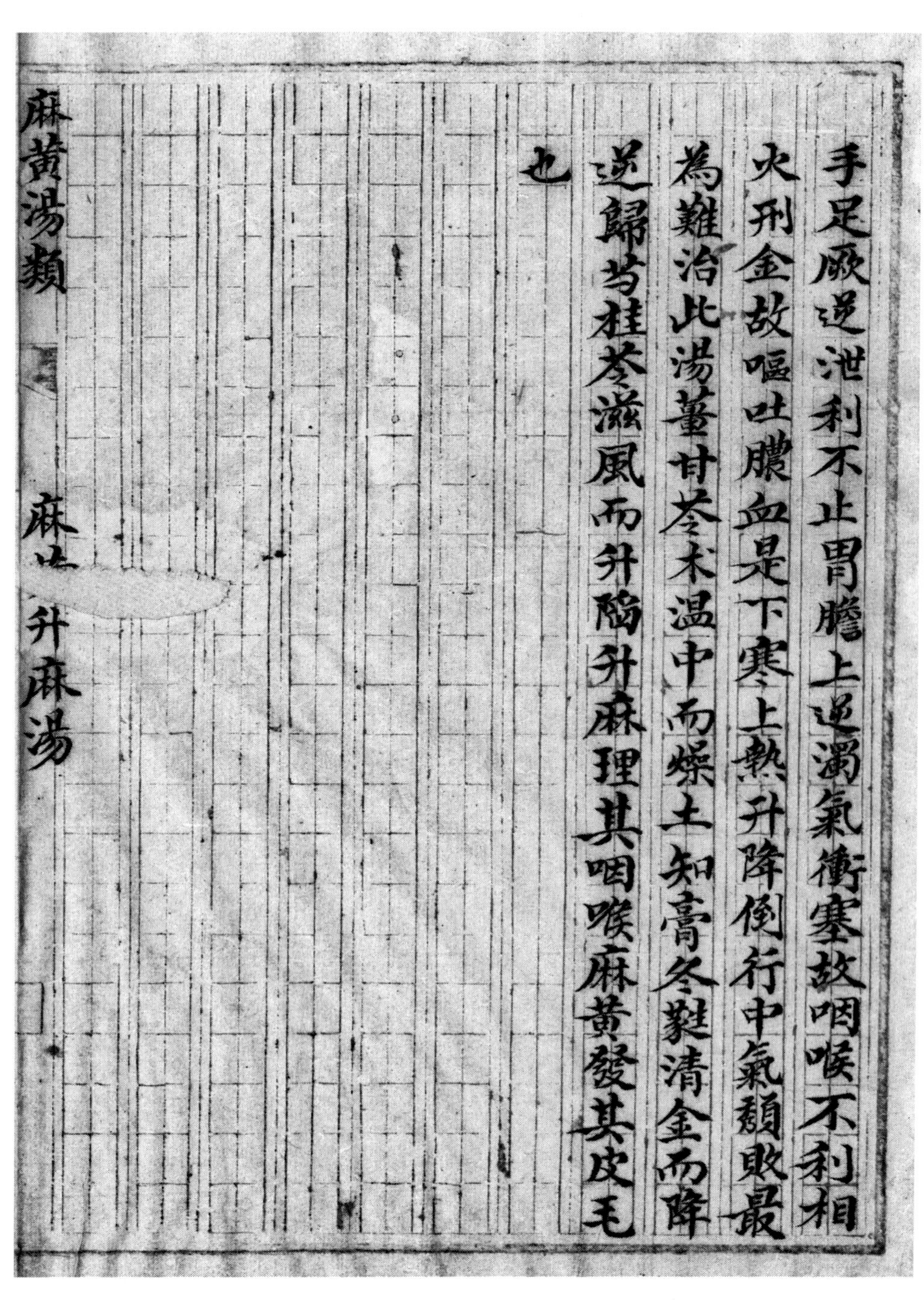

手足厥逆泄利不止胃膽上逆濁氣衝塞故咽喉不利相火刑金故嘔吐膿血是下寒上熱升降倒行中氣頹敗最爲難治此湯薑甘苓朮溫中而燥土知膏冬蕤清金而降逆歸芍桂苓滋風而升脳升麻理其咽喉麻黃發其皮毛也

麻黃湯類　麻黃升麻湯

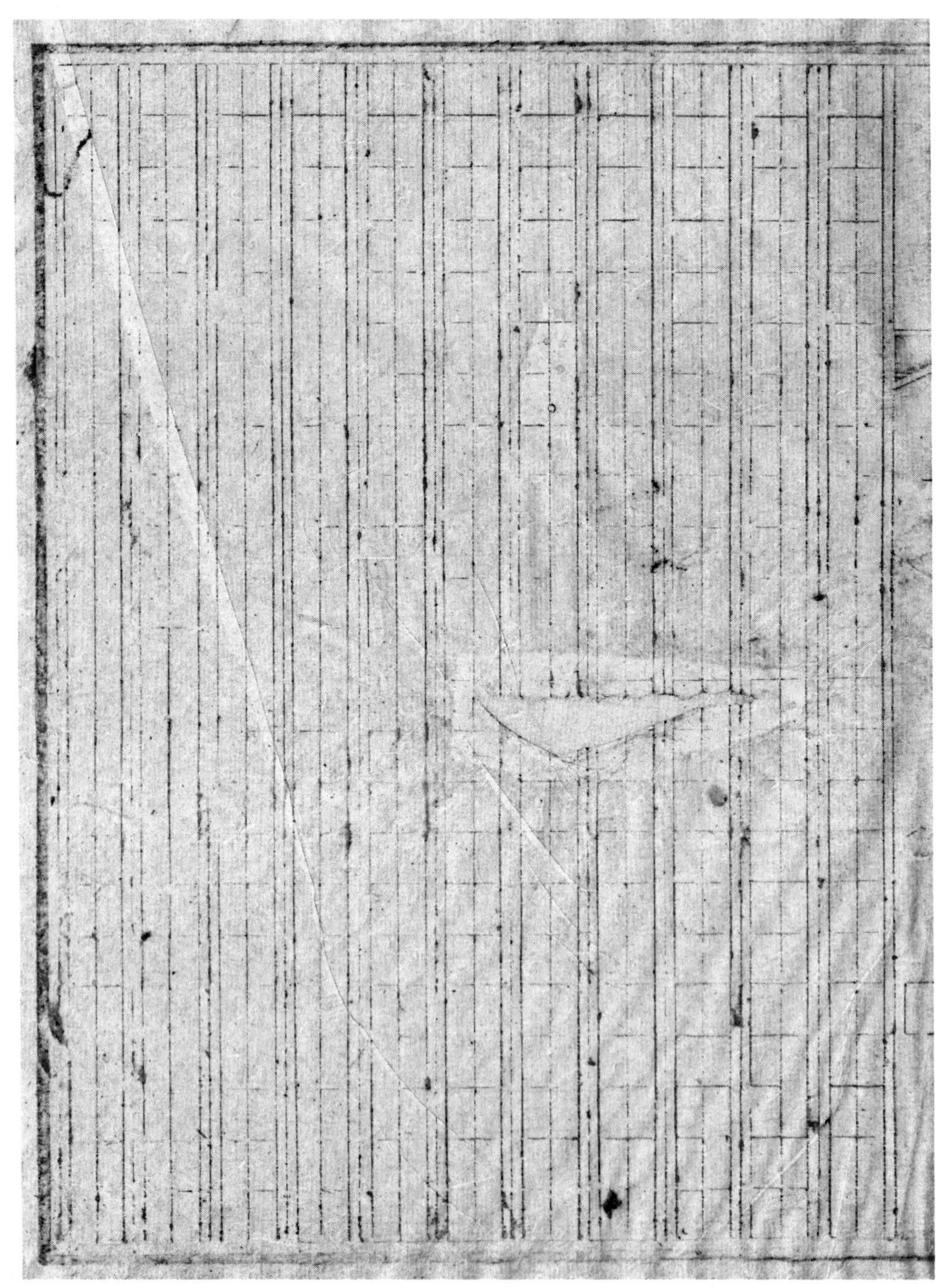

大青龍湯者（太陽中風脈浮緊發熱惡寒身疼痛不汗出煩躁　金匱入痰飲）

麻黃（六兩）　桂枝（二兩）　甘草（二兩炙）　大棗（十二枚）　生薑（三兩）　杏仁（五十枚）　石膏（雞子大一塊打碎）

右七味以水九升先煮麻黃減二升去上沫內諸藥煮取三升温服一取微似汗汗出多者温粉撲之一服汗出者停後服汗多亡陽遂虛惡惡煩燥不得眠也

黃坤載云大青龍湯甘草大棗補其脾精生薑杏仁降其肺氣麻桂泄其營衛之鬱閉石膏清神氣之煩燥也

又云青龍發汗最善亡陽必無少陰證者而後可用若脈微而弱汗出惡風者是腎陰盛而胃陽虛風能疏泄而衛不閉斂慎勿服此服之汗多亡陽遂入少陰之藏則四肢

卷二　大清青龍湯

厥逆筋惕肉瞤此爲逆治當以真武湯救之

尤在涇云傷寒分立三綱桂枝主風傷衛麻黄主寒傷營大青龍主風寒兩傷營衛其説始于成氏許氏而成于方氏喻氏以愚觀之桂枝主風寒傷衛則是麻黄主寒傷營則非蓋有衛病而營不病者矣未有營病而衛不病者也至於大青龍證其辨不在營衛兩病而在煩躁一證其立方之旨亦不在並用麻桂而在獨加石膏王文祿謂風寒並重閉熱于經故加石膏于發散藥中是也若不過風寒並發則麻桂各半已足勝其任矣何必更須石膏哉須知中風而或表實亦用麻黄傷寒而或表虚亦用桂枝其表不得泄而或閉熱于中則用石膏其無熱者但用麻桂此

仲景心法也

閔按尤氏破麻黄主寒傷營之非謂未有營病而衛不病者其言則是其解方則非也麻黄湯原有桂枝原是照顧衛氣况桂枝實營分藥桂枝湯主風傷衛者以衛斂則營鬱故以桂枝達之也麻黄實衛分藥麻黄湯主寒傷營者以營爲寒束則衛陽不宣故以麻黄泄之也總之桂枝麻黄二方本各可以兼治風寒而不妨互文見意以麻黄主寒傷營亦何嘗礙于理而乖于法哉至其論大青龍證方則甚合

徐靈胎云此合麻黄桂枝越婢三方爲一方而無芍藥

麻黄湯類　大青龍湯

柯韻伯云此即加味麻黄湯也諸證全是麻黄而有喘與

煩躁之不同。喘者是寒鬱其氣升降不得自如故多杏仁以降氣煩躁是熱傷其氣無津不能作汗故特加石膏以生津又恐內熱頓除而外邪不解變為寒中而協熱下利故必倍麻黄以發汗又倍甘草以和中更用薑棗以調營衛而表裏雙解風熱兩除此大青龍清內攘外之功所以佐麻桂二方之不及也　大青龍以發汗名其方分大小在麻黄之多寡而不在石膏觀小青龍之不用可知石膏不能驅在表之風寒獨清中宮之燔灼觀白虎湯之多用可知世不審石膏為治煩竟以用于發汗劑云輕可去實豈有至堅至重之質而能發散哉汗多亡陽者過在麻黄耳用石膏以清胃火是仲景于太陽經中預保陽明之先著加薑棗黃[illegible]云此發風寒兩傷營衛而設即麻黃湯加石膏薑棗也麻黃湯中本用桂枝可見仲景治寒未嘗不兼治風則風寒兩傷營衛者固麻黃湯之[illegible]者[illegible]三味者[illegible]風寒兩傷營衛[illegible]加[illegible]用[illegible][illegible]草[illegible]八[illegible]全[illegible]煩躁二字[illegible]莫不可輕投

以培中氣又慮夫轉屬太陰也

小青龍湯太陽表不解心下有水氣云云

麻黃三兩　桂枝三兩　芍藥三兩　甘草二兩炙　半夏三兩洗　五味半升　細辛三兩　乾薑二兩

右八味以水一斗先煮麻黃減二升去上沫内諸藥煮取三升去滓温服一升　若微利者去麻黃加芫花如雞子大熬令赤色黃云加芫花以泄水也　若渴者去半夏加栝蔞根三兩黃云清金止渴也　若噎者去麻黃加附子一枚炮黃云煖水降逆　小便不利少腹滿者去麻黃加茯苓四兩黃云以泄滿也　若喘者加杏仁半斤去皮尖黃云利肺止喘也

若坤載云小青龍湯甘草培其中氣麻黃桂發其營衛芍

麻黃湯類　小青龍湯

卷二　小青龍湯

藥清其風木半夏降逆而止嘔五味細辛乾薑降肺逆而止咳也　大青龍證是裏陽之盛内有火氣小青龍證是裏陽之虚内有水氣陰陽一偏逢鬱卽發大小青龍外解風寒而内泄水火感證之不可少者也

尤在涇云大青龍合麻桂而加石膏小青龍無石膏有薑夏通謂之青龍者以其有發汗蠲飲之功如龍之布雨而行水也夫熱閉于經不用石膏則汗爲熱隔何能發之乎飲伏于内不用薑夏則寒與飲摶何能散之乎其芍藥五味不特收逆氣而安肺氣抑以制麻桂薑辛之勢使不相鶩而相就以成内外協濟之功耳

柯韻伯云大青龍治裏熱小青龍治裏寒故發表之藥

同而治裏之藥殊也　葛根與大小青龍皆合麻桂二方加减葛根减麻之杏仁者以不喘故加葛根者和太陽之津升陽明之液也大青龍减桂之芍藥者以汗不出故加石膏者以煩燥故也若小青龍减麻黄之杏仁桂枝之薑棗既加細辛乾薑半夏五味而又立加减法神而明之不可勝用矣　此方又主水寒在胃久咳肺虚　小青龍與小柴胡俱是樞機之劑故皆設或然證因各立加减法小青龍設或然五證加减法内卽備五方小柴胡設或然七證卽具加减七方此仲景法中之法方外之方何可以三百九十七一百一十三拘之　大青龍表證多只煩躁是裏證小青龍裏證多只發熱是表證故有發汗大小之

麻黄湯類　小青龍湯

卷二　　小青龍湯

殊　能化胸中之熱而為汗故名大青龍能化心下之水氣而為汗故名小青龍　發汗有五法麻黄湯汗在皮膚乃外感之寒氣桂枝湯汗在經絡乃血脈之精氣葛根湯汗在肌膚乃津液之清氣大青龍汗在胸中乃内擾之陽氣小青龍汗在心下乃内蓄之水氣其治水有三法乾嘔而欬是水在上焦在上者發之小青龍是也心下痞滿是水在中焦中滿者瀉之十棗湯是也小利不利是水在下焦在下者引而竭之五苓散是也其他壞證變證雖多而大法不外是矣

葛根湯類

葛根湯太陽病項背強几几無汗惡風 金匱入痙病溼暍

葛根四兩 麻黃二兩 桂枝二兩 芍藥二兩 甘草二兩 生薑二兩 大棗十二枚

右七味㕮咀以水一斗煮麻黃葛根減二升去上沫內諸藥煮取三升去滓溫服一升覆取微似汗不須啜粥餘如桂枝法將息及禁忌

黃坤載云葛根湯葛根泄陽明之衛麻黃泄太陽之衛桂枝芍藥通經絡而清營血薑甘大棗和中氣而補脾精也

尤在涇云葛根湯合用桂麻而加葛根所以解經中兩陽相合之邪其不下利而但嘔者則加半夏以下逆氣而葛

葛根湯類 葛根湯

黄芩卿云太陽證无汗宜用麻黄湯有汗乃宜[illegible]

卷二　葛根湯　葛根芩連湯　葛根加半夏湯

根解外法所不易矣

柯韻伯云此方惟表實裏虛者宜之胃家實者非所宜也故仲景于陽明經中不用葛根　桂枝葛根俱是解肌和裏之劑故有汗無汗下利不下利皆可用與麻黄專于治表者不同

葛根芩連湯　太陽病桂枝證反下之利遂不止脈促喘而汗出者

葛根斤半　黄連三兩　黄芩二兩　甘草二兩炙

右四味以水八升先煮葛根減二升入諸藥煮取二升去滓分温再服　黄坤載云葛根湯葛根達陽明之鬱芩連清君相之火　桂枝證解表而用葛根以喘而汗出胸膈鬱熱宜葛根之辛涼不宜桂枝辛温也

葛根加半夏湯太陽與陽明合病不下利但嘔者

葛根四兩　麻黄三兩炮去黄汗焙　桂枝二兩　芍藥二兩　甘草二兩　生薑三兩　大棗十二枚　半夏半斤洗

右八味以水一斗先煮葛根麻黄減二升去上沫内諸藥煮取三升去滓温服一升覆取微似汗

徐靈胎云前方因太陽誤下而成利則用芩連治利以其本屬桂枝證而脉促故止加葛根一味以解陽明初入之邪此方乃太陽陽明合病故用葛根湯全方因其但嘔加半夏一味以止嘔隨病立方各有法度

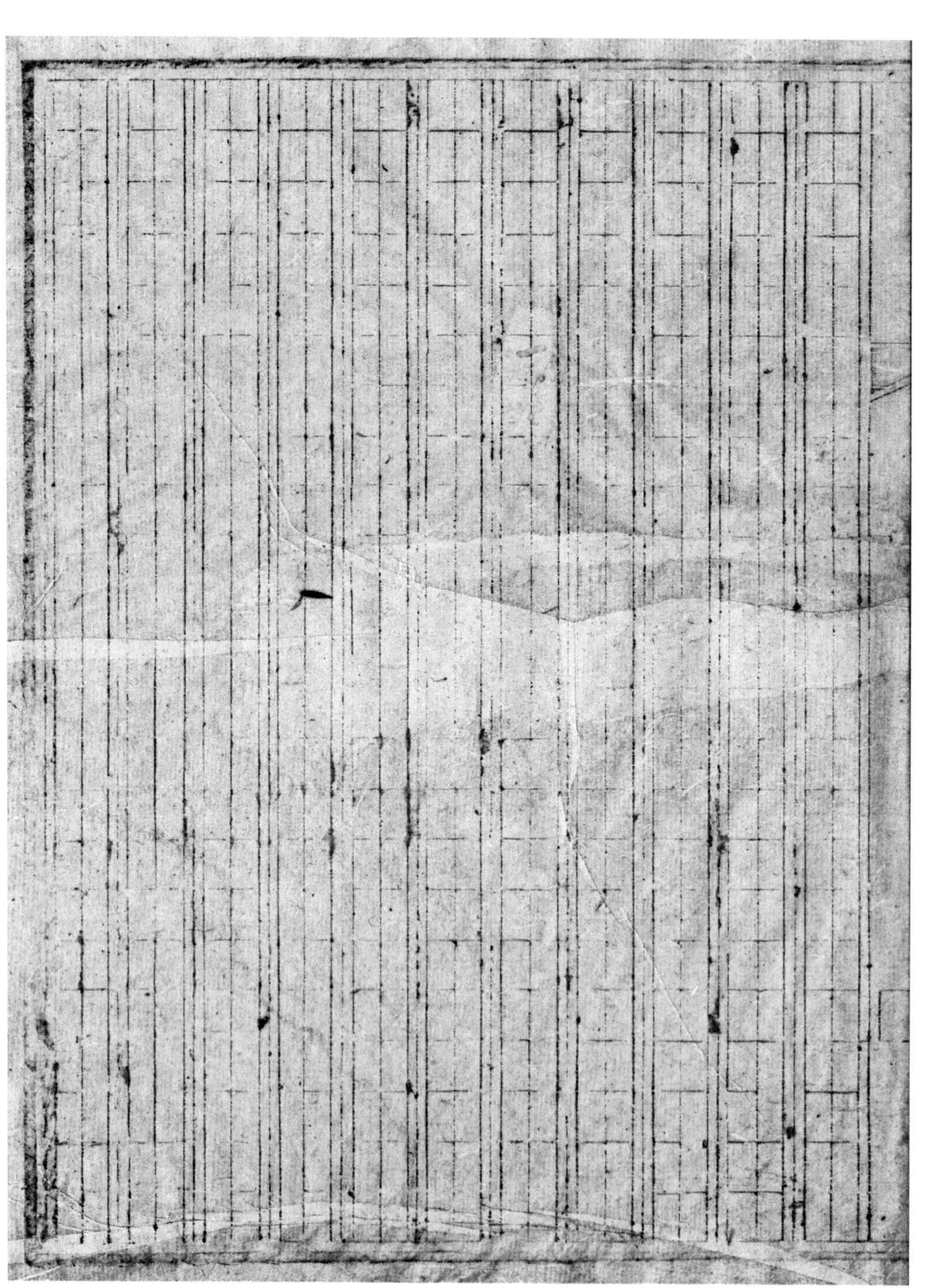

柴胡湯類

小柴胡湯

邪傳少陽中風往來寒熱云云 金匱入嘔吐 方見太陽

柴胡半斤 黄芩洗半斤 半夏洗半斤 人參三兩 甘草三兩 生薑三兩 大棗十二枚

右七味以水一斗二升煮取六升去滓再煎取三升温服一升日三服 若胸中煩而不嘔去半夏人參加苦蔞實一枚 黄云滌淤而清煩 若渴者去半夏加人參合前成四兩半苦蔞根四兩 黄云益氣而生津清金而止渴 若腹痛者去黄芩加芍藥三兩 黄云泄甲木而清相火熄風燥而止腹痛 若脇下痞鞕去大棗加牡蠣四兩 黄云耎堅而消痞鞕 若心下悸小便不利者去黄芩加茯苓四兩 黄云泄水而去溼溼去則木達風息悸動自安 若不渴外有微熱者去

卷二　小柴胡湯

人參加桂三兩温覆取微似汗愈黃云解太陽之表邪　若欬者去人參大棗生薑加五味子半升乾薑二兩黃云降逆氣而止咳

黃坤載云此方柴芩清半表而泄甲木參甘棗温半裏而補己土生薑半夏降胃逆而止嘔吐也

柯韻伯云此為少陽樞機之劑和解表裏之總方　本方七味柴胡主表邪不解甘草主裏氣不調餘五物皆在進退之列本方若去甘草便名大柴胡若去柴胡便名瀉心芩連等湯矣　本方為脾家虛熱四時瘧疾之聖藥

徐靈胎云小柴胡與桂枝二方用處極多能深求其義則變化心生矣　論中凡通用之方必有加減法

大柴胡湯太陽病熱結在裏復往來寒熱云〻 金匱入腹滿

柴胡半斤 黄芩三兩 芍藥三兩 半夏半升洗 生薑五兩 大棗十二枚 枳實四枚炙 大黄二兩

右八味以水一斗二升煮取六升去滓再煎温服一升日三服

黄坤載云此方柴芩芍藥清少陽之火枳實大黄泄陽明之熱生薑半夏降胃逆而止嘔吐也

徐靈胎云此方校小柴胡去參甘加枳芍大黄乃少陽陽明合治之方也

柯韻伯云大黄後人因有下之二字而妄加條中並不言及大便鞕且有下利證不當用大黄之意曉然 大小柴

柴胡湯類 大柴胡湯

卷二　大柴胡湯

胡俱是兩解表裏之劑大柴胡主降氣小柴胡主調氣調氣無定法故小柴胡湯除柴胡甘草外皆可進退降氣有定局故大柴胡無加減法也後人每方俱有加減豈知方者哉

閔按柯氏言此方不當有大黃亦似是而非也徐靈胎云此方本有大黃王叔和謂若不加大黃恐不為大柴胡湯也且本論云熱結在裏此大黃之對證復往來寒熱此柴胡之對證又云心中痞鞕嘔吐而下利此政邪内陷故用枳實大黃也玩徐氏言則柯説為過疑矣其調氣降氣之説亦只得一端未盡二方之精義也其論大柴胡無加減小柴胡有加減則甚有思議

尤在涇云此方乃表裏並治之劑本論云大柴胡下之者謂病兼表裏故先與小柴胡解之而後以大柴胡下之耳蓋分言之則大小柴胡各有表裏合言之則小柴胡主表大柴胡主裏古人之言當以意逆往往如此

柴胡桂枝湯 太少陽合病心下支結及發汗多亡陽譫語 方見太陽

柴胡四兩 黄芩一兩半 人參一兩半 半夏二合半

大棗六枚 生薑一兩半 桂枝一兩半 芍藥一兩半

甘草一兩炙

右九味以水七升煮三升温服

徐靈胎云此小柴胡與桂枝湯併爲一方乃少陽太陽合病之方

柴胡湯類 大柴胡湯 柴胡桂枝湯 柴胡桂枝乾薑湯

卷二　柴胡桂枝乾薑湯　柴胡加龍牡湯

柴胡桂枝乾薑湯云傷寒胸脇滿微結小便不利渴而不嘔云　方見太陽

柴胡半斤　桂枝三兩　黄芩三兩　乾薑二兩　牡蠣二兩熬　甘草二兩　苦蔞根四兩

右七味以水一斗二升煮取六升去滓再煎取三升温服一升日三服初服微煩復服汗便愈

黄坤載云此方爲少陽之經而傳太陰之藏表裏俱未解之劑柴芩疏甲木而清相火桂蔞達乙木而清燥金薑甘温中培土牡蠣除滿消結

柴胡加龍牡湯傷寒胸滿煩驚小便不利云云　方見太陽

柴胡四兩　半夏二合洗　人參一兩半　大棗六枚　生薑一兩半

茯苓一兩半　大黄二兩　鉛丹一兩半　龍骨一兩半　牡蠣一兩半

右十味以水八升煮取四升内大黄切如碁子大更煮一二沸去滓温服一升

黄坤載云此方大棗參苓補土泄溼大黄柴胡泄疏木生薑半夏下衝降濁龍牡鉛丹斂魂鎮逆

徐靈胎云此方能下肝膽之驚痰以之治癲癇必效

柯韻伯云此爲少陽陽明併病之方

柴胡加芒硝湯少陽誤下仍潮熱微利云云　方見太陽

柴胡半斤一作廿六銖　黄芩三兩一作一兩　半夏一升洗一作廿銖　生薑三兩一作一兩　人參三兩一作一兩　甘草三兩一作一兩　大棗十二枚一作四枚　芒硝六兩一作二兩

右八味以水四升煮取二升去滓内芒硝更煮微沸分温再服不解更服

柴胡湯類　柴胡加龍牡湯　柴胡加芒硝湯

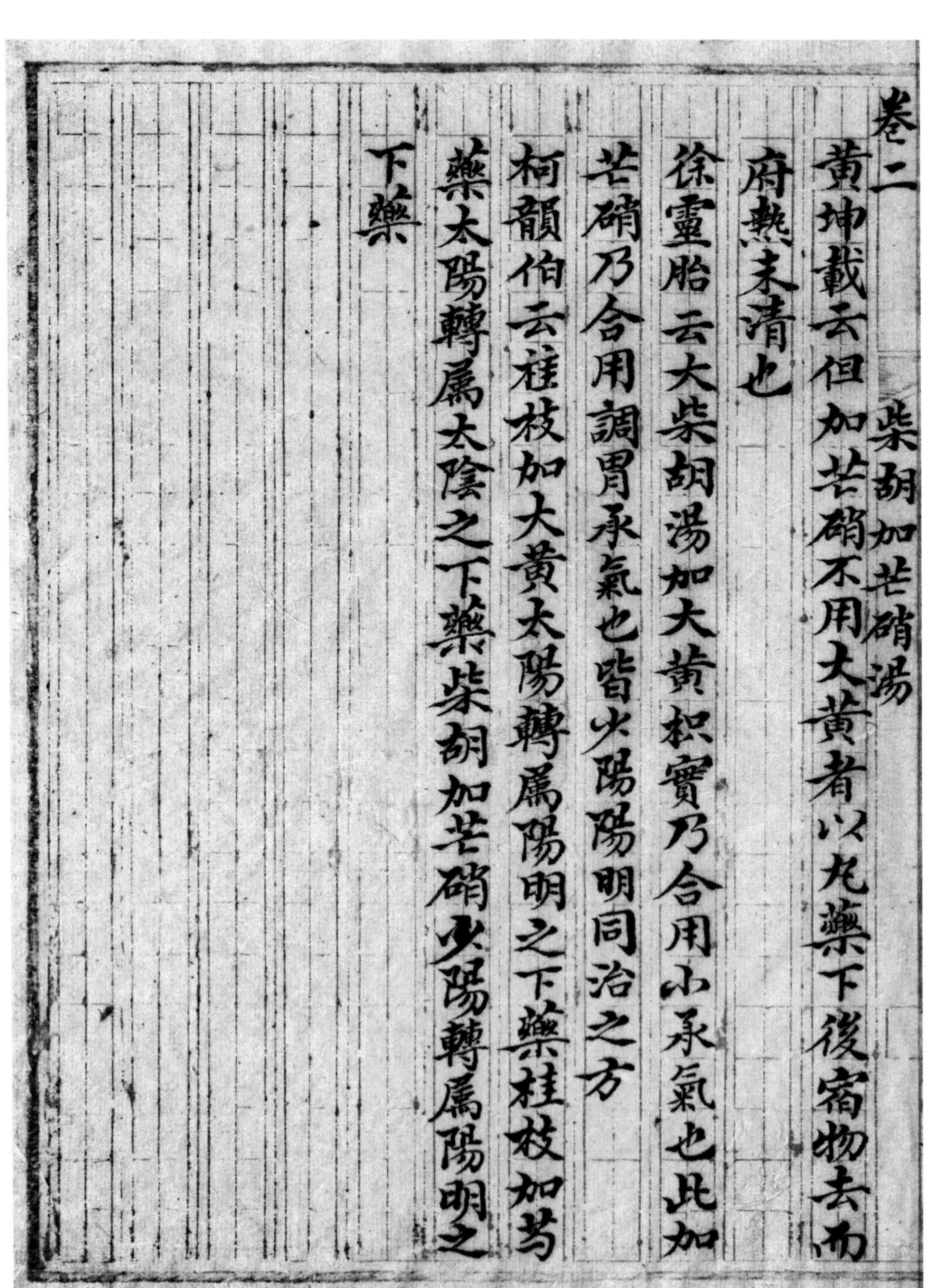

卷二　柴胡加芒硝湯

黄坤載云但加芒硝不用大黄者以丸藥下後宿物去而府熱未清也

徐靈胎云大柴胡湯加大黄枳實乃合用小承氣也此加芒硝乃合用調胃承氣也皆少陽陽明同治之方

柯韻伯云桂枝加大黄太陽轉属陽明之下藥桂枝加芍藥太陽轉属太陰之下藥柴胡加芒硝少陽轉属陽明之下藥

白虎湯類

白虎湯 陽明寒裏有熱 三陽合併腹滿身重云云 方見陽

知母六兩 石膏一斤 甘草二兩炙 粳米六合

右四味以水一斗煮米熟湯成去滓溫服一升日三服

黃坤載云此方石膏清金退熱知母潤燥泄火甘粳補中化氣生津解渴　白虎證即將來之大承氣證而裏熱未實亦從前之大青龍證而表寒已解者也表寒已解故不用麻黃裏熱未實故不用硝黃

張石頑云白虎湯實解內蒸之熱非治外經之熱也昔人以石膏辛涼能解利陽明風熱若不佐以麻黃葛之品何以走外此說似是而實非蓋陽明在經之邪縱使有大熱

白虎湯類　白虎湯

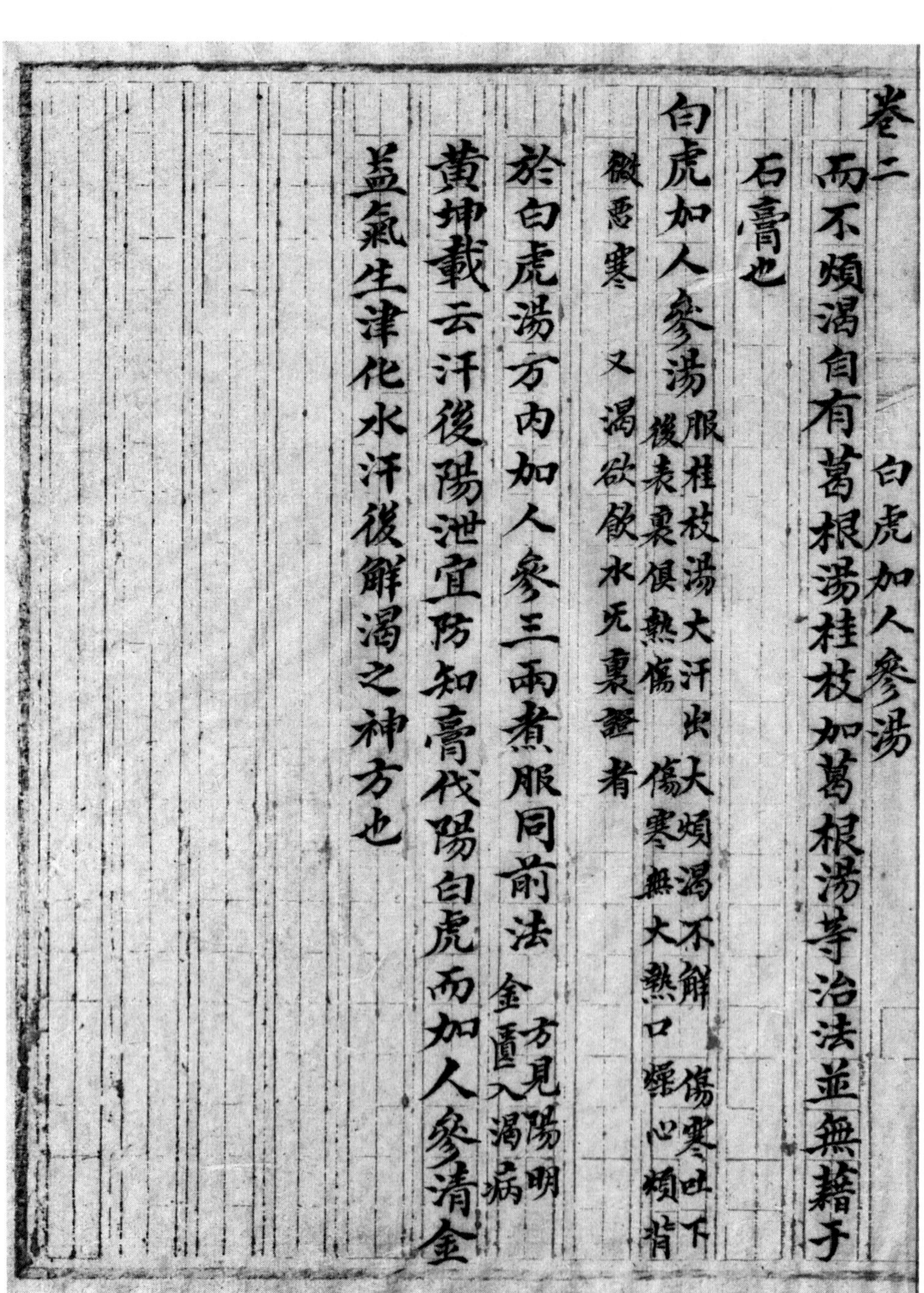

卷二　白虎加人參湯

而不煩渴自有葛根湯桂枝加葛根湯等治法並無藉于石膏也

白虎加人參湯　服桂枝湯大汗出大煩渴不解　傷寒吐下後表裏俱熱傷寒無大熱口燥心煩背微惡寒　又渴欲飲水無表證者

於白虎湯方內加人參三兩煮服同前法　方見陽明金匱入渴病

黃坤載云汗後陽泄宜防知膏伐陽白虎而加人參清金益氣生津化水汗後解渴之神方也

竹葉石膏湯傷寒解後虛羸少氣氣逆吐欲吐者　方見霍亂

竹葉二把　石膏一斤　人參三兩　粳米半升　半夏半斤洗　甘草二兩炙　麥冬一升去心

右七味以水一斗煮取六升去滓内粳米煮米熟湯成去米温服一升日三服

尤在涇云此方乃白虎湯之變法以其少氣故加參麥之甘以益氣以其氣逆有飲故用半夏之辛以下氣蠲飲且去知母之鹹寒加竹葉之甘凉尤于胃虛有熱者為有當耳

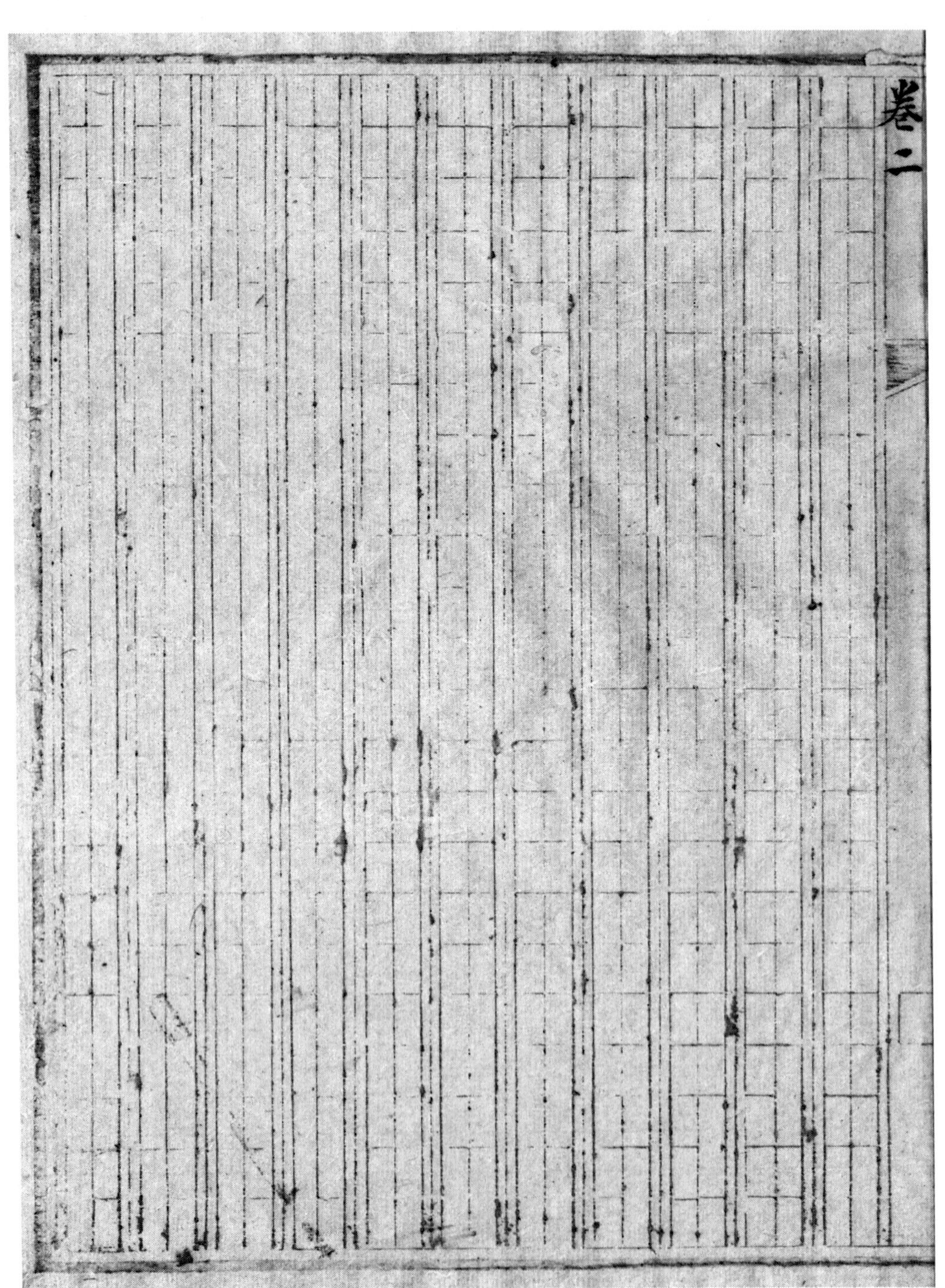
卷二

傷寒百十三方解略卷三

理中湯類

理中湯霍乱頭痛發熱身疼痛熱多欲飲水者　又胃上有寒

人參　白术　甘草　乾薑各三兩

右四味搗篩為末蜜和丸如雞子黄大以沸湯數合和一丸研碎温服日三四夜二服腹中未熱益至三四丸然不及湯法以四物依兩數切用水六升煎三升去滓温服一升日三服　若臍上築者腎氣動也去白术加桂四兩　吐者去白术加生薑三兩　下利者仍用术　悸者加茯苓二兩　渴欲得水者加术足前成四兩　腹中痛者加人參足前成四兩　寒加乾薑足前成四兩　腹滿者去术

卷三　理中湯　附子湯

加附子一枚　服湯後如食頃飲熱粥一升許微自溫勿發揭衣被

黄坤載云理中溫補中氣

附子湯少陰病一二日口中和背惡寒　金匱入妊娠

附子炮二枚　茯苓三兩　人參二兩　白术四兩　芍藥三兩

右五味以水八升煮取三升去滓溫服一升日三服

柯韻伯云此與麻黄附子湯皆治少陰表證而有出入之不同彼病從外來故溫而兼散此病從內出故溫而兼補又與真武湯似同而實異倍附术而去薑用參全是溫補以壯元陽真武湯用生薑而無人參當是溫散以逐水氣補散分歧止在一味之轉旋也

真武湯太陽發汗汗出不解發熱心下悸頭眩身瞤動振振欲擗地者少陰腹痛小便不利四肢沈重有水氣者云云 方見少陰

茯苓 芍藥 生薑各三兩 白朮二兩 附子一枚炮

右五味以水八升煮取三升去滓溫服七合日三服 若欬者加五味子半升細辛乾薑各一兩 若小便利者去茯苓 若下利者去芍藥加乾薑二兩 若嘔者去附子加生薑足前成半斤

黃坤載云真武湯苓朮泄水而燥土生薑止嘔而降濁附子溫癸水之寒芍藥清乙木之風也

柯韻伯云真武北方水神也取此名方者所以治少陰水氣為患也真武加減與小柴胡不同小柴胡為少陽半表

理中湯類 真武湯

卷三　　真武湯

之劑祗不去柴胡一味便可名柴胡湯真武以五物成方爲少陰治水之劑去一味便不成真武故去薑加參即名附子湯於此見製方有陰陽動靜之别也　太陽少陰皆有水氣爲患太陽之水屬上焦小青龍汗而發之陽水從外散也少陰之水屬下焦真武湯温而利之陰水從下泄也

四逆湯類

四逆湯 太陽少陰溫裏回陽等方　方見少陰　金匱入嘔吐

甘草二兩 炙　乾薑一兩半　附子一枚 生去皮 臍破八片

右三味，㕮咀，以水三升，煮取一升二合，去滓，溫再服。強人可大附子一枚，乾薑三兩。

黃坤載云：四逆湯甘草培其土，乾薑溫其中，附子溫其下也。

徐靈胎云：四逆、理中皆溫熱之劑，而四逆一類總不離乾薑，以通陽也，治宜下焦；理中一類總不離白朮，以守中也，治宜中焦。餘藥皆相同，而功用迥別。

柯韻伯云：四逆、理中二方，在附子、白朮之別。白朮為培土之

 四逆加人參湯 乾薑附子湯

品附子為扶陽之物故理中只理中州脾胃之虛寒四逆能佐理三焦之厥逆也

四逆加人參湯惡寒脉微而復利〻止亡血也　方見霍亂

于四逆湯内加人參一兩餘依前法

黄坤載云此方雙補火土並益血中之温氣也

周禹載云陰盛陽微四逆在所必用然亡血則加人參以其能助津液也此與太陽亡陽桂枝湯中入人參為新加湯同義

乾薑附子湯下後復汗晝煩燥夜安静　方見太陽

乾薑一兩　附子一枚生用去皮破八片

右二味以水三升煮取一升去滓頓服

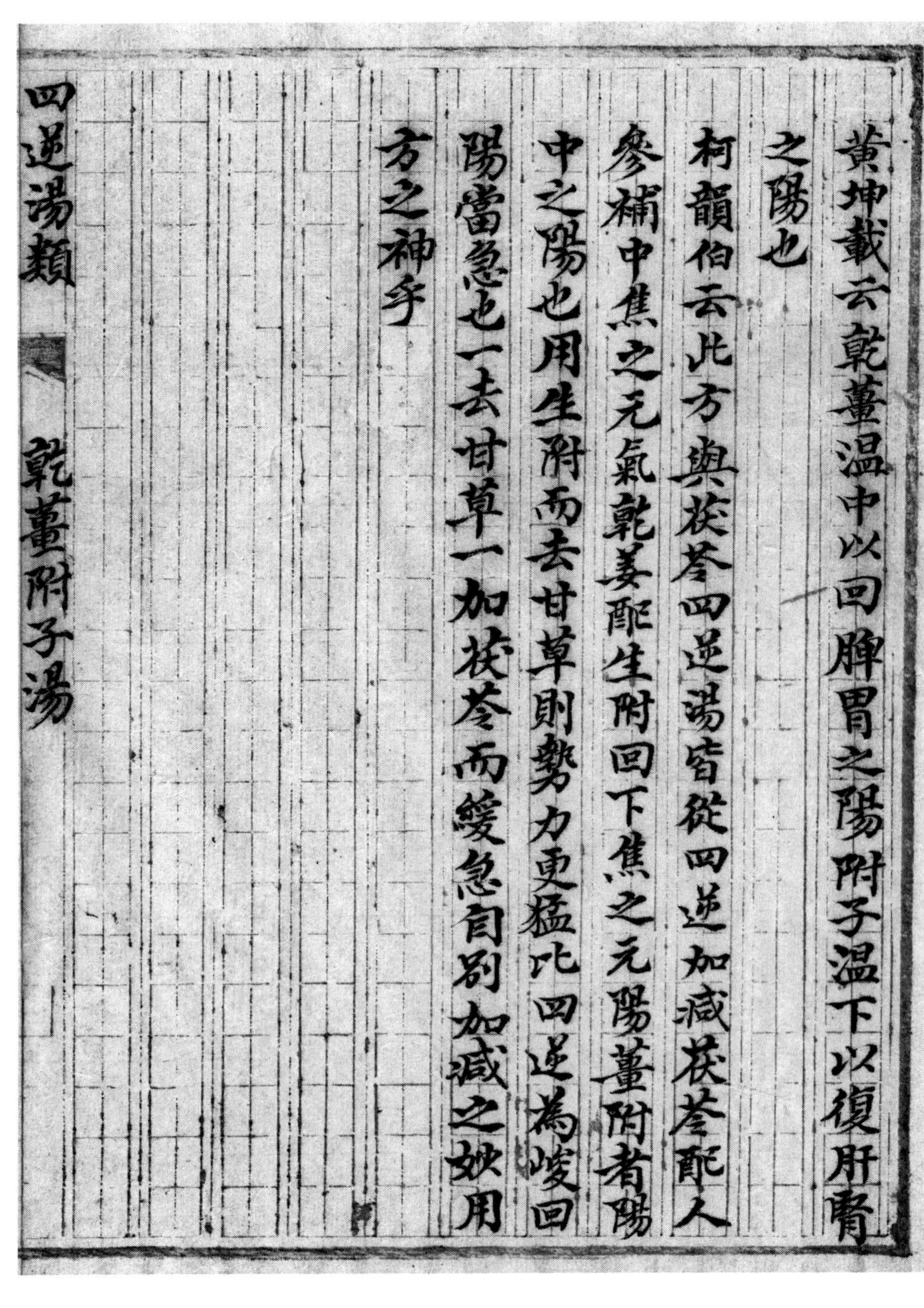

黄坤載云乾薑温中以回脾胃之陽附子温下以復肝腎之陽也

柯韻伯云此方與茯苓四逆湯皆從四逆加減茯苓配人參補中焦之元氣乾姜配生附回下焦之元陽薑附者陽中之陽也用生附而去甘草則勢力更猛比四逆為峻回陽當急也一去甘草一加茯苓而緩急自别加減之妙用方之神乎

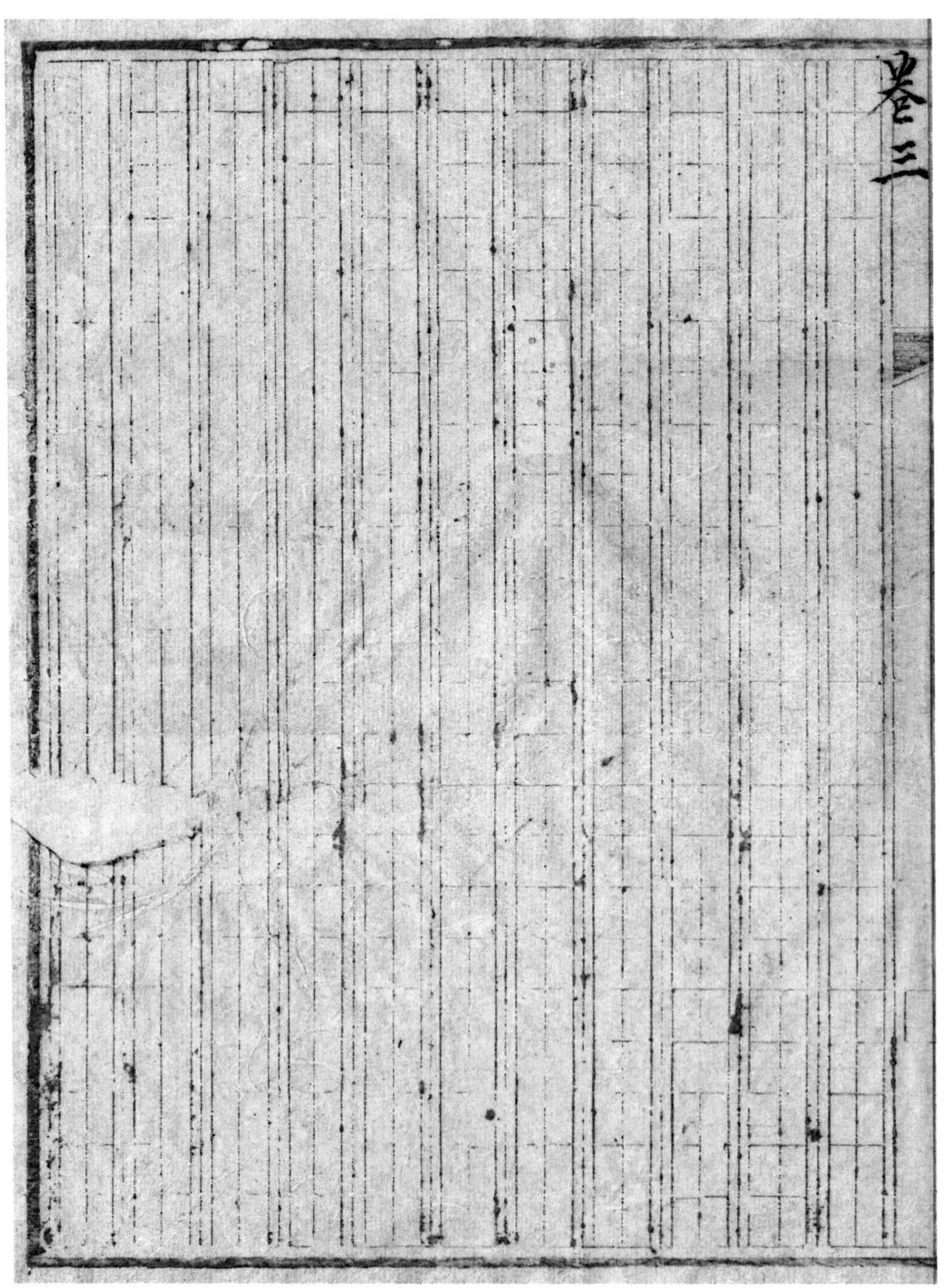
卷三

白通湯 少陰病下利

葱白四莖 乾薑一兩 附子一枚生去皮臍破八片

以水三升煎一升去滓分温再服

黄坤載云薑附回陽葱白達鬱陽回氣達則利止而脈出矣

通脈四逆湯 少陰下利清穀手足厥逆云云 金匱入下利

甘草炙二兩 乾薑三兩強人可四兩 附子大者一枚生去皮臍破八片

右三味以水三升煮取一升二合去滓分温再服 面色赤者加葱九莖黄云陽鬱不達則面赤加葱以達陽氣也 腹中痛者去葱加芍藥二兩 嘔者加生葱二兩 咽痛者去芍藥加桔梗一兩 利止脈不出去桔梗加人參二兩

四逆湯類 白通湯 通脈四逆湯

卷三　通脈四逆加猪膽汁湯　白通加猪膽汁湯

黃坤載云此即四逆湯而分兩不同

通脈四逆加猪膽汁湯汗出而厥四支拘急云云　方見霍亂

于通脈四逆方内加猪膽汁半合餘前法服

黃坤載云加猪膽汁者清上熱而止汗出也

白通加猪膽汁湯少陰利不止厥逆無脈乾嘔心煩者

葱白四莖　乾薑一兩　附子一枚去皮破八片生用　人尿五合

猪膽汁一合

以上三味水三升煮取一升去滓内膽汁人尿和合相得

分溫再服無膽汁亦可

黃坤載云猪膽汁清相火而止嘔人尿清君火而除煩也

茯苓四逆湯汗下不解而煩躁者　方見太陽

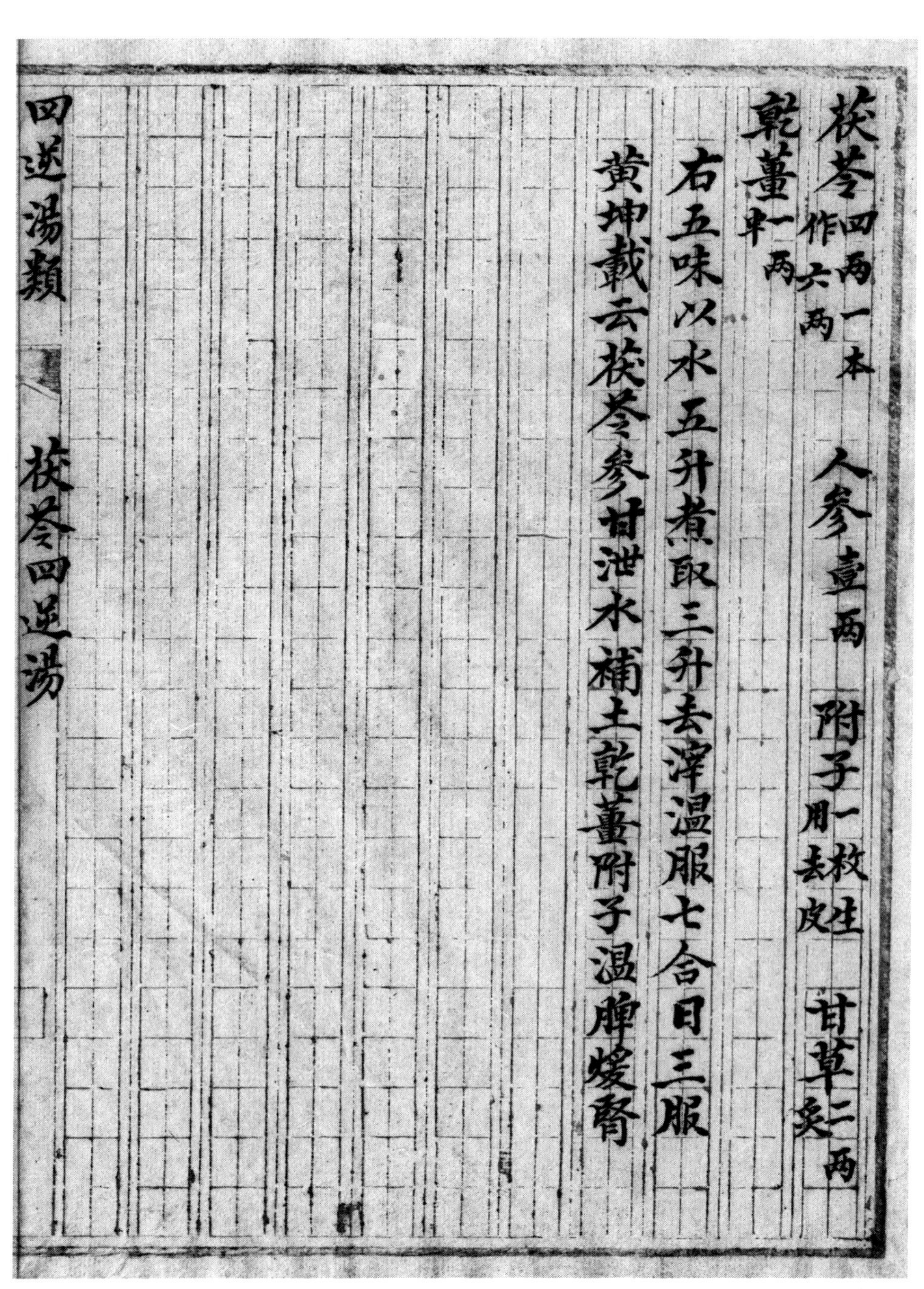

茯苓四兩一本作六兩　人參壹兩　附子一枚生用去皮　甘草二兩炙

乾薑一兩半

右五味以水五升煮取三升去滓溫服七合日三服

黃坤載云茯苓參甘泄水補土乾薑附子溫脾煖腎

四逆湯類

茯苓四逆湯

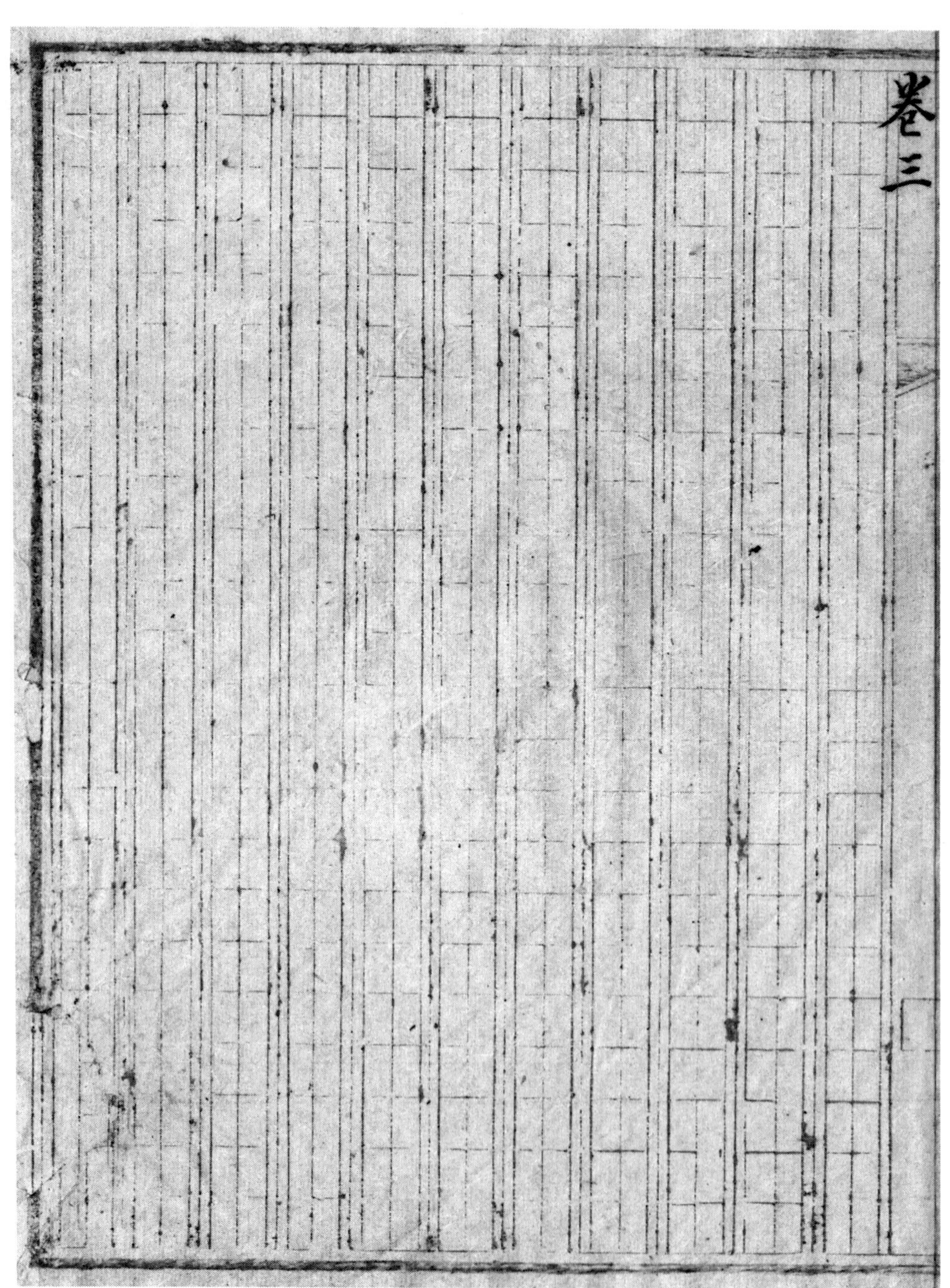
卷三

當歸四逆湯手足厥寒脈細欲絶者　方見厥陰

當歸　桂枝　芍藥　細辛各三兩　甘草　通草各二兩

大棗二十五枚

右七味以水八升煮取三升温服一升日三服

黄坤載云甘棗補脾精以榮肝歸芍養營血而復脈桂枝通草温行經絡之寒澁也

柯韻伯云此方桂枝歸芍養營血細辛通草行衛氣甘棗培中土不用參术之補不用薑附之躁燥此厥陰之血四逆與太少不同治而仍不失辛甘發散爲陽之理也

又云此方當是四逆本方加當歸如茯苓四逆之例既名四逆豈得無薑附

四逆湯類　當歸四逆湯

卷三　當歸四逆加吳茱萸生姜湯

閔案此疑亦是存考但下文四逆散亦無薑附又何説耶

當歸四逆加吳茱萸生薑湯內有久寒者　方見厥陰

當歸　甘草　通草各二兩　芍藥　桂枝　細辛各三兩

大棗二十五枚　吳茱萸二升　生薑半斤

右九味以水六升清酒六升和煮取五升去滓分溫五服

黃坤載云前方主經絡之治若其人內有陳久積寒者則厥逆脈細之原不在經絡而在藏府當加吳萸生薑溫寒凝而行陰滯也

柯韻伯云此治厥陰內外兩傷于寒之劑冷結膀胱而少腹痛滿手足厥冷者宜之

又云此本是四逆湯與吳茱萸相合而為偶方也吳萸配附

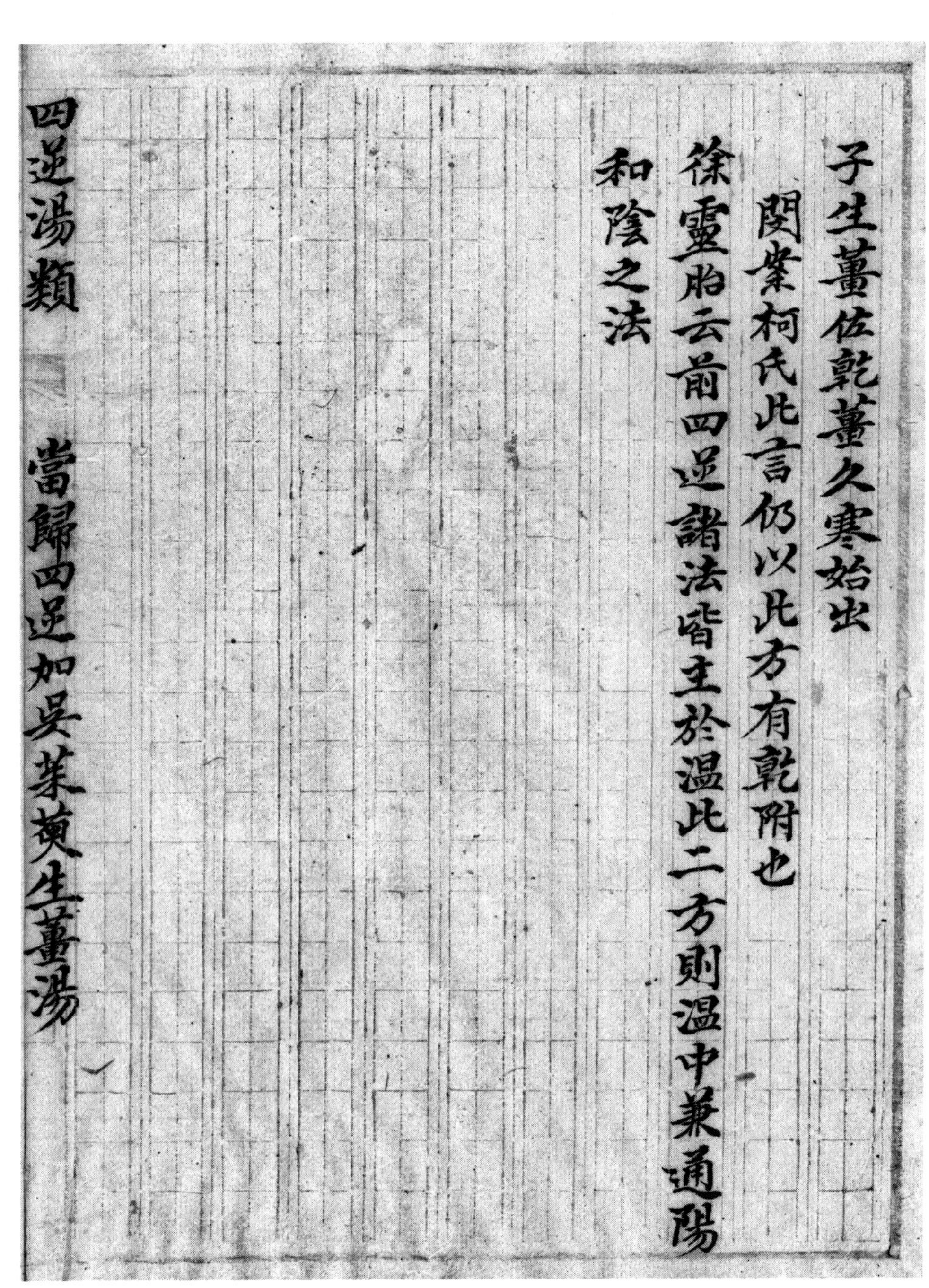

子生薑佐乾薑久寒始出

閔紫柯氏此言仍以此方有乾附也

徐靈胎云前四逆諸法皆主於温此二方則温中兼通陽和陰之法

四逆湯類

當歸四逆加吳茱萸生薑湯

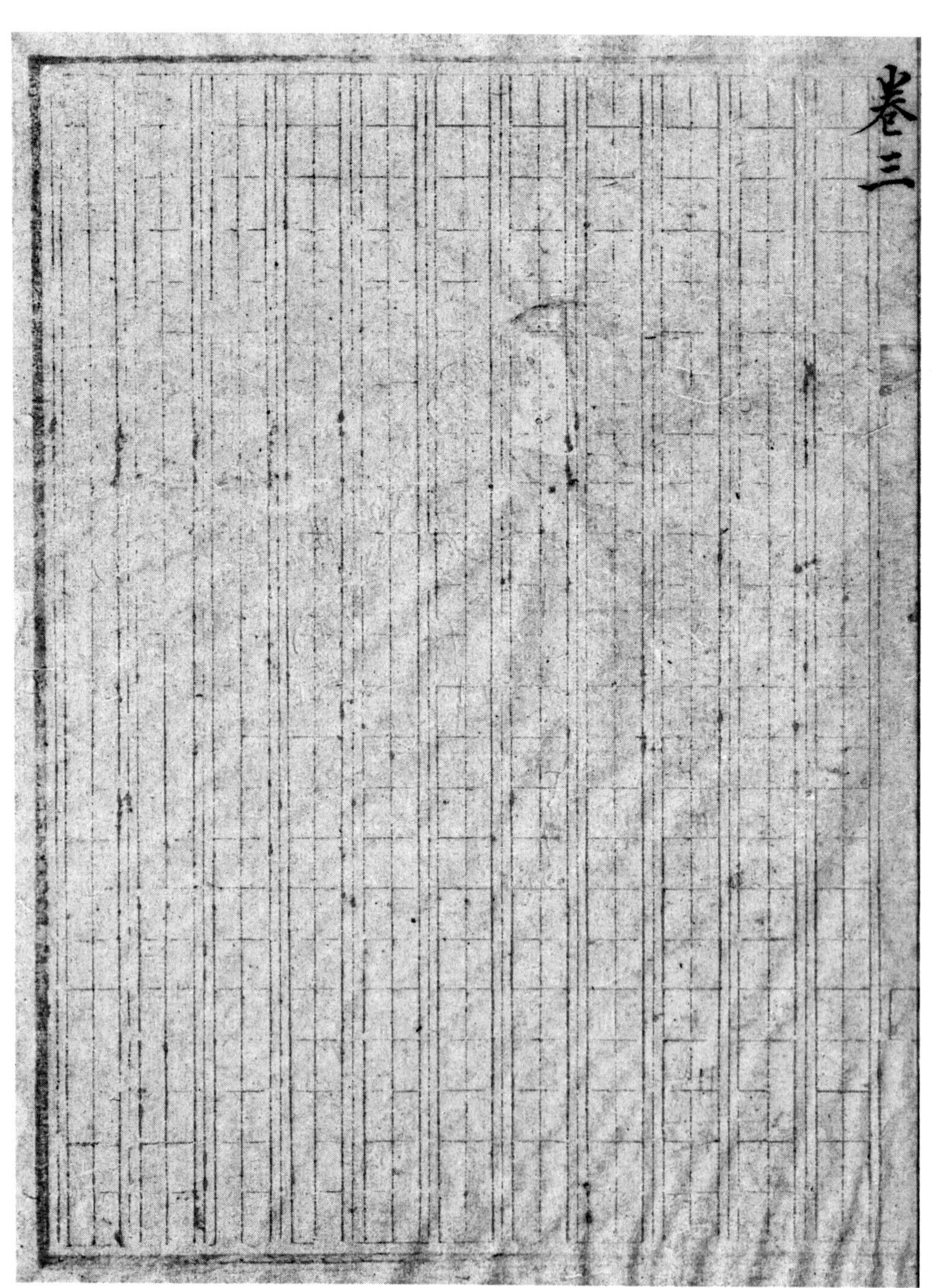

卷三

四逆散 少陰四逆或欬或悸或小便不利或腹中痛或泄利下重

甘草炙　枳實　柴胡　芍藥

右四味各十分擣篩白飲和服方寸匕日三服　欬者加五味子乾薑各五分并主下利　悸者加桂枝五分　小便不利者加茯苓五分　腹中痛者加附子一枚炮令坼泄利下重者先以水五升煮薤白取三升去滓以散方寸匕内湯中煮取一升半分溫再服

黄坤載云甘枳培土泄滯柴芍疏木清風

尤在涇云四逆四肢逆冷也此非熱厥亦太陽初受寒邪未鬱為熱而便入少陰之證少陰為三陰之樞猶少陽為三陽之樞也邪氣居之有可進可退時上時下之

四逆湯類　四逆散

勢故其為病有或欬或悸或小便不利或腹中痛或泄利下重之證夫邪在外者可引而散之在內者可下而去之其在內外之間者則和解而分消之分消者半從外半從內之謂也故用柴胡解之使從外出枳實抑之使從內消而又芍藥清其陰甘草養其陽曰四逆者因所治之病而命之名耳舊謂此為熱深發厥之藥非是夫果熱深發厥之則屬厥應下之之例矣豈此藥所能治哉　制方大意與小柴胡相似四逆之柴胡枳實猶小柴胡之柴胡黃芩也四逆之芍藥甘草猶小柴胡之人參甘草也且枳實兼擅滌飲之長甘芍亦備營衛兩和之任特以病有陰陽故用藥亦分氣血之殊而其輔正逐邪和解表裏則兩方

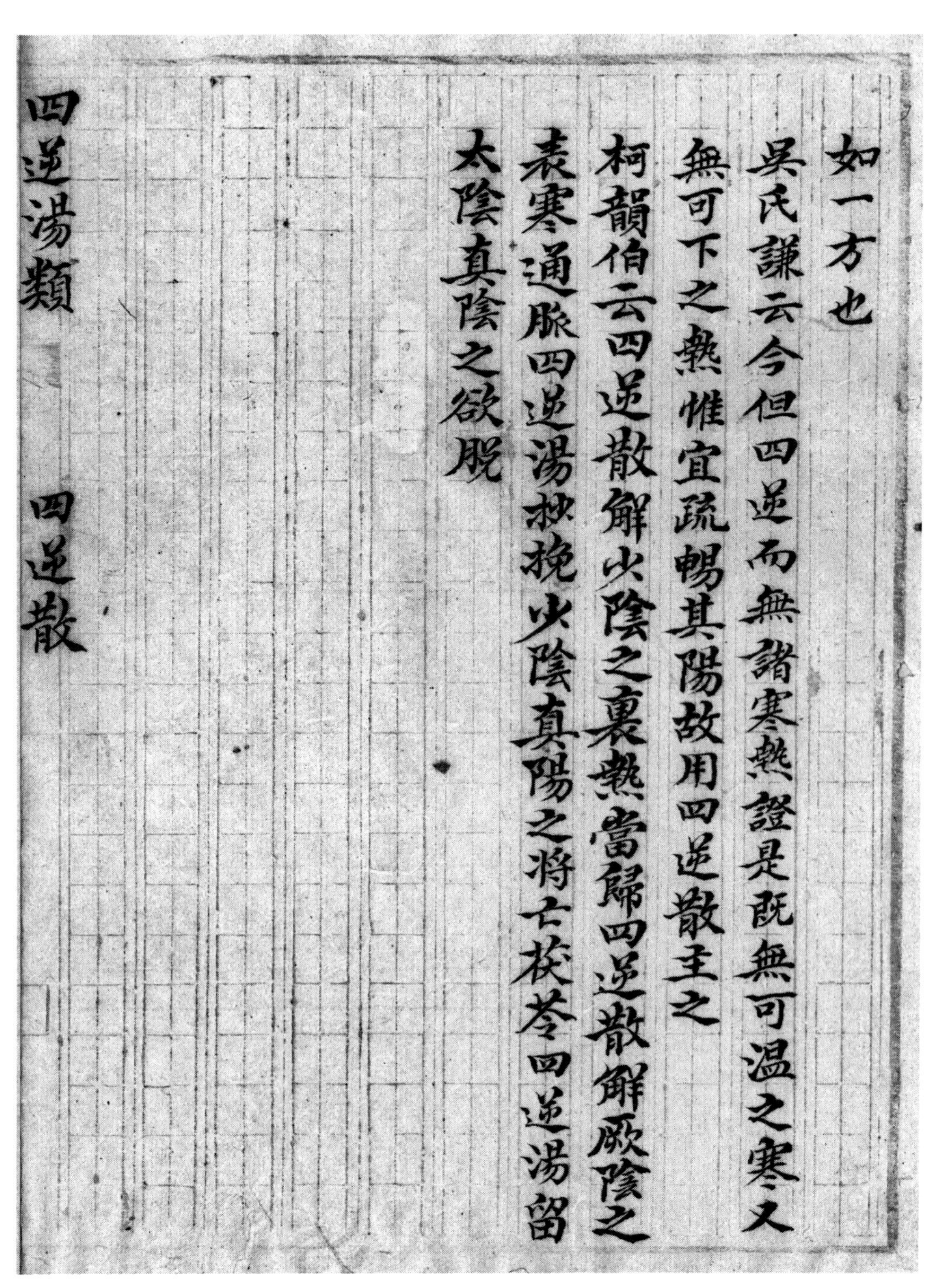
如一方也
吳氏謙云今但四逆而無諸寒熱證是既無可温之寒又無可下之熱惟宜疏暢其陽故用四逆散主之
柯韻伯云四逆散解少陰之裏熱當歸四逆散解厥陰之表寒通脈四逆湯挽少陰真陽之將亡茯苓四逆湯留太陰真陰之欲脱

四逆湯類　四逆散

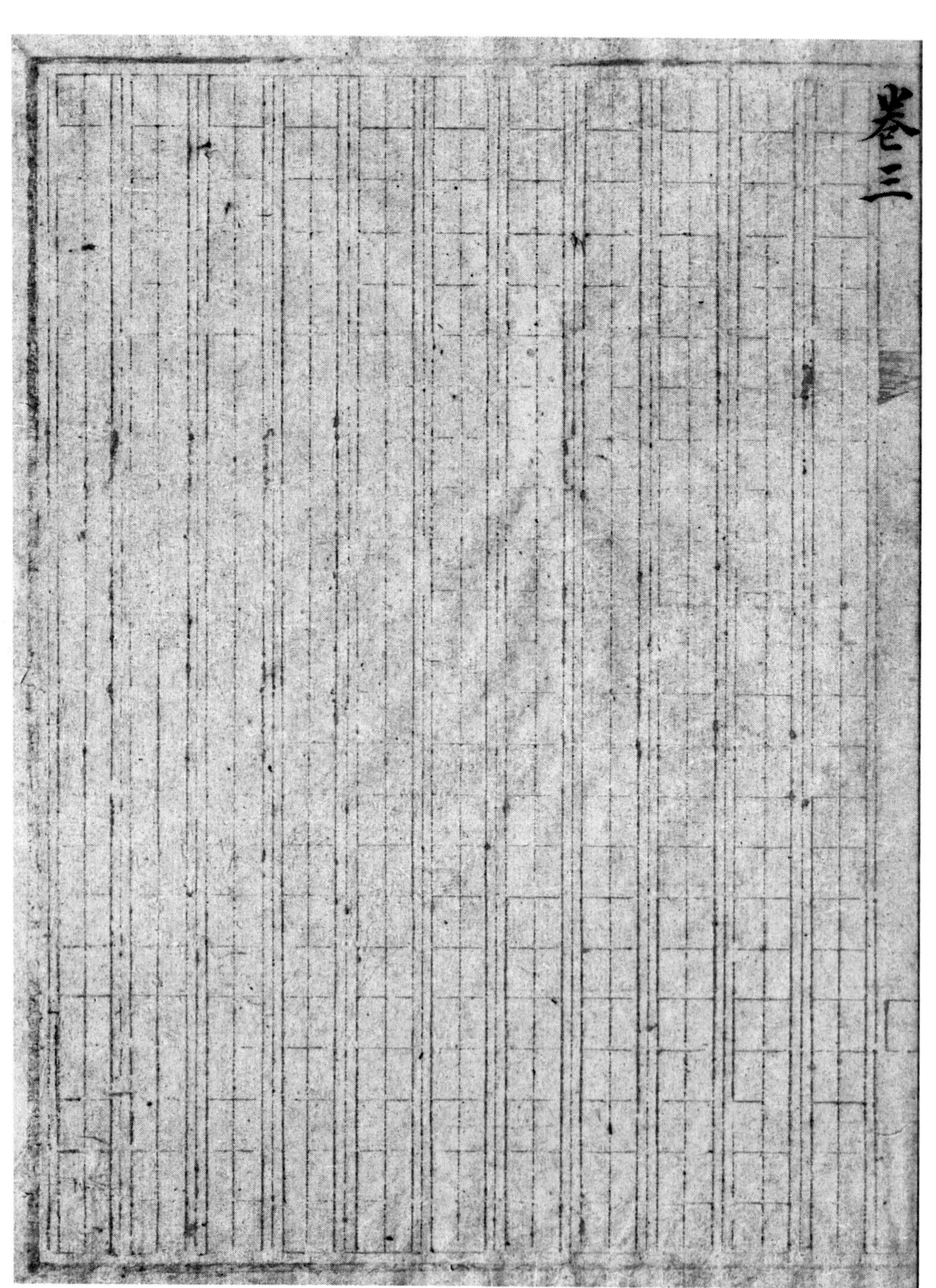
卷三

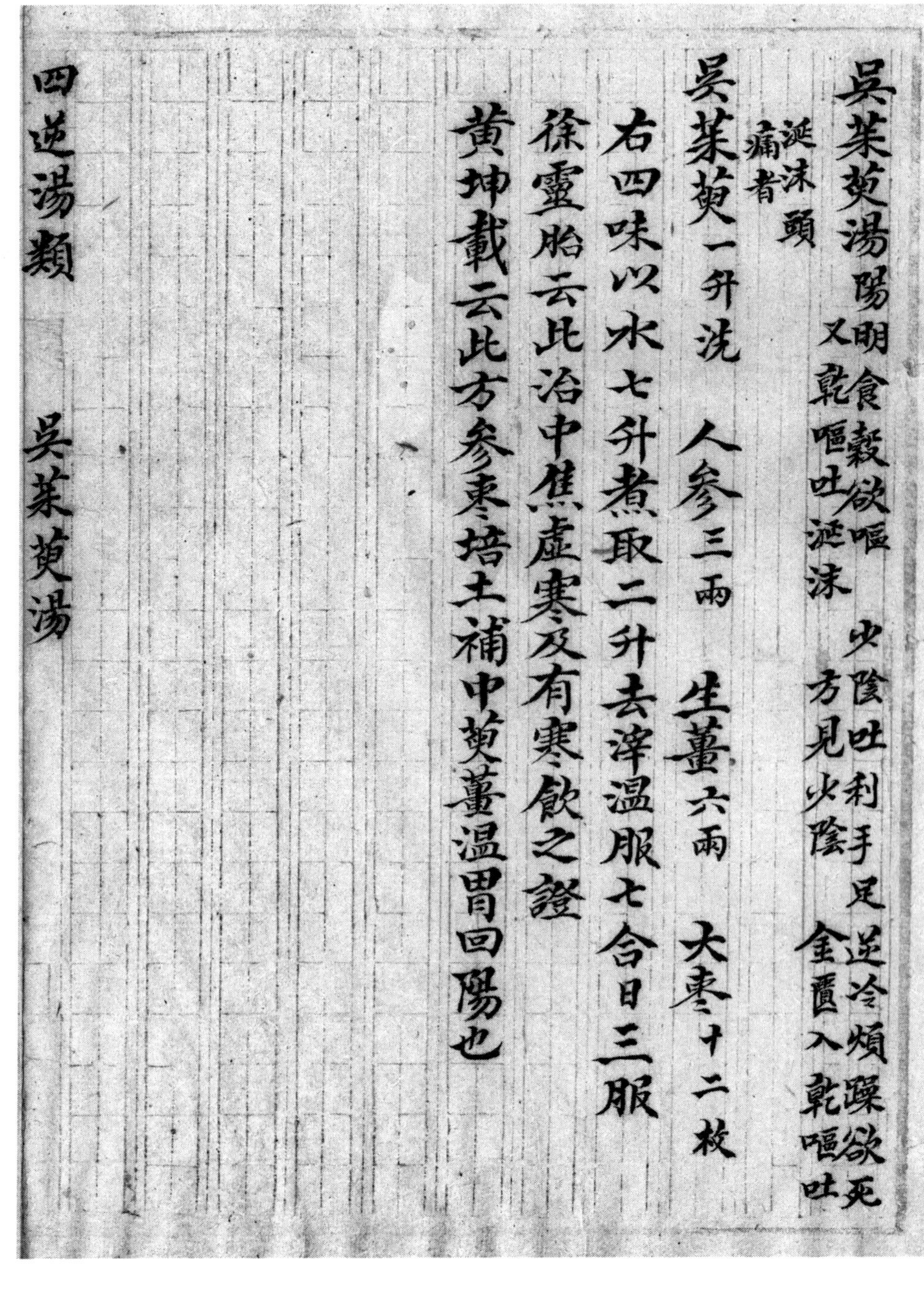

吴茱萸湯 陽明食穀欲嘔 少陰吐利手足逆冷煩躁欲死 又乾嘔吐涎沫 方見少陰 金匱入乾嘔吐涎沫頭痛者

吴茱萸一升洗 人參三兩 生薑六兩 大棗十二枚

右四味以水七升煮取二升去滓溫服七合日三服

徐靈胎云此治中焦虛寒及有寒飲之證

黄坤載云此方參棗培土補中萸薑溫胃回陽也

四逆湯類 吴茱萸湯

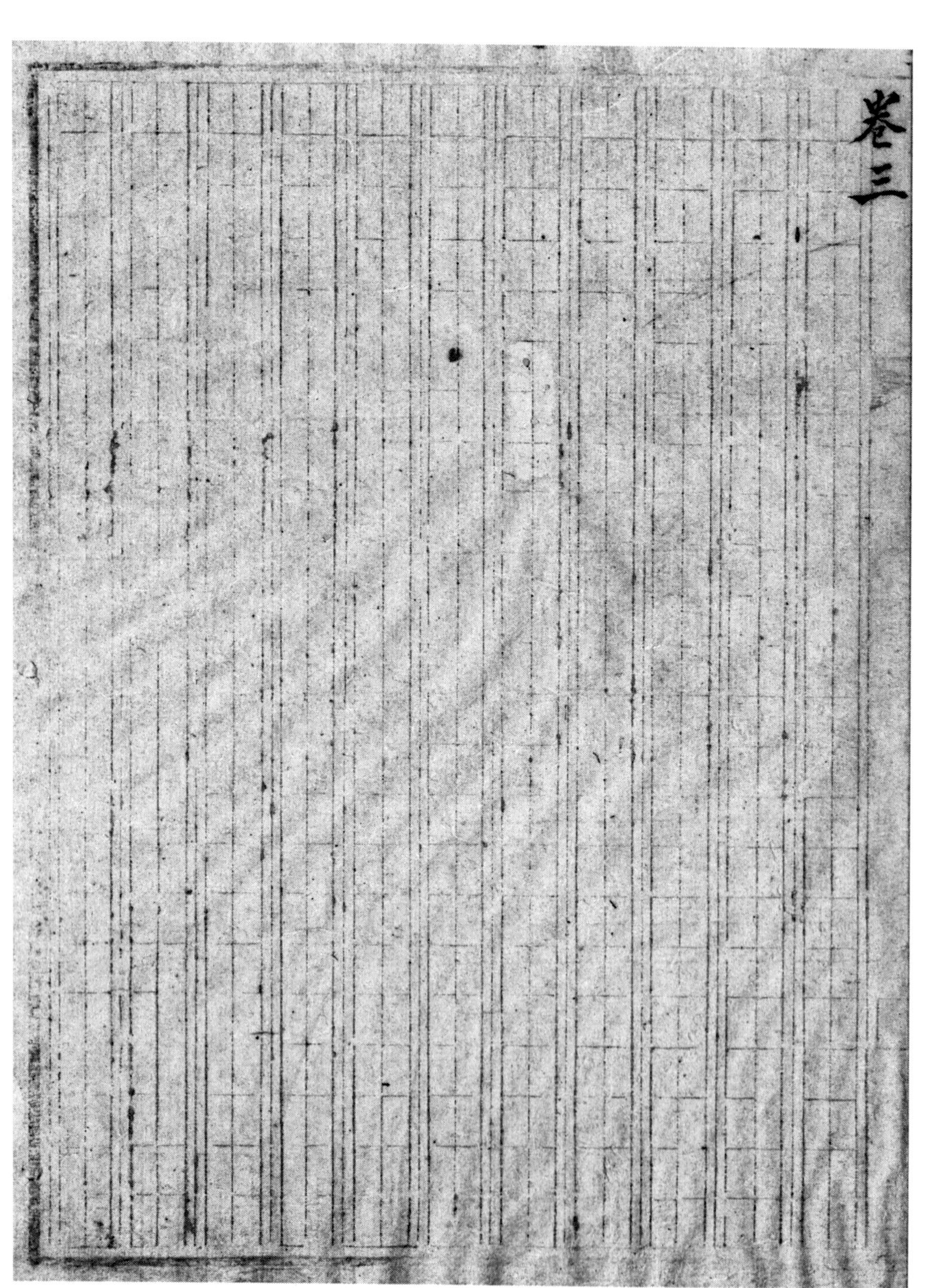
卷三

傷寒百十三方解略卷四

承氣湯類

大承氣湯 陽明病譫語潮熱不能食胃中有燥屎 心中懊憹而煩無表裏證大便難 少陰口燥舌乾及自利清水云云 方見陽明金匱入病痙暍

大黃 四兩酒洗 厚朴 半斤炙去皮 枳實 五枚炙 芒硝 三合

右四味以水一斗先煮厚朴枳實取五升去滓内大黃煮取二升去滓内硝更上微火一兩沸分溫再服得下餘勿服

小承氣湯 陽明病微和胃氣云云

大黃 四兩 厚朴 二兩 枳實 二枚炙

右三味以水四升煮取一升二合去滓分溫三服初服湯

承氣湯類 大承氣湯 小承氣湯

當更衣不爾者盡飲之若更衣者勿服也

調胃承氣湯汗後不惡寒但熱云云

大黃三兩酒浸去皮　甘草二兩炙　芒硝半斤

右二味以水三升煮取一升去滓内芒硝更上火微煮令沸少少溫服之海藏論大承氣去云厚朴去痞枳實泄滿芒硝耎堅大黃泄實必痞滿燥實四證全者方可用之柯韻伯云承氣治陽明實熱地道不通燥屎為患之劑攻積之法必用行氣之藥以主之亢則害承乃制此承氣之所由名也方分大小有二義焉厚朴倍大黃是氣藥為君名大承氣大黃倍厚朴是氣藥為臣名小承氣味多性猛令大泄下因名曰大味寡性緩微和胃氣因名曰小

黄坤載云調胃承氣大承氣之初證也邪不在經而在胃早以調胃承氣調之免後此之用大承氣矣

徐靈胎云小承氣比大承氣去芒硝而朴枳亦減　按芒硝善解結熱之邪大承氣用之解已結之熱邪調胃承氣用之解將結之熱邪其能調胃則全賴甘草也

尤在涇云三方曰大曰小曰調胃各因其制異名耳蓋以硝黃之潤下益以枳朴之推逐則其力頗虎猛故曰大其無芒硝但有枳朴者則下趨之勢緩故曰小其去枳朴之苦辛而加甘草之甘緩則其力尤緩但取調和胃氣使歸于平而已故曰調胃

閔按尤氏釋大小承氣之義後一層同前人而較暢

承氣湯類

調胃承氣湯

卷四　桃核承氣湯

桃核承氣湯太陽病不解熱結膀胱其人如狂以及小腹急結者

桃仁五十枚去皮尖　大黃四兩　甘草二兩　桂枝二兩　芒硝二兩

右五味以水七升煮取二升半去滓內芒硝更上火微沸下火先令溫服五合日三服當微利

黃坤載云此方桂桃通經而破血黃硝下瘀而泄熱甘草保其中氣也

柯韻伯云此方治女子月事不調先期作痛與經閉不行者最佳

尤在涇云此即調胃承氣湯加桃仁桂枝為破瘀逐血之劑此證熱與血結故以大黃之苦寒蕩實除熱為君芒硝之鹹

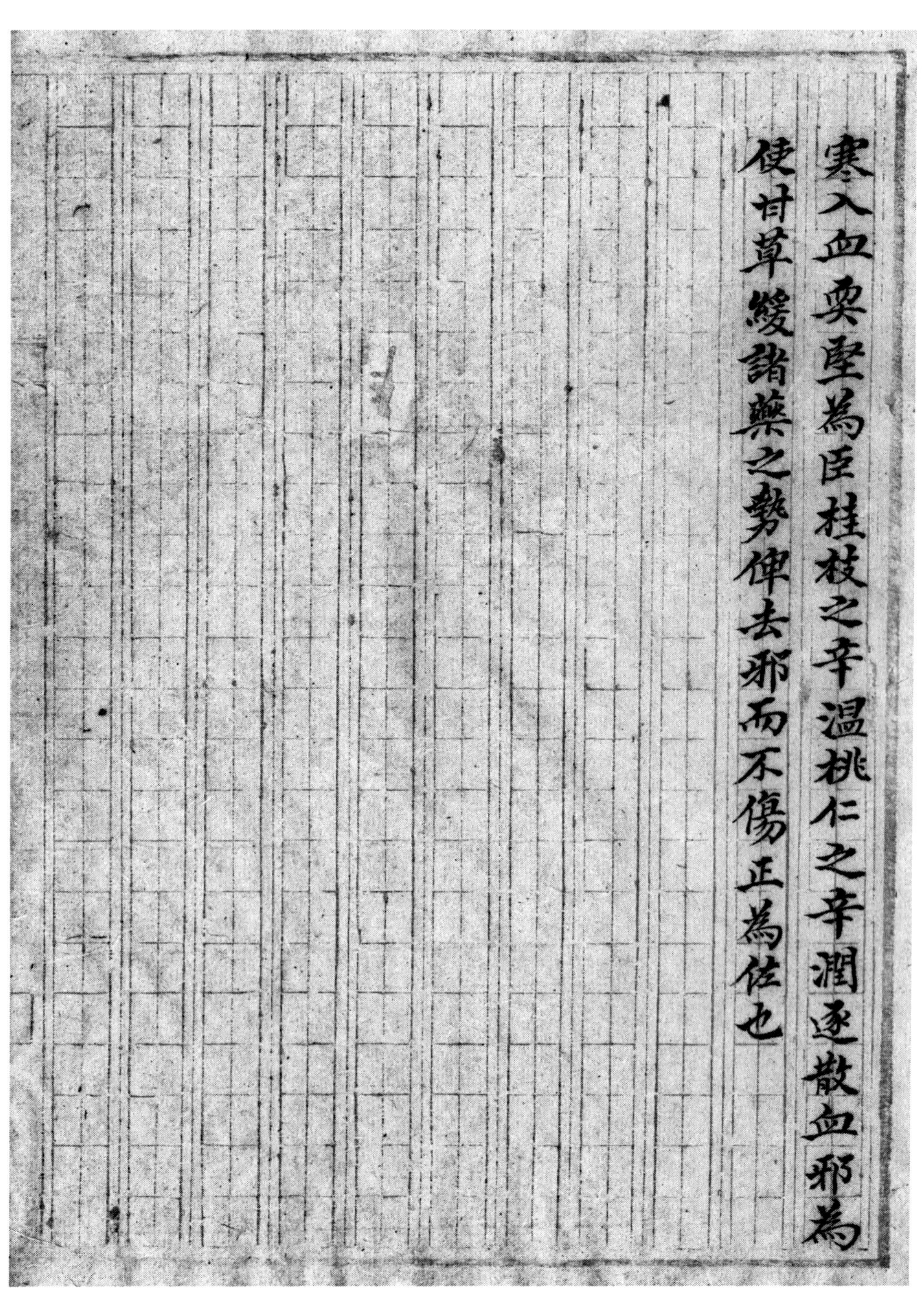

寒入血爽堅爲臣桂枝之辛温桃仁之辛潤逐散血邪爲使甘草緩諸藥之勢俾去邪而不傷正爲佐也

麻仁丸　太陽傳陽明脾約證　方見陽明　金匱入積聚

麻仁二升　芍藥　枳實各半升　大黃　厚朴　杏仁一各升去皮尖熬別研作脂

右六味為末煉蜜和丸如桐子大飲服十丸漸加以知為度

徐靈胎云此即小承氣加芍藥二仁也

柯韻伯云此調胃承氣推陳致新之和劑

朴薑甘夏人參湯　汗後腹脹滿　方見太陽

厚朴半斤去皮炙　生薑　半夏各半斤　甘草二兩　人參一兩

右五味以水一斗煮取三升去滓溫服一升日三服

柯韻伯云此太陰調胃承氣之方也邪氣盛則實故用厚

承氣湯類　麻仁丸　朴薑甘夏人參湯

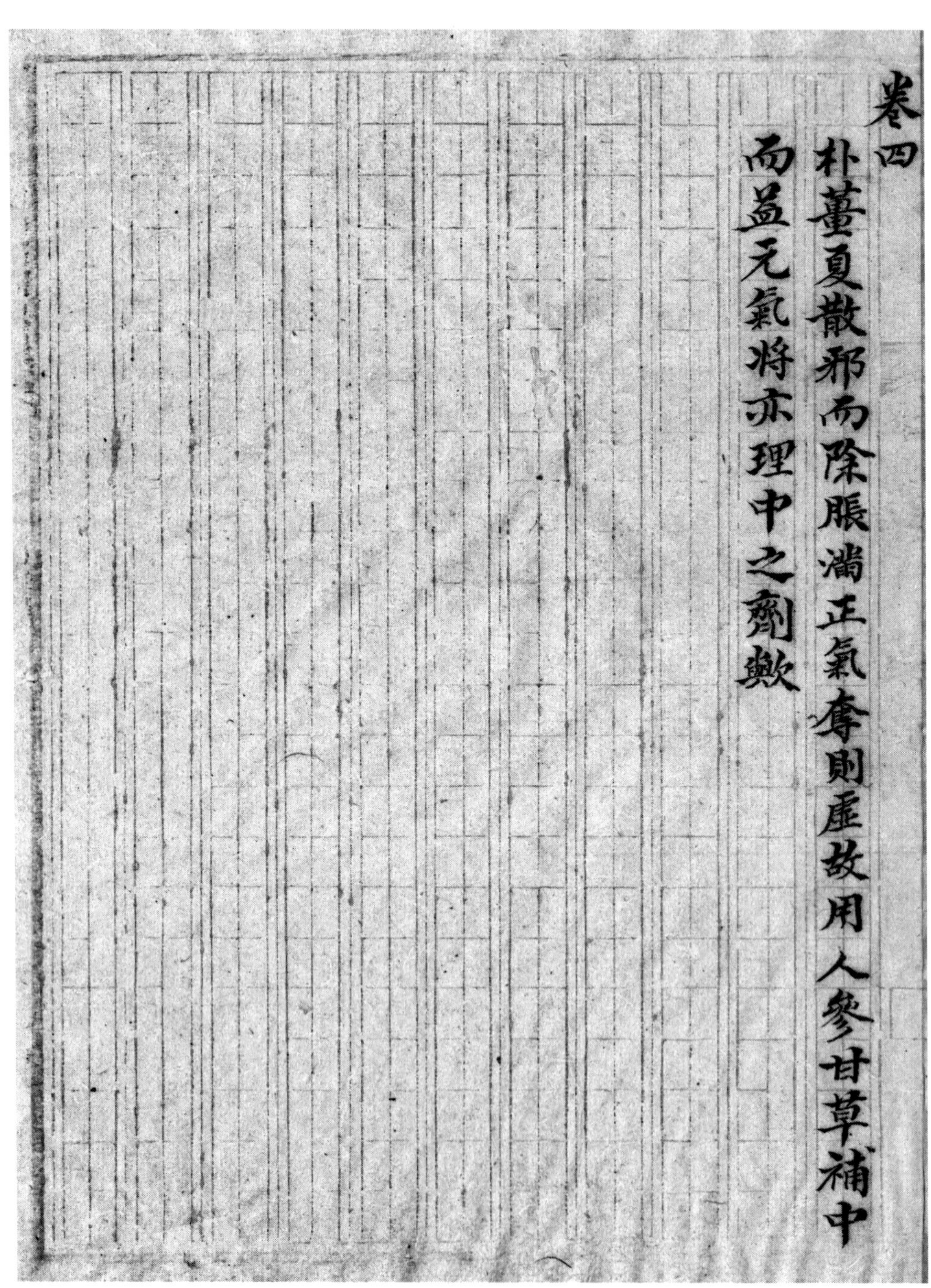

卷四

朴薑夏散邪而除脹滿正氣奪則虚故用人參甘草補中而益元氣將亦理中之劑歟

抵當湯太陽瘀血在裏協熱而便膿血　金匱與下方並入婦人雜病

水蛭三十个熬　䖟蟲三十个熬去翅　大黃四兩酒浸　桃仁三十枚去皮尖

右四味爲末以水五升煮取三升去滓温服一升不下再服

抵當丸傷寒有熱少腹滿應小便不利今反利者爲有血也當下之方見太陽

水蛭二十个　䖟蟲二十五个　大黃三兩　桃仁二十枚去皮尖

右四味杵分爲四丸以水一升煮一丸取七合服之晬時當下血若不下者更服

徐靈胎云此亦熱結膀胱之治桃仁承氣乃治瘀血將結之時抵當乃治瘀血已結之後也

尤在涇云後方與前方大同而變湯爲丸未詳何謂考其

承氣湯類　抵當湯　抵當丸

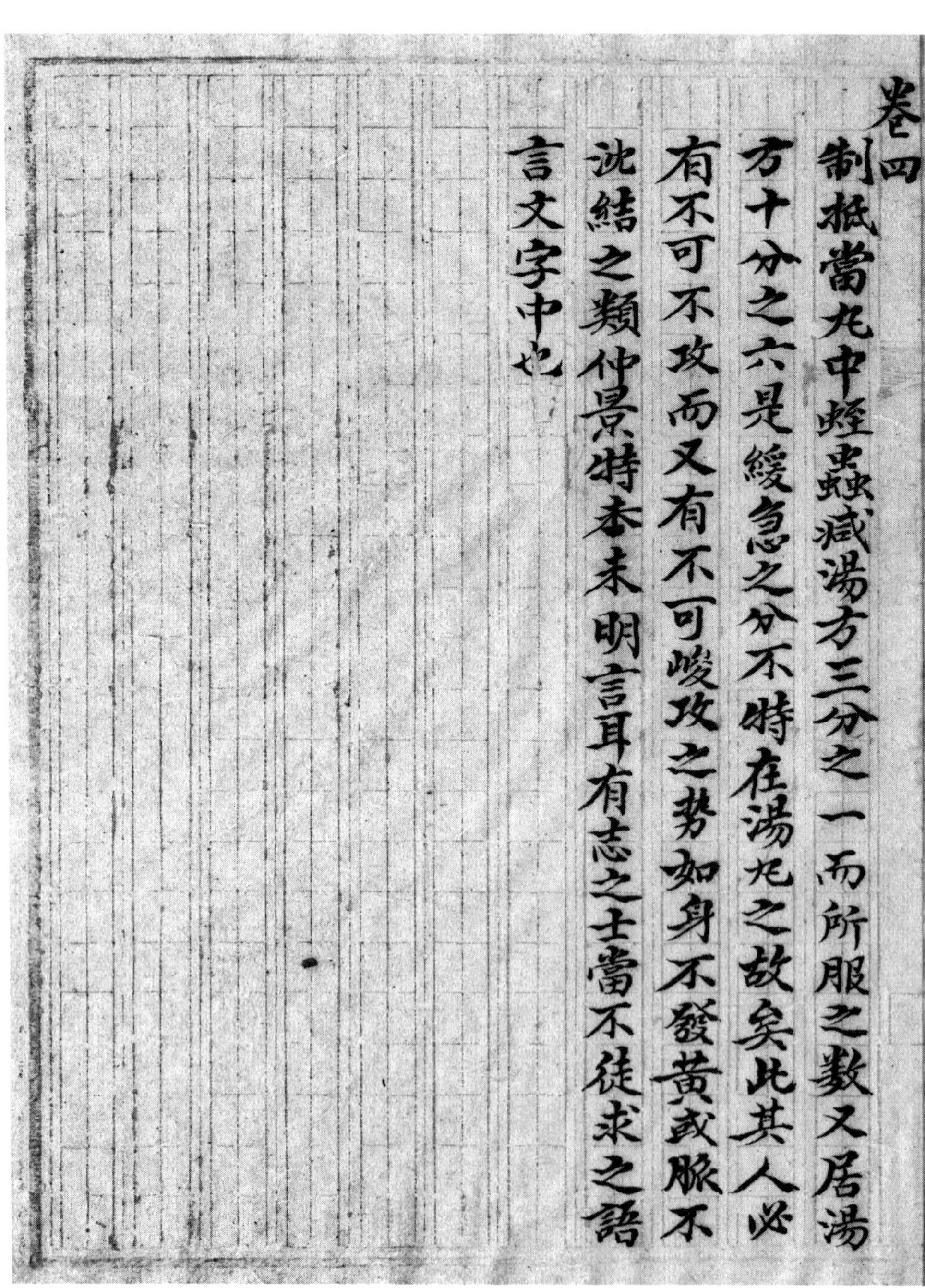
卷四

制柢當丸中蝱蟲䗪蟲湯方三分之一而所服之數又居湯方十分之六是緩急之分不特在湯丸之故矣此其人必有不可不攻而又有不可峻攻之勢如身不發黃或脉不沈結之類仲景特為未明言耳有志之士當不徒求之語言文字中也

陷胸湯類

大陷胸湯太陽結胸證

大黃六兩去皮　芒硝一升　甘遂一錢匕

右三味以水六升先煮大黃取二升去滓内芒硝煮一兩沸内甘遂末温服一升得快利止後服

大陷胸丸同上

大黃半斤　葶藶子熬　芒硝　杏仁各半升去皮尖熬黑

右四味擣篩二味内杏仁芒硝合研如脂和散取如彈丸一枚別擣甘遂末一錢匕白蜜二合水二升煮取一升温頓服之一宿乃下如不下更服取下為效

方中行云　此湯平邪蕩寇將軍之職也以大黃為君鹹能

陷胸湯類　大陷胸湯　大陷胸丸

卷四

奥堅以芒硝為臣澈上澈下破結逐水以甘遂為佐惟大實者為合法如虛人或脉浮者不可輕試

柯韻伯云二方比大承氣更峻治水腫痢疾初起者甚捷然必視人之壯實者施之如平素虛弱或病後不任攻伐者當念虛虛之禍

尤在涇云大陷胸與大承氣其用有心下與胃中之分大承氣專主腸中燥糞大陷胸并主心下水氣一則藉枳朴推逐之力一則用甘遂破飲之長且大承氣先煮枳朴後內大黄大陷胸先煮大黄後内諸藥治上者制宜緩治下者制宜急而大黄生則行速熟則行遲盖即一物其用又不同如此

黄坤載云大陷胸證表陽即陷而經邪未解是宜內清胸膈之熱外解皮毛之邪使上鬱之裏熱自裏散內陷之表陽還從表出仲景用大陷胸湯但泄上焦溼熱而不用表藥是救急之法此處尚可變通愚意用石膏甘遂枳實麻黄雙解表裏得仲景法外之意矣　程氏曰結胸證只枳實理中丸甚效欲破其結而耎其堅則黄芩苦蔞牡蠣爲佳

程郊倩云大柴胡與大陷胸皆能破結大柴胡之破結使表分無留邪大陷胸之破結使裏分無留邪

小陷胸湯太陽小結胸

黄連一兩　半夏半升洗　苦蔞實大者一枚

陷胸湯類　小陷胸湯

右三味以水六升先煮苦蔞內諸藥煮取三升去滓分溫三服

徐靈胎云大承氣所下者燥屎大陷胸所下者蓄水小陷胸所下者為黃涎涎者輕于蓄水而未成水者也審病之精用藥之切如此

魏念庭云痞為陰邪結胸為陽邪而陽邪又有大小之分學者審之凡寒邪雜合之證無大實大熱者俱宜斟酌下法勿孟浪也

白散寒實結胸無熱證者

桔梗三分　貝母三分　巴豆一分去皮煮研如脂

右二味為末內巴豆于臼中杵之以白飲和服強人半錢

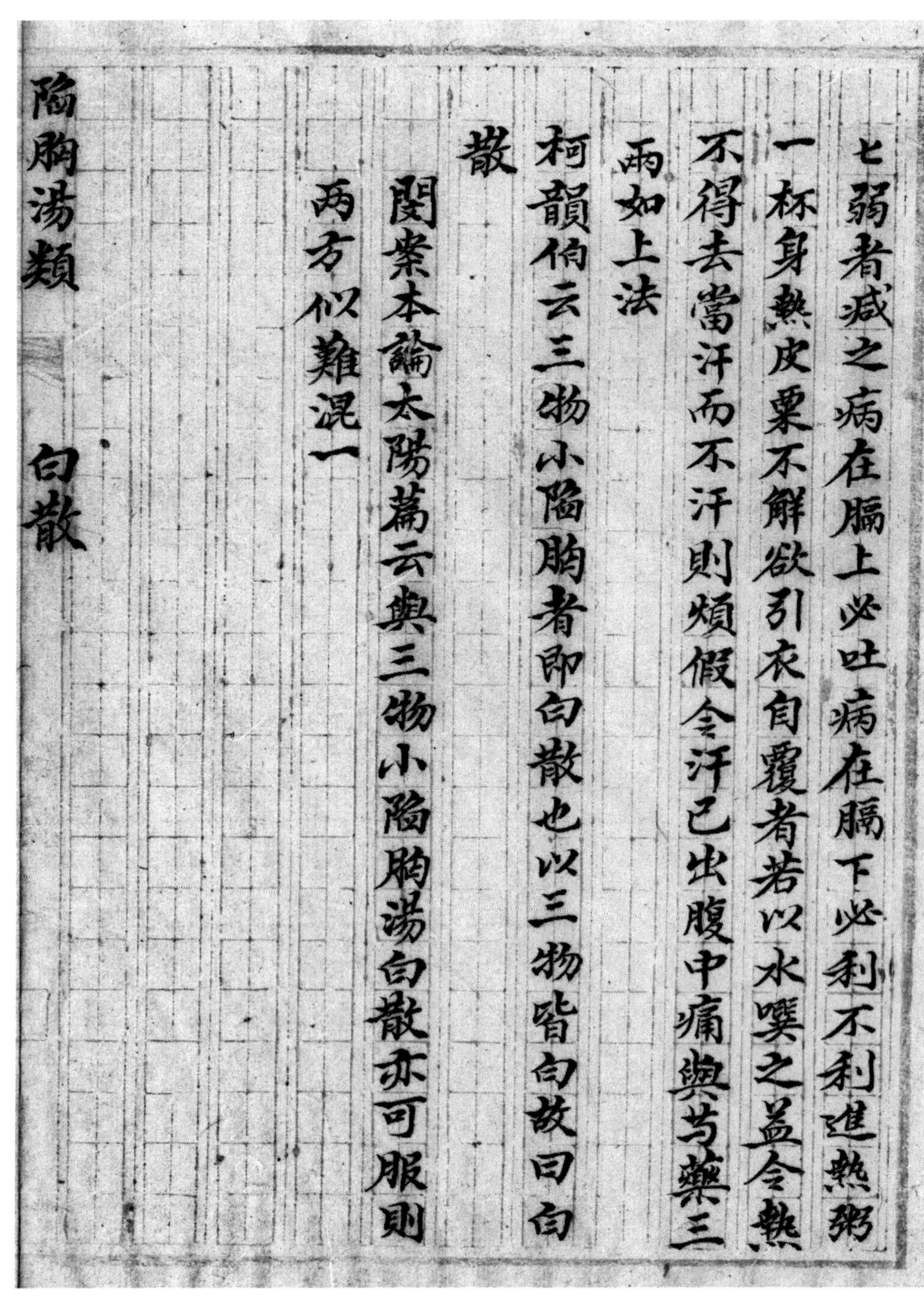

七弱者藏之病在膈上必吐病在膈下必利不利進熱粥一杯身熱皮粟不解欲引衣自覆者若以水潠之益令熱不得去當汗而不汗則煩假令汗已出腹中痛與芍藥三兩如上法

柯韻伯云三物小陷胸者即白散也以三物皆白故曰白散

閱案本論太陽篇云與三物小陷胸湯白散亦可服則兩方似難混一

陷胸湯類　白散

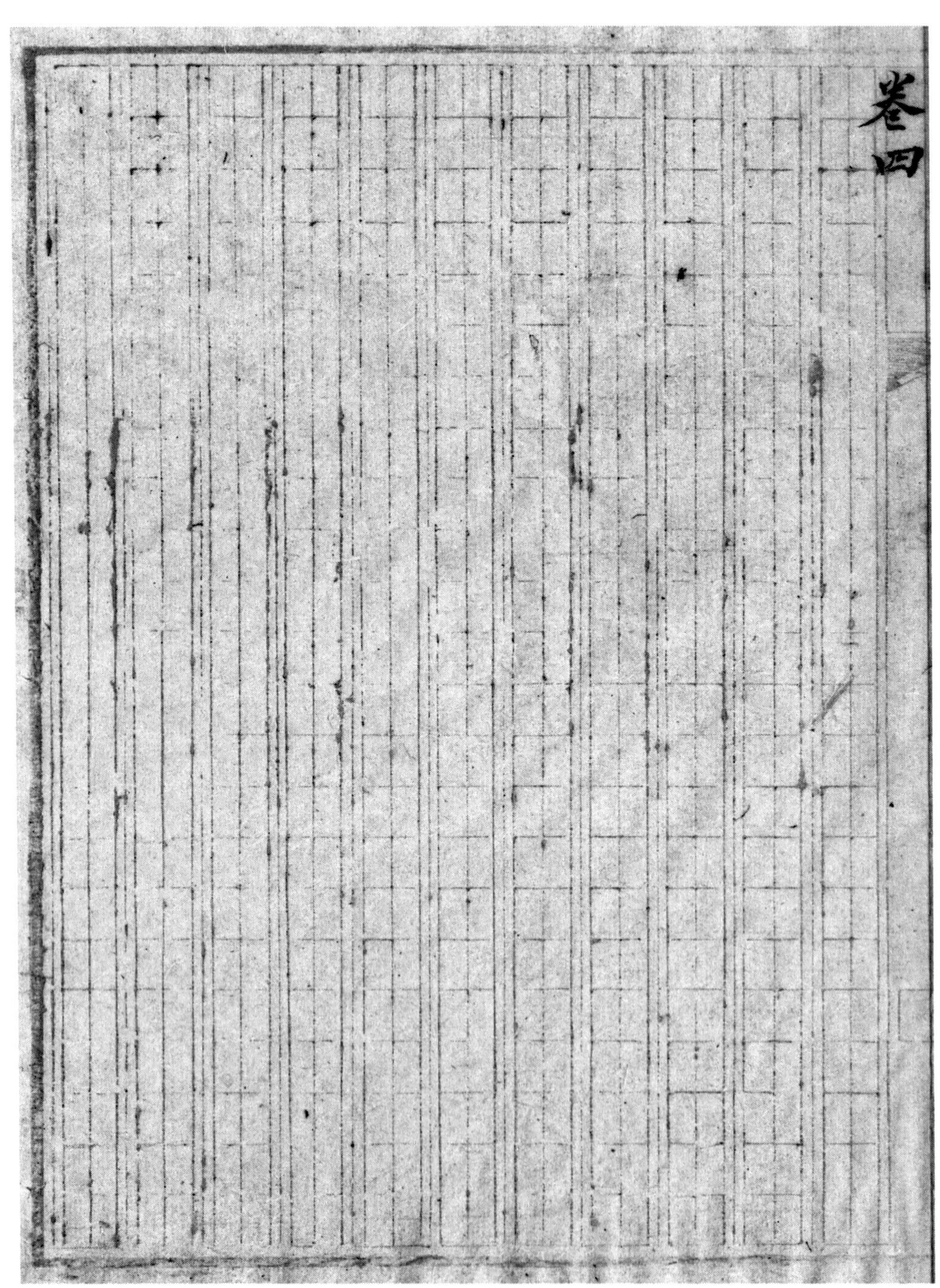
卷四

十棗湯　太陽有蓄飲證　金匱入痰飲

大棗十枚　芫花　甘遂　大戟

右三味等分各搗篩為散以水一升半先煮大棗肥者十枚取八合去滓內諸末強人服一錢匕羸人服半錢平旦温服若下少病不除者明日更服加半錢得快下利後糜粥自養

喻嘉言云此證與結胸頗同但彼邪結于胸其位高此在心下及脇其位卑然必表解乃可攻之亦與攻結胸之戒不殊也　證在胸脇而不在胃胃中津液和經熱耗而蕩滌腸胃之藥無所取矣故取蠲飲逐水于胸脇之間以為下法也

陷胸湯類　十棗湯

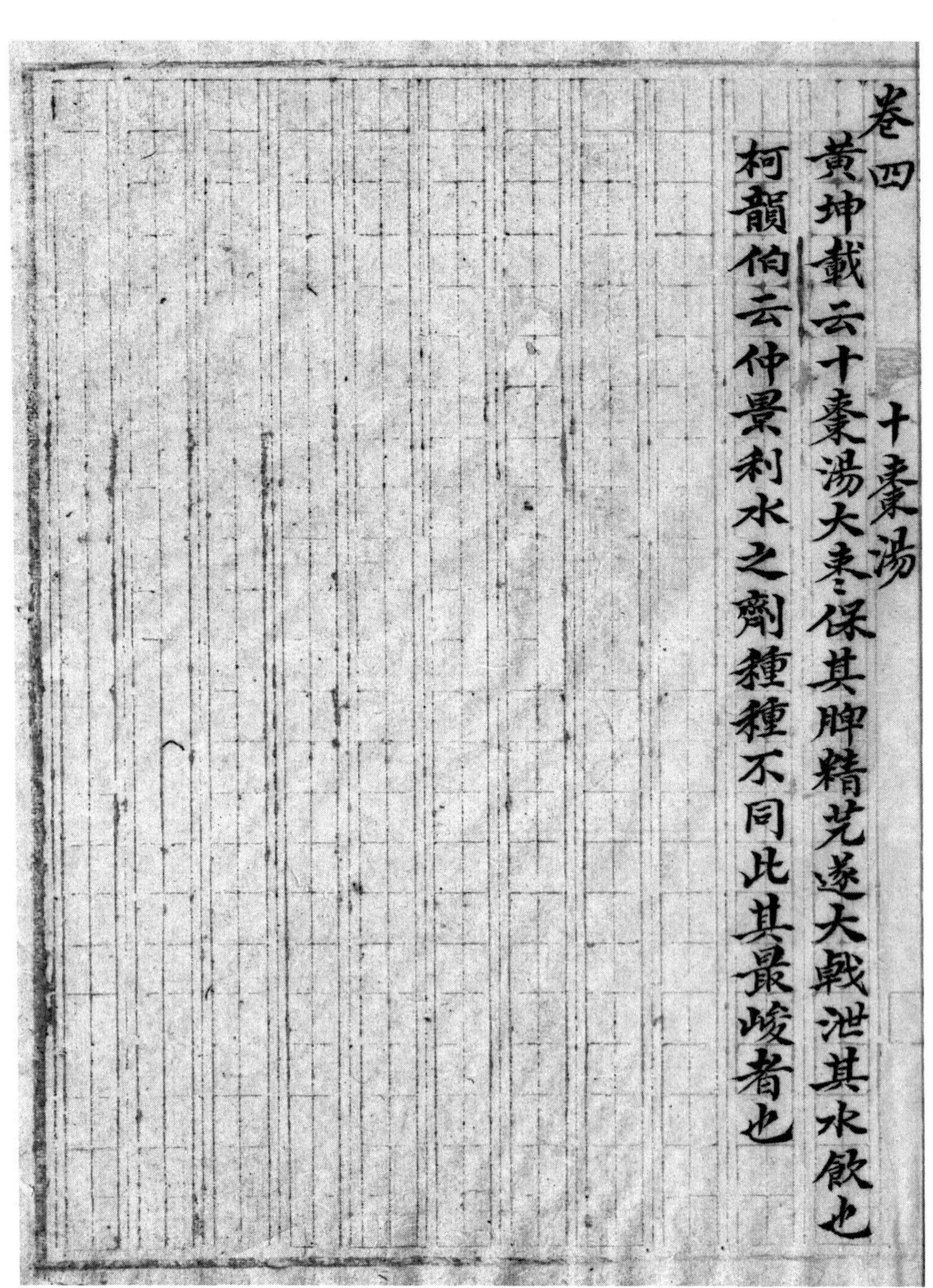

卷四

十棗湯

黄坤載云十棗湯大棗保其脾精芫遂大戟泄其水飲也

柯韻伯云仲景利水之劑種種不同此其最峻者也

瀉心湯類

生薑瀉心湯 脇下有水氣腹中雷鳴下利者 方見太陽

生薑四兩 甘草三兩炙 人參三兩 黃芩三兩 半夏半升 黃連一兩 乾薑一兩 大棗十二枚

右八味以水一斗煮取六升去滓煎取三升溫服一升日三服

徐靈胎云凡瀉心諸法皆已汗已下已吐之餘疾

柯韻伯云此即小柴胡湯去柴胡加乾薑黃連又即黃連湯去桂易芩

案瀉心本名理中黃連人參湯此以病在上焦故名瀉心耳

瀉心湯類 生薑瀉心湯

卷四　　甘草瀉心湯

寒熱之治胃中不和下利之痞焉有不愈者乎

甘草瀉心湯 傷寒中風下利日數十行穀不化腹中雷鳴心下痞鞕云云方見太陽金匱入孤惑

甘草四兩炙 黃芩三兩 乾薑三兩 半夏半升 黃連一兩 大棗十二枚

右六味以水一斗煮取六升去滓再煎取三升溫服一升日三服

徐靈胎云此即上方去人參生薑加甘草一兩

閔案內臺方止去生薑不去人參共七味

尤在涇云生薑瀉心湯甘草瀉心湯二方雖同為治痞之劑而彼意在胃中不和故主生薑以和胃此意在下利不止與客氣上逆故不用人參之增氣而須甘草之安中也

半夏瀉心湯 傷寒心滿而不痛此為痞 方見太陽 金匱入嘔吐

半夏半斤 黃芩三兩 乾薑三兩 甘草三兩炙 人參三兩 黃連一兩 大棗十二枚

右七味以水一斗煮取六升去滓再煎取三升溫服一升日三服

王又原云此即小柴胡湯以乾薑易生薑以黃連易柴胡耳小柴胡以和表裏此以徹上下而必推半夏為君者痞從嘔得來辛以破結主病之藥也

徐靈胎云以上三瀉心之藥大半本于柴胡湯故其所治之證多與柴胡證相同而加治虛治痞之藥耳

沈亮宸云半夏瀉心甘草瀉心皆下後傷氣之過也生薑

卷四　大黄黄連瀉心湯　附子瀉心湯

瀉心因于飲食大黄瀉心因于内熱附子瀉心因于外寒

證既不同藥亦各異

大黄黄連瀉心湯　傷寒誤發汗心下痞　金匱入吐衄　方見太陽

大黄二兩　黄連一兩

右二味以麻沸湯二升漬之須臾絞去滓分温再服

徐靈胎云此法最奇不取煎而取泡欲其輕揚清淡以滌上焦之邪

尤在涇潛居錄云此方用二黄而不用枳朴者盖以泄熱非以蕩實也

吴氏謙云觀其以麻沸湯漬二物絞去滓是取其氣味俱薄不大瀉下雖曰攻痞而用功之妙不可思議

黃連湯 傷寒胸中有熱胃中有邪腹中痛欲嘔吐者（方見太陽）

黃連三兩 甘草三兩炙 乾薑三兩 桂枝 人參二兩

半夏半升 大棗十二枚

右七味以水一斗煮取六升去滓溫服一升日三夜二服

徐靈胎云此方即半夏瀉心湯去黃芩加桂枝 諸瀉心之法皆治心胃閒寒熱不調全屬裏證此方以黃芩易桂枝去瀉心之名而曰黃連湯乃表邪尚有一分未盡胃中邪氣尚當外達故加桂枝一味以和表裏則意無不到矣

柯韻伯云此證在太陰少陰之閒此方兼瀉心理中之劑

此亦柴胡加減方也表無熱腹中有痛故不用柴芩

此又與瀉心湯大同而不名瀉心者以胸中素有之熱而

瀉心湯類 黃連湯

卷四　黄連阿膠湯　薑連芩參湯

非寒熱相結於心下也看其君臣更換處大有分寸

黄連阿膠湯少陰心煩不得卧

黄連四两　黄芩一两　芍藥二两　阿膠三两　雞子黄二枚

右五味以水六升煮三物取二升去滓内膠烊盡小冷内雞子黄攪令相得温服七合日三服

柯韻伯云此少陰之瀉心湯也凡瀉心必藉芩連導引而此方主少陰心煩不得卧既不得用參甘助陽亦不得用大黄傷胃故以雞黄阿膠合芩連芍藥為降火歸原之劑

乾薑黄連黄芩人參湯寒格更逆吐下　方見霍亂

乾薑　黄連　黄芩　人參各三两

附子瀉心湯心下痞而惡寒汗出者　方見太陽

附子一枚去皮別煮取汁　大黃二兩酒浸　黃連一兩炒　黃芩一兩炒

右四味以麻沸湯二升漬之須臾絞去滓内附子汁分温再服

許叔微云此方後人添入黃芩非也黃連瀉心氣大黃引之下泄惡寒則加附子故無黃芩也

閔案許說亦是但自成無已本以來並有之當存疑也

徐靈胎云此法又精附子用煎三味用泡扶陽欲其熱而性重開痞欲其生而性輕也

柯韻伯云仲景瀉心無定法正氣奪則為虛痞雜用甘補辛散苦泄寒温之品以和之邪氣盛則為實痞則大寒大

瀉心湯類　附子瀉心湯

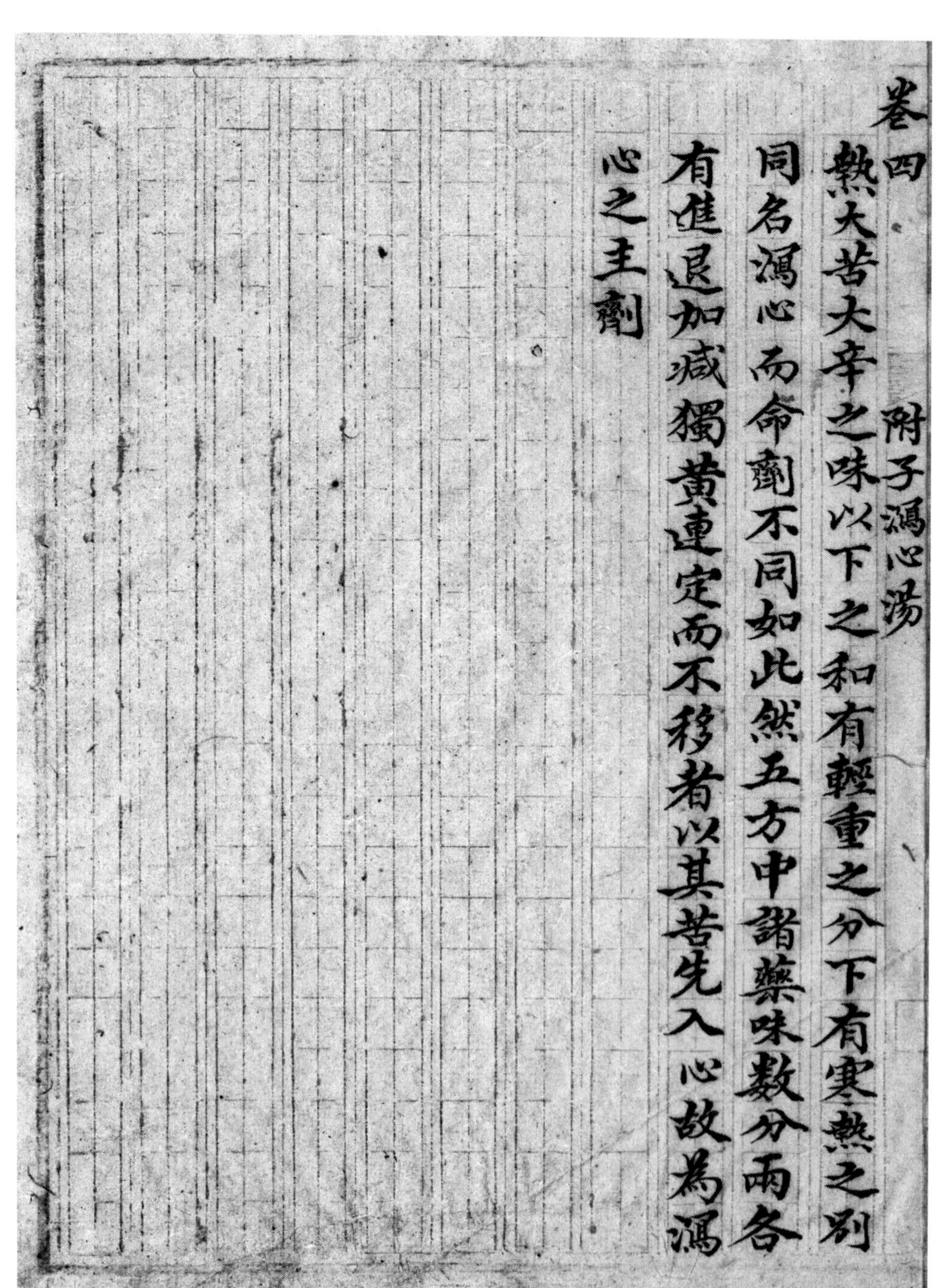

卷四　附子瀉心湯

熱大苦大辛之味以下之和有輕重之分下有寒熱之别同名瀉心而命劑不同如此然五方中諸藥味數分兩各有進退加減獨黄連定而不移者以其苦先入心故爲瀉心之主劑

右四味以水六升煮取二升去滓分温再服

柯韻伯云此治寒邪格熱于上焦也雖不痞鞕而病本于心故用瀉心之半然而不名瀉心者以瀉心湯專爲痞鞕之法耳要知寒熱相結于心下而成痞鞕寒熱相阻于心下而成格逆源同而流異也

魏念庭云格逆吐下法當急温其中薑參爲升陽之品連芩爲降陰之品一方而升陽降陰温中治逆數善備焉矣

瀉心湯類

薑連芩參湯

卷四

旋復代赭石湯汗吐下後心下痞鞕噫氣不除　方見太陽

旋復花三兩　人參二兩　生薑五兩　甘草三兩炙　半夏半升　代赭石一兩　大棗十二枚

右七味以水一斗煮取六升去滓再煎取三升溫服一升日三服

柯韻伯云生薑瀉心去芩連乾薑加旋復代赭也此乃瀉心之變劑以心虛不可復瀉心故去芩連乾薑苦寒辛熱之品　旋復半夏作湯調代赭末治頑痰結于胸膈或涎沫上涌者最佳挾虛者加人參甚效徐

徐靈胎云此乃病已向愈中有留邪在于心胃之間與前諸瀉心法大約相近本草云旋復治結氣脇下滿代赭治

瀉心湯類　旋復代赭湯

卷四　　旋復代赭湯

腹中邪毒氣如此二物以治噫餘則散痞補虛之法也

俞麟洲云此即生薑瀉心湯之變法也二條皆有心下痞鞕句而生薑瀉心湯重在水氣下趨而作利旋復代赭湯重在胃虛挾飲木氣上逆而作噫取治水氣下趨而利者必用生薑以散水胃虛挾飲而噫者必用赭石以鎮逆二條對勘益見仲景製方之妙

羅天益云仲景治少陰水氣上凌用真武湯鎮之治下焦滑脫不守用赤石脂禹餘糧方固之　治胃氣虛而失升降復用此法理之則胸中轉否爲泰其爲歸元固下之法各極其妙如此

黄芩湯太少陽合病自下利　方見太陽

黄芩三兩　甘草炙　芍藥各二兩　大棗十二枚

右四味以水一斗煮取三升去滓温服一升日再夜一服

柯韻伯云此小柴胡加減方也熱不在半表已入半裏故以黄芩主之雖非胃實亦非胃虚故不須人參補中也

黄芩加半夏生薑湯太少陽合病自下利而嘔者　方見太陽　金匱入嘔吐

于黄芩湯方内加半夏半升生薑三兩煮取服同前法

程郊倩云此證寒熱俱有校之大青龍之寒熱已向近裏一層故其證不見之表裏際而見之上下際陰不得上而腹中痛陽不得降而欲嘔吐此為上下相格閔案陽升陰降此為定理程氏言非是嘗云陰鬱而復痛陽逆而嘔吐則治法亦寒熱並施辛寒易

瀉心湯類　黄芩湯　黄芩加半夏

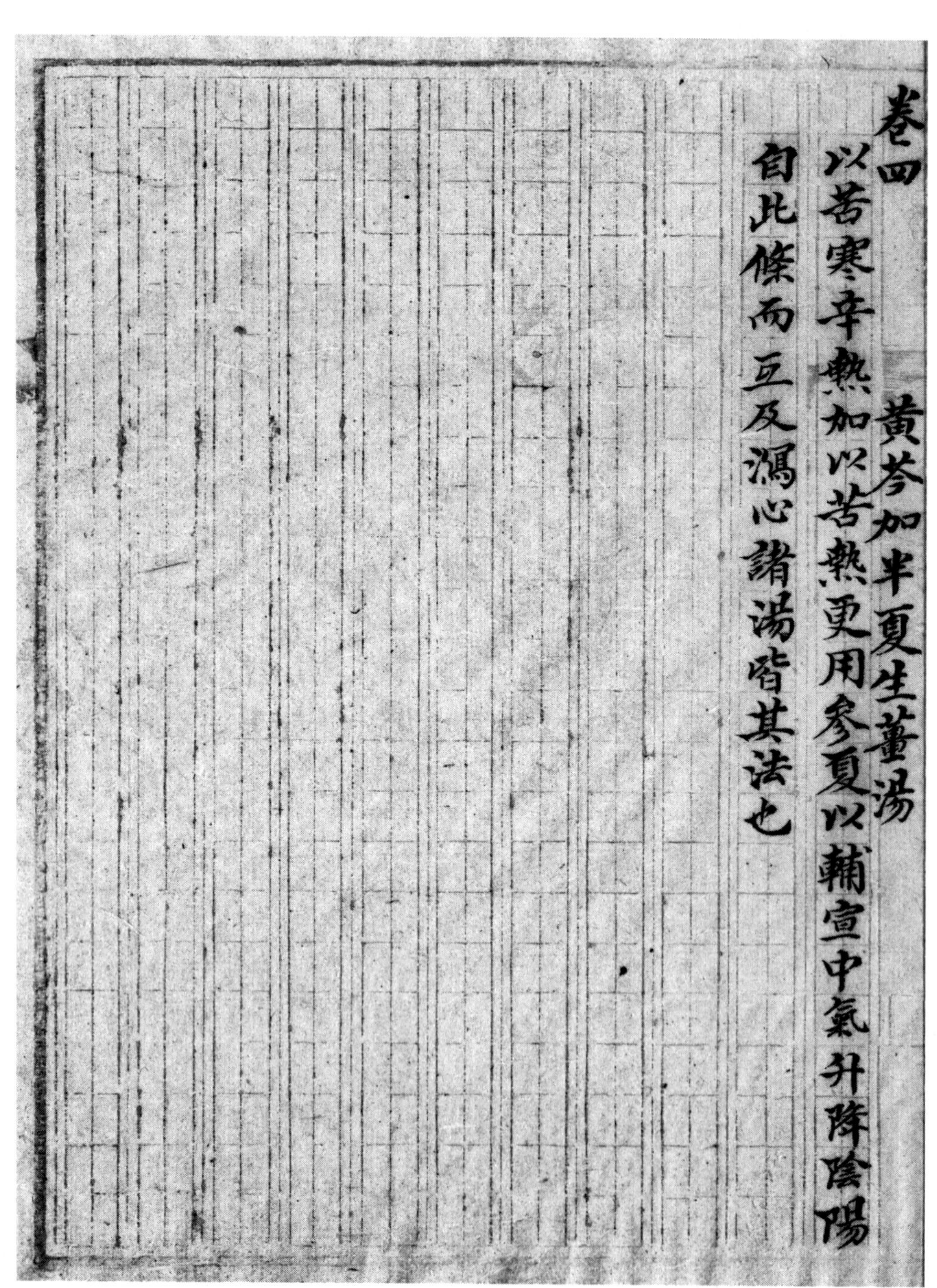

卷四

黄芩加半夏生薑湯

以苦寒辛熱加以苦熱，更用參夏以輔宣中氣，升降陰陽。

自此條而互及瀉心諸湯，皆其法也。

傷寒百十三方解略卷五

五苓散類太陽利水　金匱入痰飲

茯苓十八銖　猪苓十八銖　澤瀉一兩六銖　白术十八銖　桂枝半兩去皮

右五味爲末以白飲和服方寸匕日三服多飲煖水汗出愈

黄坤載云五苓散桂枝行經而發表白朮燥土而生津二苓澤瀉行水而泄溼多服煖水蒸泄皮毛使宿水亦從汗散表裏皆愈矣　太陽表證未解而裏有水氣小青龍五苓散皆解表泄水之劑而小青龍之表藥用麻黄五苓散之表用桂枝其裏水則同而表證之風寒則異也小青龍

卷五　五苓散　茯苓甘草湯

但用麻黄以泄水其于大便微利者方用芫花小便不利者方用茯苓五苓散則兼用二苓澤瀉泄水以發汗以風家內熱燥渴甚于傷寒是以燥勝其溼則火亦偏旺溼其（勝）燥則水亦偏多其傳陽明而用白虎燥盛者也其傳太陰而用五苓溼盛者也傷寒多傳太陰病水者固眾中風多傳陽明病水者亦鮮此燥證之所以少而溼證之所以多也

茯苓甘草湯傷寒汗出不渴者　方見太陽

茯苓二兩　桂枝二兩去皮　甘草一兩炙　生薑三兩

右四味以水四升煮取二升分溫三服

吳氏謙云是方乃仿桂枝五苓二方之義小制其法也桂

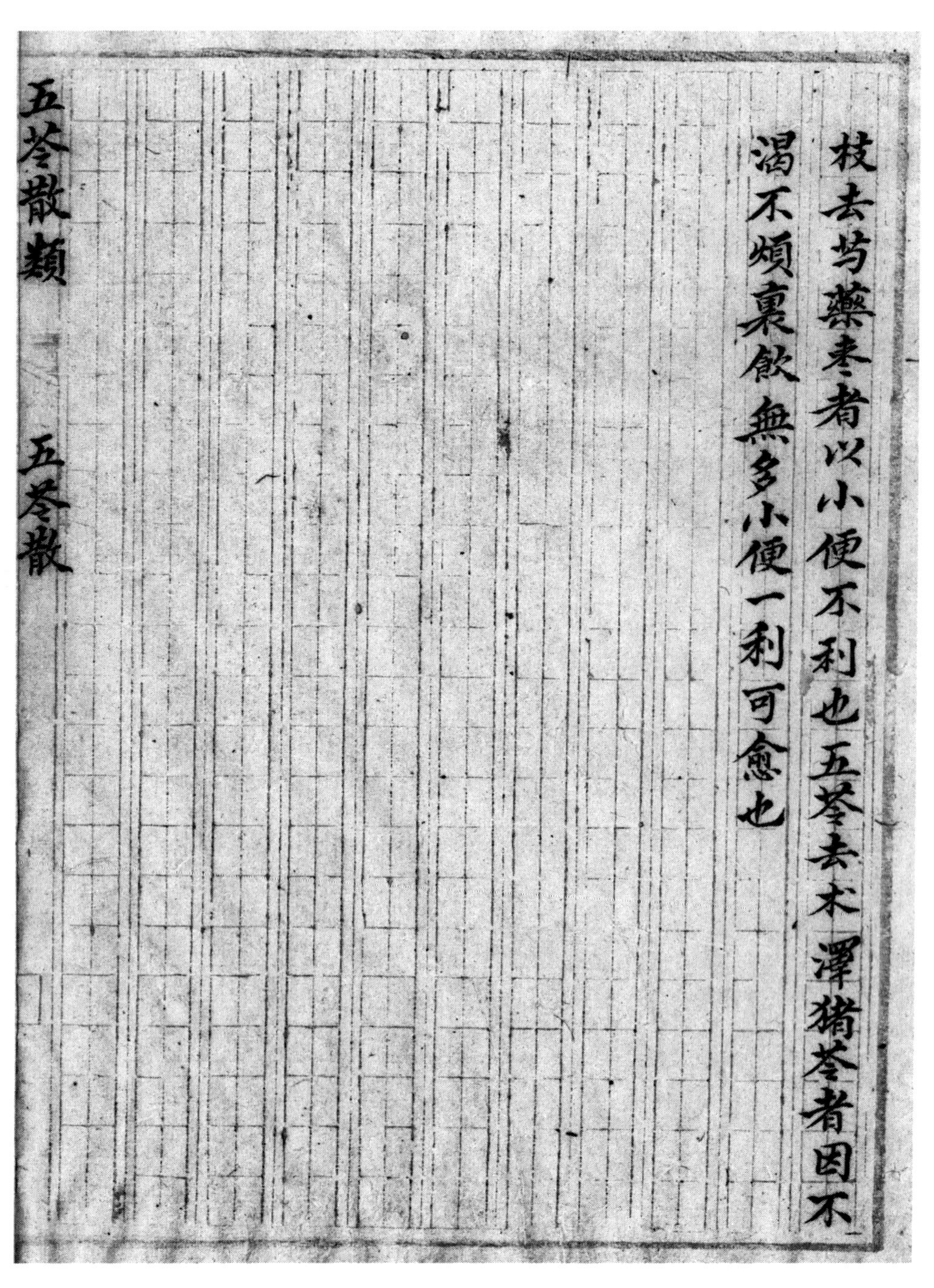

枝去芍藥棗者以小便不利也五苓去术澤猪苓者因不渴不煩裏飲無多小便一利可愈也

五苓散類

五苓散

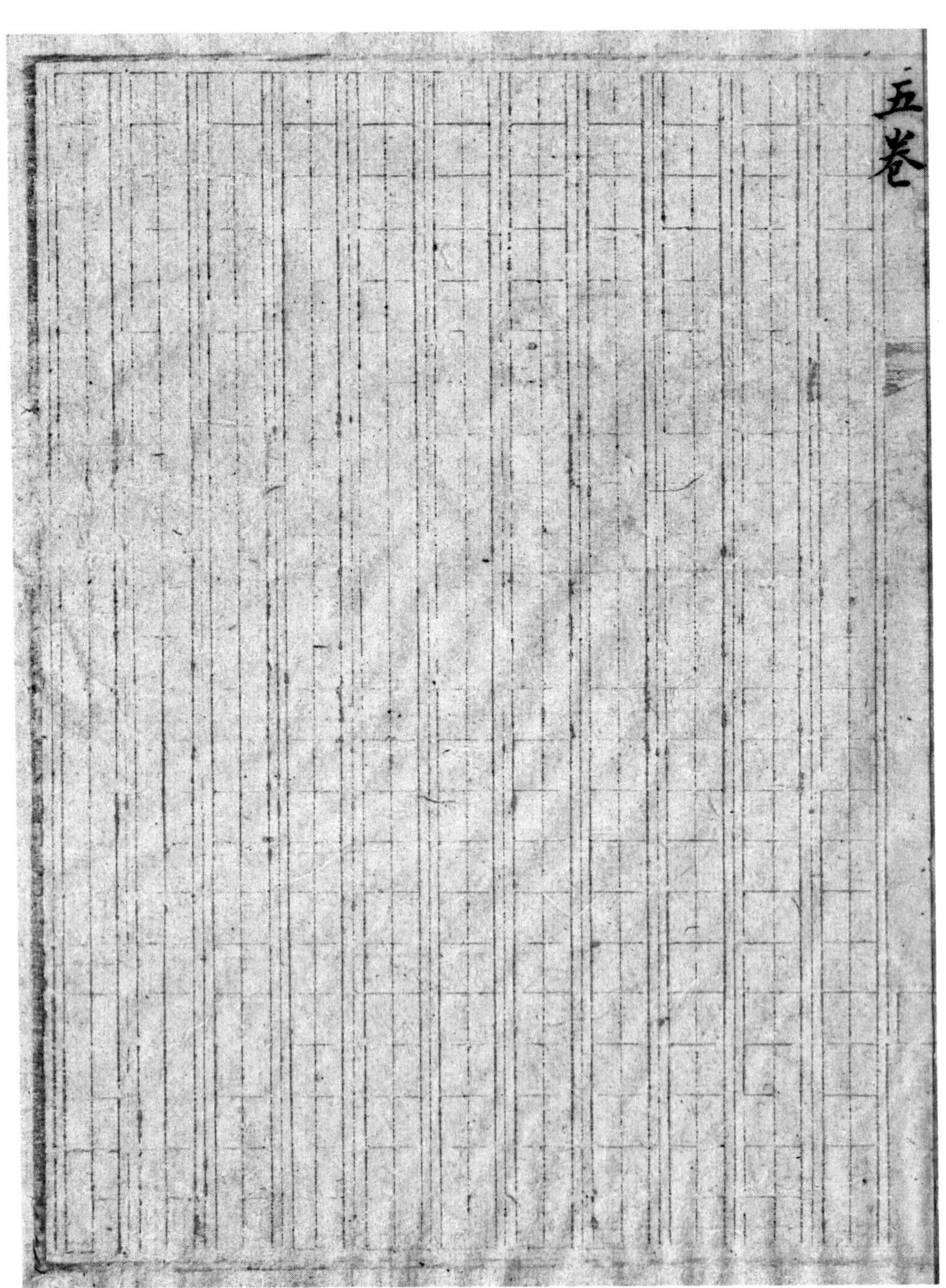
五卷

猪苓湯 陽明少陰利水 方見陽明 金匱入消渴

猪苓去皮 茯苓 澤瀉 滑石碎 阿膠各一兩

右五味以水四升先煮四味取二升去滓內阿膠烊消溫服七合日三服

程郊倩云此方之治與五苓散頗同在太陽為寒水氣化不避桂朮者從寒也在陽明為燥土氣化故桂朮為滑石阿膠者從燥也處方至此已極精微猶復以利小便為暴液亡汗者禁則知證在陽明兢兢以保津液為第一義矣

趙羽皇云利水之法于太陽用五苓以太陽職司寒水故加桂以溫行之也于陽明少陰用猪苓以二經並關津液特用阿膠滑石以潤之也 利水雖同寒溫迥別惟明者知

五苓散類 猪苓湯

卷之五

猪苓湯

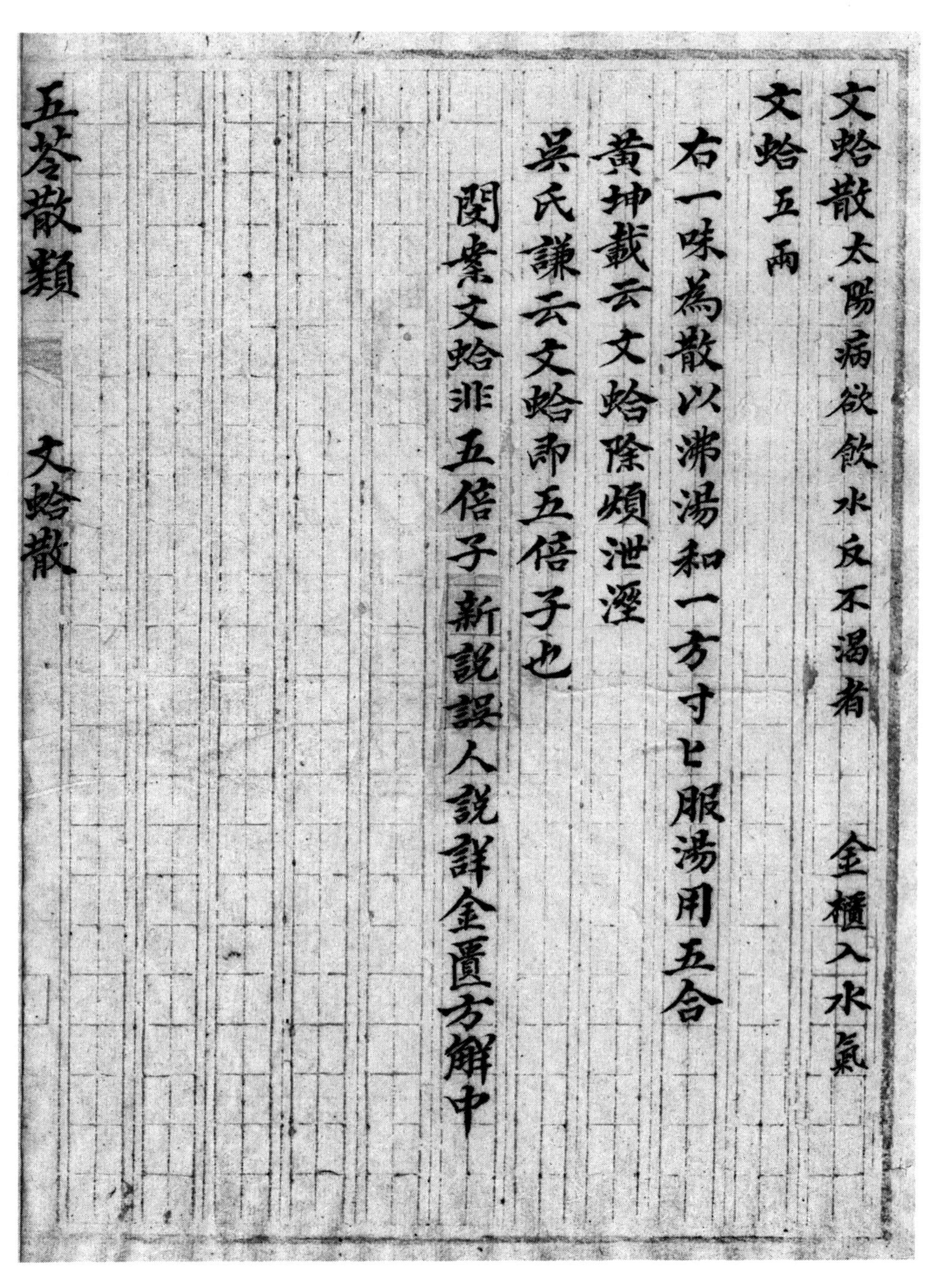

文蛤散 太陽病欲飲水反不渴者　金櫃入水氣

文蛤五兩

右一味爲散以沸湯和一方寸匕服湯用五合

黄坤載云文蛤除煩泄溼

吳氏謙云文蛤即五倍子也

閔案文蛤非五倍子新説誤人説詳金匱方解中

五苓散類　文蛤散

卷五

茵陳蒿湯 陽明熱越發黃及小便不利腹微滿 金匱入黃疸

茵陳蒿六两 梔子劈十四枚 大黄二两

右三味以水一斗先煮茵陳減六升内二味煮取三升去滓分温三服小便當利尿如皂角汁狀色正赤一宿腹減病從小便去也

黄坤載云此湯茵陳利水除溼梔黄泄熱蕩瘀

徐靈胎云先煮茵陳則大黄從小便出此秘法也

喻嘉言云方中用大黄者取佐茵陳梔子建驅除溼熱之功以利小便非用下也

閲按以上三説大同小異而可互相足也

柯韻伯云太陽陽明俱有發黃證在太陽之表當汗發

五苓散類 茵陳蒿湯

茵陳蒿湯

之故用麻翹赤小豆湯為涼散法證在太陽陽明之間當寒勝之則用梔子柏皮湯為清火法證在陽明之裏當瀉之于內故立本方是逐穢法　仲景治陽明渴飲有四法本太陽轉屬者五苓散微發汗以散水氣大煩燥渴小便自利者白虎加参清金而生津脉浮發熱小便不利者猪苓湯滋陰而利水小便不利腹滿者此方以泄滿令黃從小便出病情不同治法亦異矣

牡蠣澤瀉湯 大病差後腰以下有水氣者 方見勞復

牡蠣 澤瀉 蜀漆洗去腥 苦蔞根 葶藶子 商陸根

海藻洗去盐 以上各等分

右七味異擣下篩為散更入臼中杵之白飲和服方寸匕

小便利止後服

徐靈胎云此治水病之主方

黄坤載云此方牡蔞清金泄溼漆藻排飲消痰澤葶商陸

决瘀泄水

陳修園長沙方歌括云此方用散不可作湯以商陸水煮

服殺人

五苓散類 牡蠣澤瀉湯

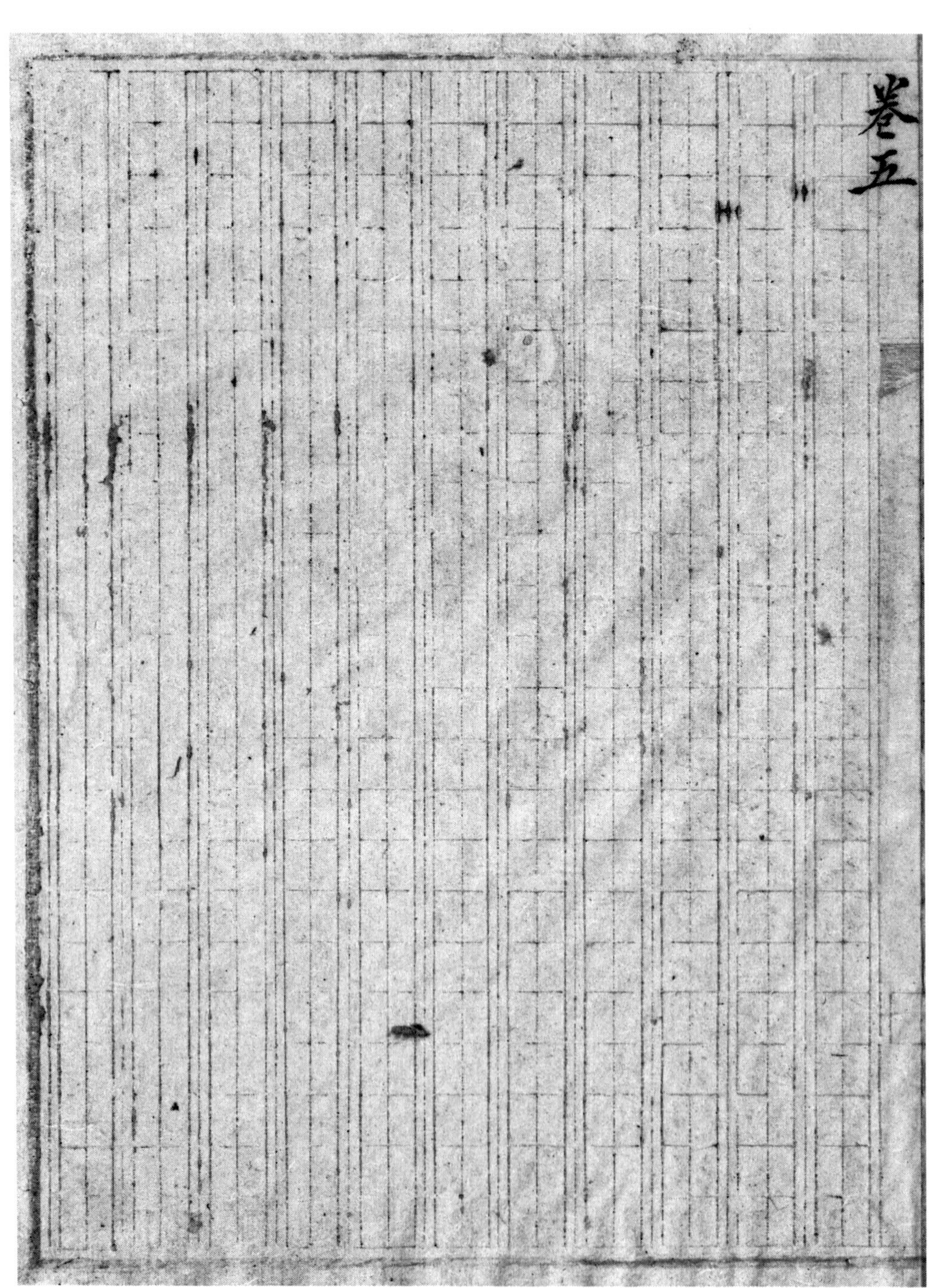
卷五

梔豉湯類

梔豉湯 汗吐下後虚煩不得眠心中懊憹 方見太陽

梔子十四枚　香豉四合綿裹

右二味以水四升先煮梔子得二升半内豉煮取升半去滓分為二服温進一服得吐止後服

徐靈胎云此劑分兩最小凡治上焦之藥皆然

黄坤載云此方香豉調中氣開窒塞梔子吐濁瘀除煩熱也

閔紫張隠菴力言梔子主下行非吐劑因謂方下得吐止後服五字為瓜蒂下之錯簡殊斷金匱要略梔子豉湯條一曰得吐則愈此又何處之錯簡鄙以黄氏依經

梔豉湯類　梔子豉湯

解義為得餘詳枳實梔豉湯條

梔子甘草豉湯 遇前病又少氣者 方見太陽

于梔子湯方内加甘草二兩炙 右三味以水四升先煮梔子甘草取二升半内豉煮取升半分二服温進一服得吐便止

黄坤載云豉甘調胃而補中氣梔子滌濁瘀而清虚煩也

梔子生薑豉湯 遇前病又嘔者 方見太陽

于梔子湯方内加生薑五兩先煮梔子生薑餘俱如前法得吐止後服

黄坤載云豉薑降逆而止嘔吐梔子滌濁瘀而清虚煩

梔子乾薑湯 丸藥大下後身熱微煩 方見太陽

梔子十四枚　乾薑二兩

右二味以水三升半煮取一升半去滓分二服温進一服

得吐止後服

黄坤載云乾薑降逆温中梔子吐瘀除煩

梔子厚朴枳實湯下後心煩腹滿卧不得安　方見太陽

梔子十四枚　厚朴四兩薑炙　枳實四枚水浸去穰炒

煮服法同前

黄坤載云此湯朴枳泄滿而降逆梔子吐濁瘀而除煩也

梔子柏皮湯身黄發熱　方見陽明

梔子十五枚　甘草一兩　黄蘗二兩

右三味以水四升煮取升半去滓分温再服

梔豉湯類　梔子厚朴枳實湯　梔子柏皮湯

卷五　枳實梔子豉湯

吴氏謙云傷寒身黄發熱外無可汗之表證設有無汗之表證宜用麻黄赤小豆湯内無可下之裏證設有成實之裏證宜用茵陳蒿湯故惟宜以此湯清之也

枳實梔子豉湯大病差後勞復者

枳實三枚　梔子十四枚　豉一升

右三味以清漿水七升空煮徐云又一煮法漿水即淘米之泔水久貯味酸為佳取四升内枳實梔子煮取二升下豉更煮五六沸去滓分温再服覆令微似汗

徐靈胎云梔子湯加減七方既不注定何經亦不專治何誤總由汗吐下之後正氣已虚尚有痰涎滞氣凝結上焦非汗下之所能除經所云在上者因而越之則不動經

氣而正不重傷此為最便乃不易之法也古方梔子皆生用故入口即吐後人作湯以梔子炒黑不復作吐全失用梔子之意然服之于虛煩亦有驗想其清肺降煩之性故在也終當從古法生用為妙

柯韻伯云梔子之性能屈曲下行不是上湧之劑惟豉之腐氣上薰心肺能令人吐耳觀瓜蒂散必用豉汁和服是吐在豉不在梔矣觀梔子乾薑湯去豉用薑是取其橫散梔子厚朴湯以枳朴易豉是取其下泄皆不欲止越之義舊本二方後俱云得吐止後服豈不謬哉觀梔子柏皮湯與茵陳湯方中俱有梔子俱不言吐又病人舊微溏者不可與則梔子之性自明矣　梔子枳朴湯是小承氣之變

梔豉湯類　枳實梔子豉湯

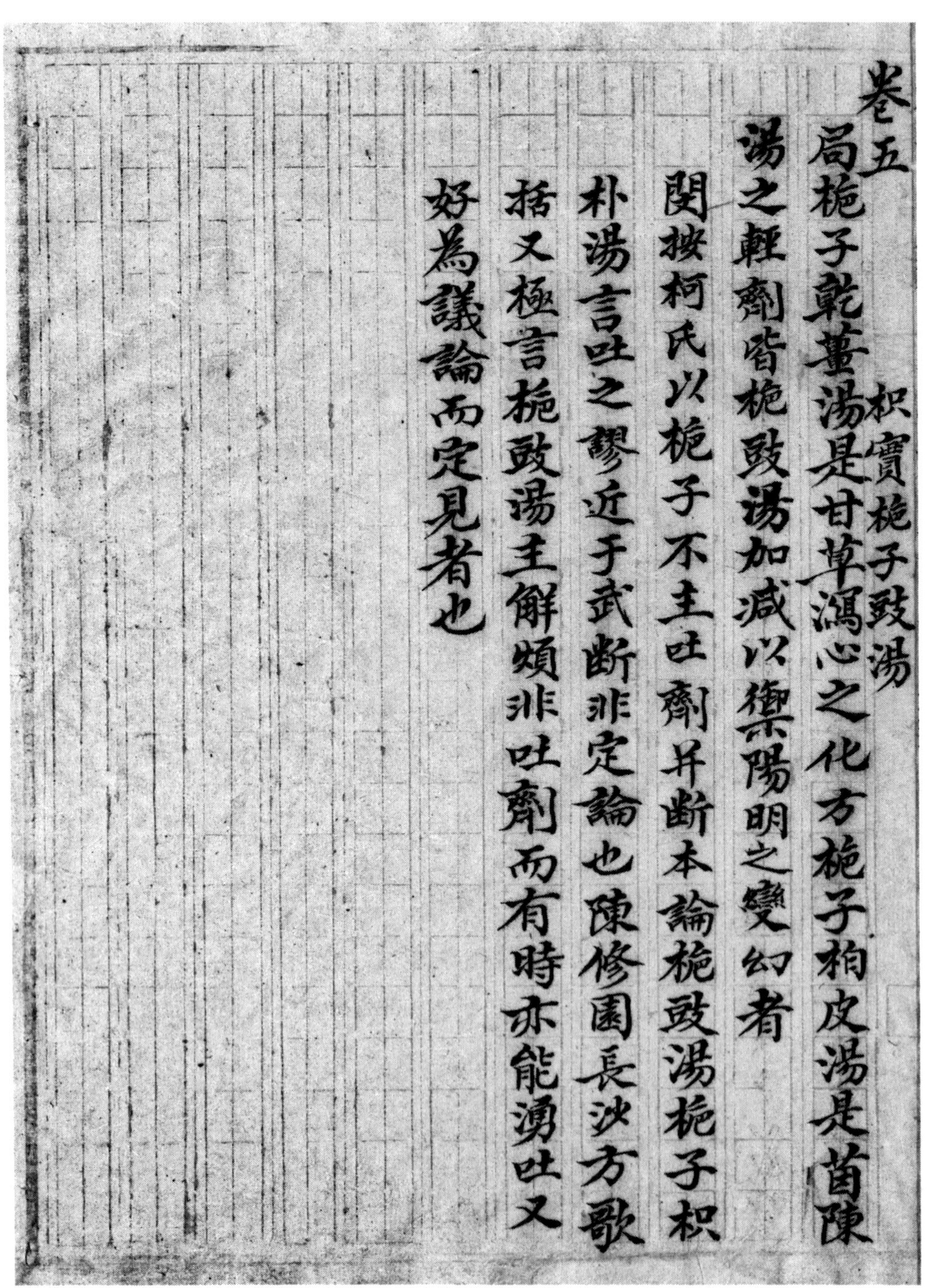

卷五　枳實梔子豉湯

局梔子乾薑湯是甘草瀉心之化方梔子柏皮湯是茵陳湯之輕劑皆梔豉湯加减以禦陽明之變幻者

閱按柯氏以梔子不主吐劑并斷本論梔豉湯梔子枳朴湯言吐之謬近于武斷非定論也陳修園長沙方歌括又極言梔豉湯主解煩非吐劑而有時亦能湧吐又好為議論而定見者也

瓜蒂散太陽邪結在胸胸有寒當吐者

瓜蒂熬黄　赤小豆各一分

右二味各別擣篩為散已合治之取一錢匕以香豉一合用熱湯七合煮作稀糜去滓和散温頓服之不吐者少少加得快吐乃止諸亡血虚家不可與之

徐靈胎云此即論中所云吐法也梔子豉湯治虚煩非專引吐此方則專引吐而已

黄坤載云此湯香豉行其滯小豆泄其溼瓜蒂湧其寒痰若諸亡血之家血慣上逆不可與也

黄宫繡云痰涎在胸膈之間消之匪易因其上衝之勢加以吐法則用力少而成功多

此方是[illegible]中飲[illegible]太陰[illegible]吐[illegible]之證[illegible]

梔豉湯類　瓜蒂散

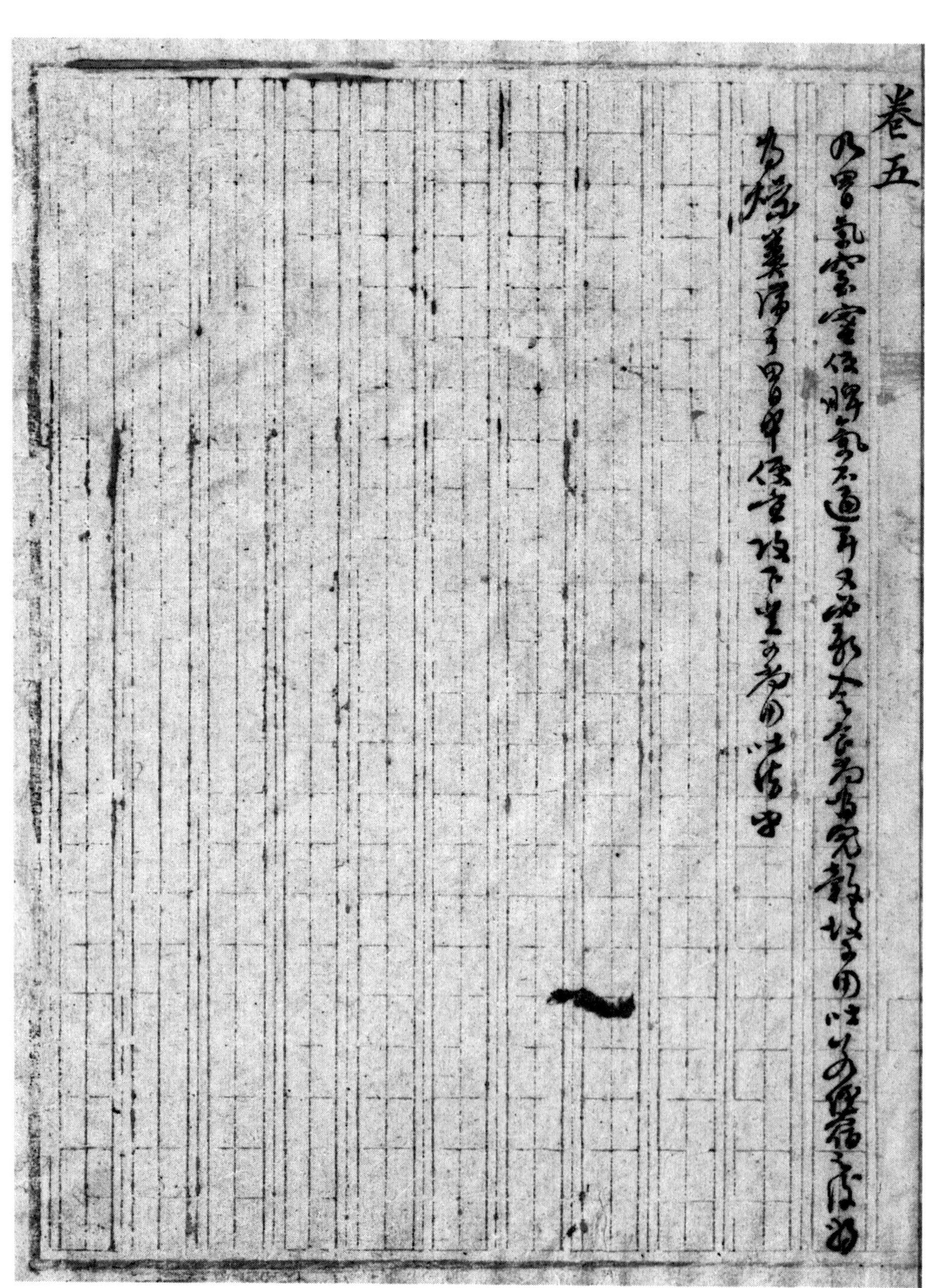

卷五

傷寒百十三方解略

炙甘草湯類

炙甘草湯　少陽脉結代心動悸　方見太陽　金匱入虚勞

甘草四兩炙　生薑三兩　人参二兩　生地黄一斤　桂枝二兩　麥門冬半斤　阿膠二兩　麻仁半斤　大棗三十枚

右九味以清酒七升水八升先煮八味取三升去滓内膠烊消盡温服一升日三服

成無已曰此湯益虚補氣血而復脉亦曰復脉湯

徐靈胎云此治傷寒邪盡之後氣血兩虚之主方

黄坤載云此方参甘大棗益胃氣補脾精膠地麻仁滋經脉澤枯槁薑桂行營血之瘀澁麥冬清肺金之燥熱也

炙甘草湯類　炙甘草湯

卷六　炙甘草湯　甘草乾薑湯

柯韻云伯云一百十三方未有用及地黄麥冬者此方恐亦叔和所附然一味已載神農本經滋陰之上品此或陽亢陰竭出補陰制陽之路開後學滋陰一法乎

閔按柯氏所疑良是其元鑰當審明本經之論證如何也

甘草乾薑湯　太陽誤治得之便厥咽中乾燥煩吐逆　方見太陽金匱入肺癰

甘草四兩炙　乾薑二兩炮

右二味㕮咀以水三升煮取一升五合去滓分溫再服

黄坤載云此汗後火泄土敗四肢失養微陽離根胃氣升逆故用甘薑補中溫土以回升逆之陽也

芍藥甘草湯　服前湯厥愈足溫更服此湯以舒脚之攣急　方見太陽

芍藥四兩　甘草四兩炙

右二味㕮咀以水三升煮取半升去滓分温再服

黄坤載云服前湯已更作此湯者甘草舒筋而緩急芍藥清風而潤燥則其脚自伸也

芍藥甘草附子湯太陽發汗不解反惡寒　方見太陽

芍藥三兩　甘草三兩炙　附子一枚炮破八片

右三味以水五升煮取一升五合去滓温服

吴氏謙云附子扶陽芍藥滋陰甘草佐附子芍補陰陽而調營衛

甘草附子湯太陽風溼相搏骨節煩疼掣痛不得屈伸方見太陽金匱入溼病

甘草二兩炙　附子二枚炮去皮　白朮二兩　桂枝四兩

炙甘草湯　芍藥甘草湯　芍藥甘草附子湯　甘草附子湯

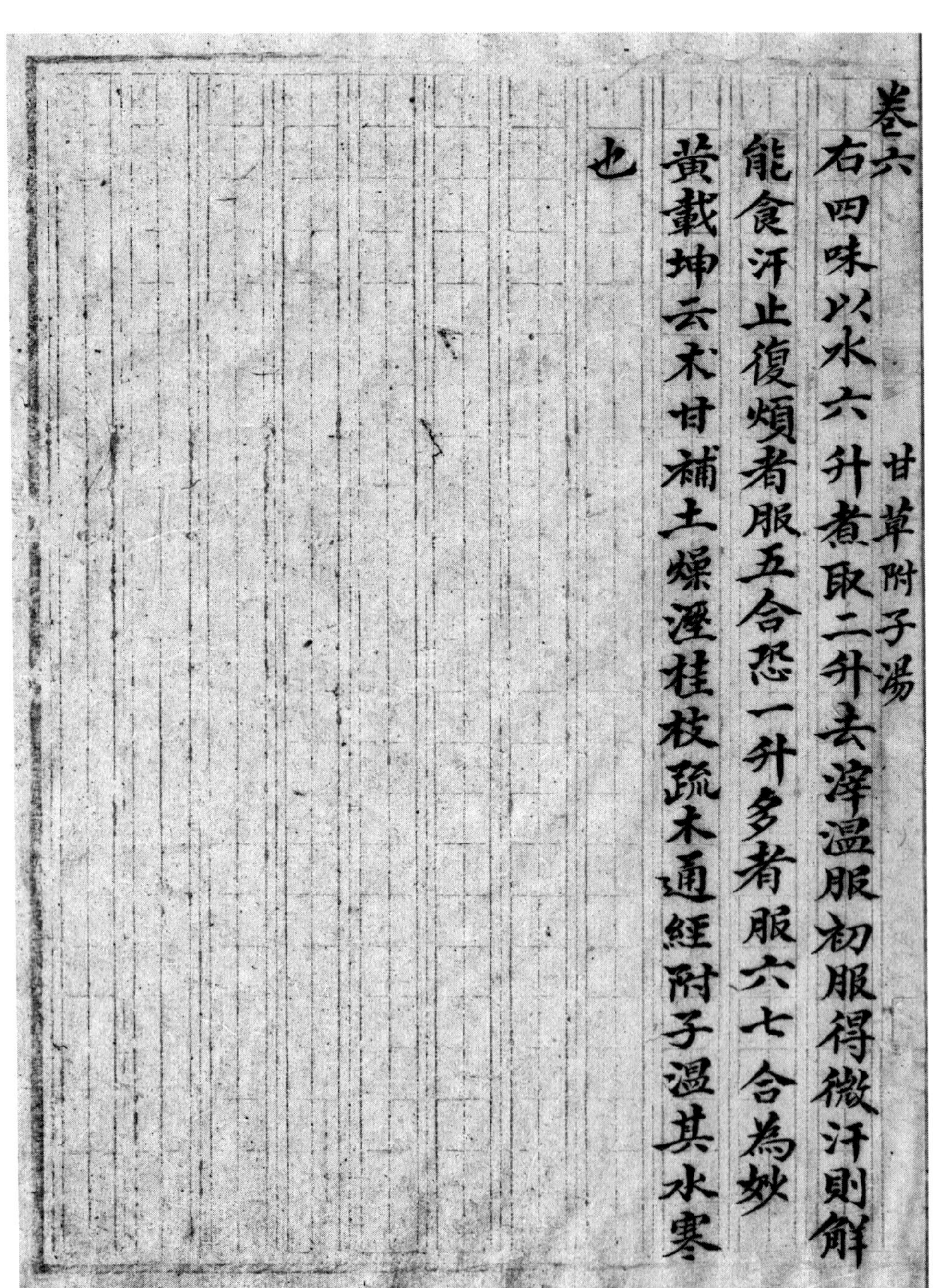

卷六　　甘草附子湯

右四味以水六升煮取二升去滓温服初服得微汗則解能食汗止復煩者服五合恐一升多者服六七合為妙

黄載坤云术甘補土燥溼桂枝疏木通經附子温其水寒也

甘草湯類

甘草湯少陰咽痛

甘草二兩

右一味以水三升煮取一升半去滓温服七合日三服

黄坤載云此方泄熱消肺

桔梗湯同上

桔梗一兩　甘草二兩

右二味以水三升煮取一升去滓分温再服

黄坤載云桔梗開衝塞而利咽喉甘草泄鬱熱而緩迫急

半夏散同上

甘草湯類　甘草湯　桔梗湯　半夏散

卷六

半夏散　苦酒湯

半夏洗　桂枝去皮　甘草炙以上等分

右三味各別擣篩已合治之白飲和服方寸匕日三服若不能服散者以水一升煎七沸内散方寸匕更煎三沸下火令水冷少少嚥之

黄坤載云此以陰氣上衝因致咽痛夏桂降其衝逆甘草緩其迫急

苦酒湯少陰咽痛生瘡語言不出

半夏破十四枚　雞子一枚去黄内苦酒著雞子殼中

右二味内半夏著苦酒中以雞子殼置刀鐶中安火上令三沸去滓少少含嚥之不差更作三劑服之黄云苦酒即醋也

黄坤載云苦酒破瘀而消腫半夏降逆而驅濁雞子白清肺而發聲也

猪膚湯 少陰下利咽痛胸滿心煩

猪膚一斤

右一味以水一斗煮取五升去滓加白蜜一升白粉五合熬香和合相得温分六服

黄坤載云猪即猪皮能清熱潤燥白粉即鉛粉能止泄斷利

吴申培云猪膚一味本草不載無可依據因思華陀云傷寒一日在皮二日在膚則皮下為膚膚下為肉是膚深于皮一層矣若以此為定評則當用厚皮愚見如此

甘草湯類　猪膚湯

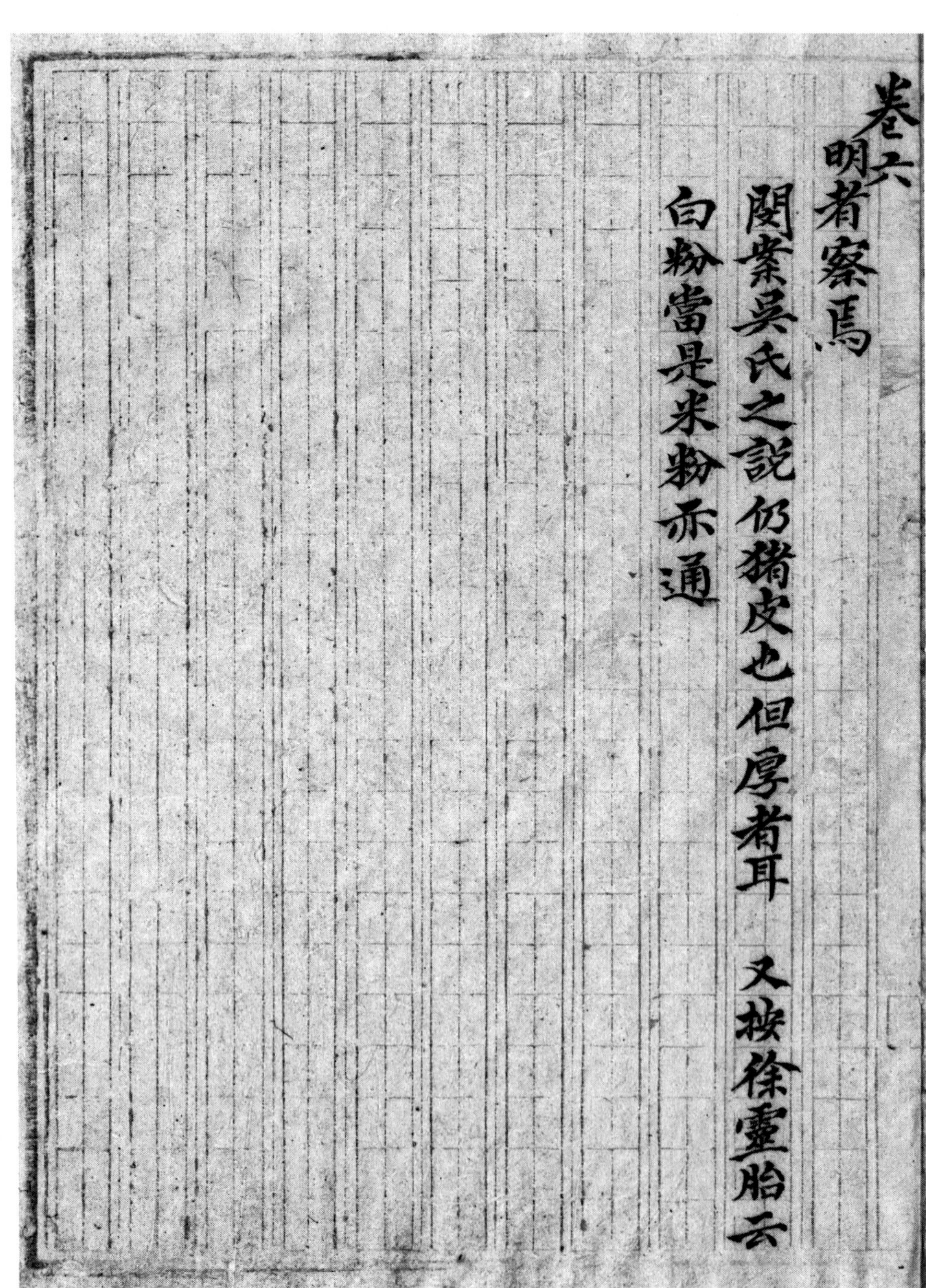

卷六

明者察焉

閔棠吴氏之説仍豬皮也但厚者耳　又按徐靈胎云

白粉當是米粉亦通

雜方類

烏梅丸 厥陰蚘厥 又下利

烏梅三百枚 細辛六兩 乾薑十兩 當歸四兩 黄連一斤 附子六枚炮去皮 蜀椒四兩去汗 桂枝六兩去皮 人參六兩 黄柏六兩

右十味異擣篩合治之以苦酒浸烏梅一宿去核蒸之五升米下飯熟擣成泥和藥令相得内臼中與蜜杵二千下圓如梧桐子大先食飲服十丸日三服稍加至二十丸禁生冷滑物臭食等

吳氏謙云蚘厥主以爲烏梅丸又主久利者以此方酸苦辛温寒熱並用能解陰陽錯雜之邪也藏厥宜吳茱萸湯

雜方類 烏梅丸

卷六　烏梅丸

等少陰者宜四逆通脈附子等湯臨證者酌用之可也

柯韻伯云蚘昆蟲也生冷之物與溼熱之氣相成故藥亦寒熱互用蚘得酸則靜得辛則伏得苦則下信為治蟲佳劑

黄坤載云此方烏梅薑辛蚘殺蚘止嘔而降衝逆人參桂歸補中疏木而潤風燥椒附煖水而溫下寒連柏泄火而清上熱也

白頭翁湯厥陰熱利下重　金匱入下利

白頭翁二两　黄連　黄蘗　秦皮各三两

右四味以水七升煮取二升去滓温服一升不愈更服一升

黄坤載云此方白頭翁清少陽之相火黄連清少陰之君火黄蘗秦皮泄厥陰之溼熱也

閔案此方治厥陰溼熱下利而欲飲水

卷六

桃花湯 少陰下利便膿血　金匱入下利

赤石脂一斤一半全用一半篩末　乾薑一兩　粳米一升

右三味以水七升煮米令熟去滓内赤石脂末方寸匕温服七合日三服若一服愈餘勿服

黄坤載云少陰水藏下利而便膿血總是溼寒萬無溼熱之理桃花湯實為主方不可易也

張隱菴云一半篩末者取其散于經絡配薑粳米者以温養其中土也赤石脂色如桃花故名桃花湯或曰赤石脂即桃花石也

赤石脂禹餘糧湯 下利不止當治下焦者　方見太陽

赤石脂　禹餘糧各一斤

雜方類　桃花湯　赤石脂禹餘糧湯

卷六

赤石脂禹餘糧湯

右二味以水六升煮取二升去滓分溫三服

柯韻伯云下利不止與理中湯利益甚者是下焦滑脱也法當以二味固之　甘薑參朮可以補中宮元氣之虛而不足以固下焦脂膏之脱此利在下焦未可以理中之劑收功也然大腸之不固仍責在胃關門之不緊仍責在脾此二味皆土之精氣所結能實胃而澁腸蓋急以治下焦之標者實以培中宮之本也要之此證是土虛而非火虛故不宜于薑附若水不利而溼甚復利不止者則又當利其小便矣

蜜煎導方　陽明欲大便不可攻者

蜜七合

右一味于銅器内微火煎凝如飴状攪之勿令焦灼俟可丸并手捻作錠令頭脫大如指長二寸許當熱時急作冷則鞕以内穀道中以手急抱欲大便時乃去之　或用土瓜根擣汁竹管灌入穀道如無土瓜根猪膽汁和醋導之

猪膽汁方同上

大猪膽一枚

右一味瀉汁和醋少許以灌穀道中如一食頃當大便出宿食惡物甚效

尤在涇云二方垂不可攻之戒而出蜜煎等潤導之法何慮

雜方類　蜜煎導方　猪膽汁方

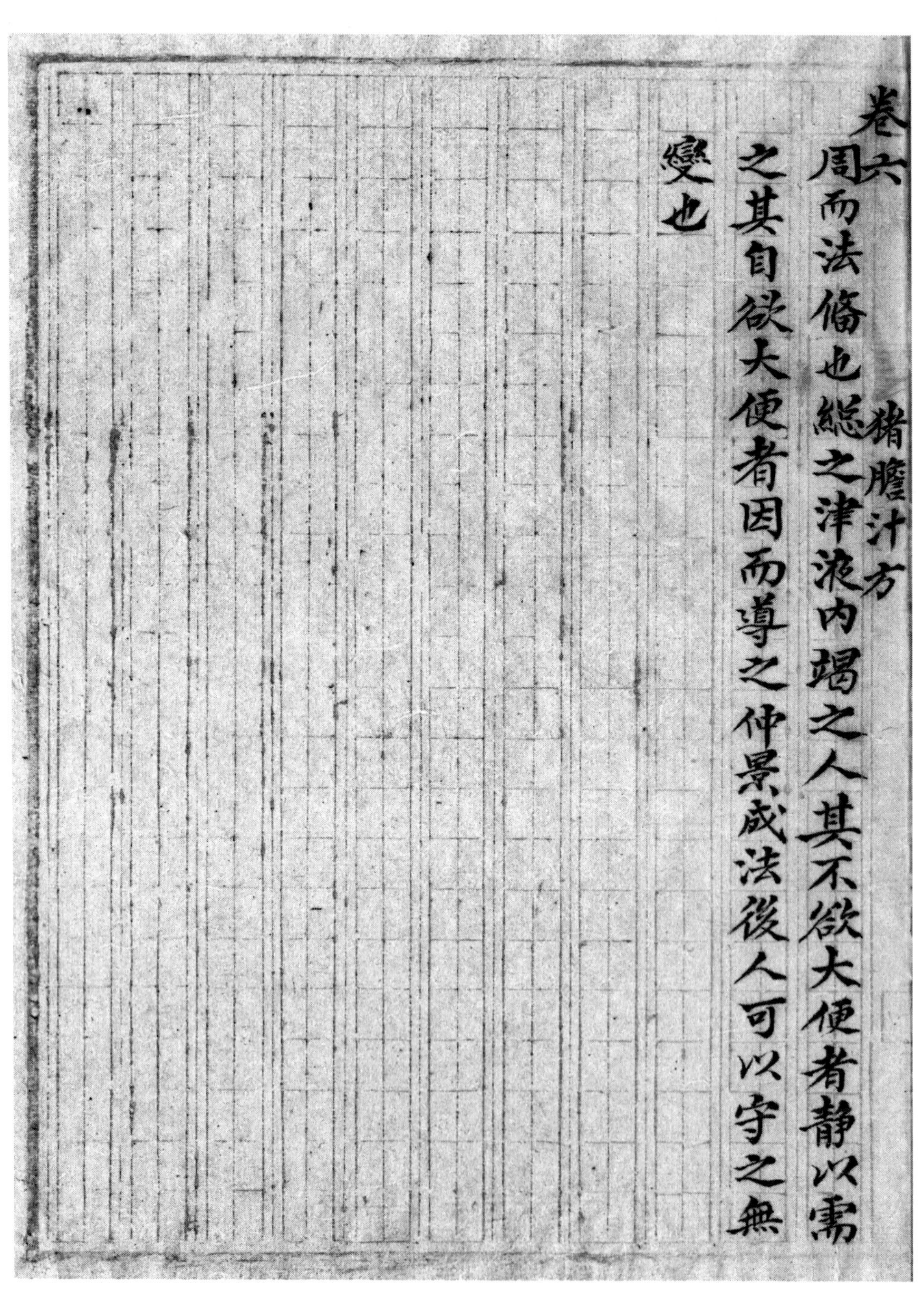

卷六 猪膽汁方

周而法備也總之津液内竭之人其不欲大便者静以需之其自欲大便者因而導之仲景成法後人可以守之無變也

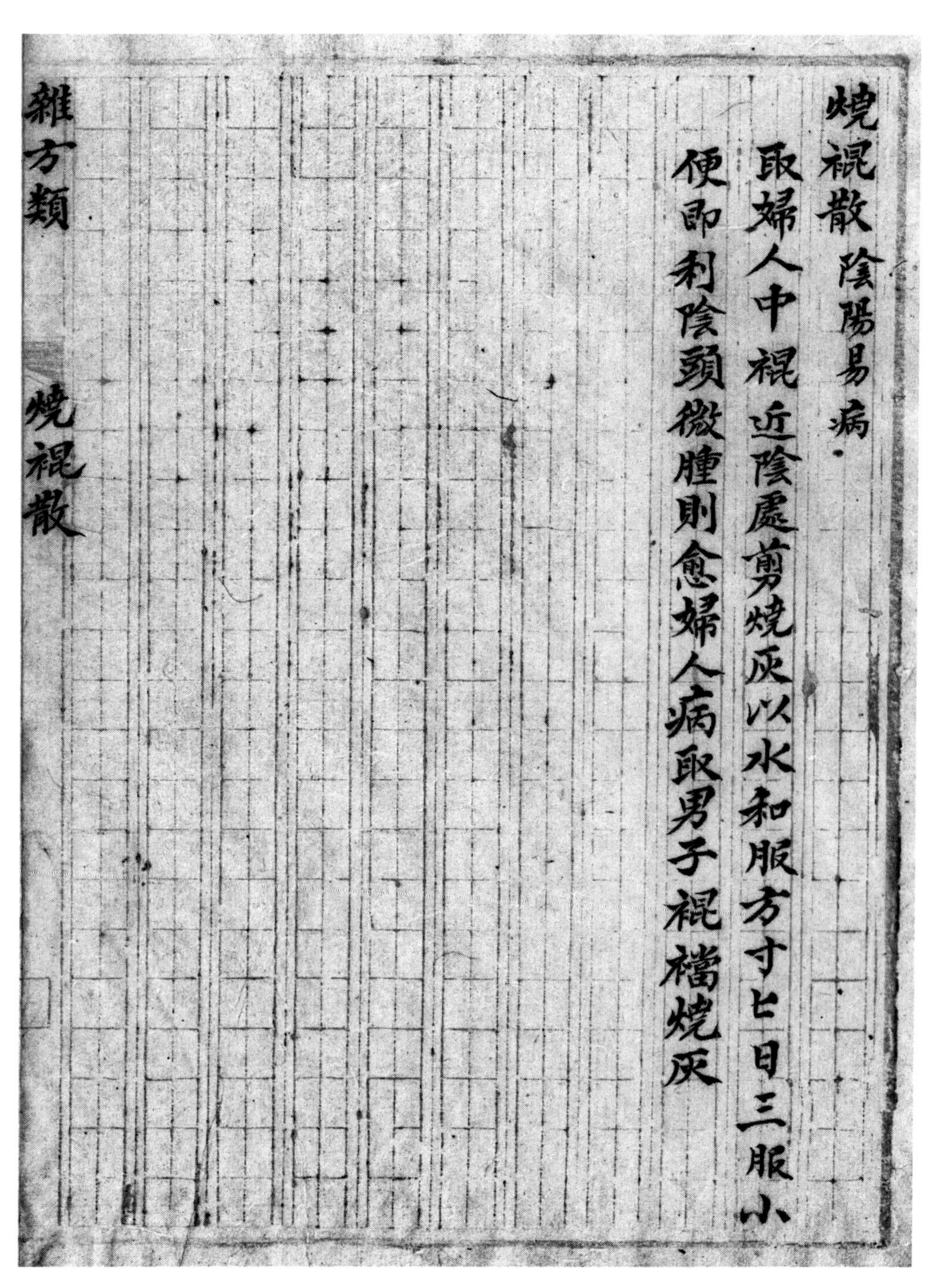

燒裩散 陰陽易病

取婦人中裩近陰處剪燒灰以水和服方寸匕日三服小便即利陰頭微腫則愈婦人病取男子裩襠燒灰

雜方類 燒裩散

卷六

宋孫奇等校正傷寒論原本方目

太陽方

桂枝湯　桂枝加葛根湯　桂枝加附子湯　桂枝去芍藥湯　桂枝去芍藥加附子湯　桂枝麻黄各半湯　桂枝二麻黄一湯　白虎加人參湯　桂枝二越婢一湯　桂枝去桂加茯苓白术湯　甘草乾薑湯　芍藥甘草湯　調胃承氣湯　四逆湯　葛根湯　葛根加半夏湯　葛根黄芩黄連湯　麻黄湯　大青龍湯　小青龍湯　桂枝加厚朴杏仁湯　乾薑附子湯　桂枝加芍藥生薑人參加新加湯　麻黄杏仁甘草石膏湯　桂枝甘草湯　茯苓桂枝甘草大棗湯　厚朴生薑甘草半夏人參湯

茯苓桂枝白朮甘草湯　芍藥甘草附子湯　茯苓四逆
湯　五苓散　茯苓甘草湯　梔子豉湯　梔子甘草豉
湯　梔子生薑豉湯　梔子厚朴湯　梔子乾薑湯　真
武湯　小柴胡湯　小建中湯　大柴胡湯　柴胡加芒
硝湯　桃仁承氣湯　柴胡加龍骨牡蠣湯　桂枝去芍
藥加蜀漆牡蠣龍骨救逆湯　桂枝加桂湯　桂枝甘草
龍骨牡蠣湯　抵當湯　抵當丸　大陷胸丸　小陷胸
湯　文蛤散　白散　柴胡桂枝湯　柴胡桂枝乾薑湯
半夏瀉心湯　十棗湯　大黃黃連瀉心湯　附子瀉心
湯　生薑瀉心湯　甘草瀉心湯　赤石脂禹餘糧湯
旋覆代赭湯　桂枝人參湯　瓜蒂散　黃芩湯　黃芩

加半夏生薑湯　黃連湯　桂枝附子湯　桂枝附子去桂加白朮湯　甘草附子湯　白虎湯　炙甘草湯

陽明方

豬苓湯　蜜煎導方　豬膽汁方　茵陳蒿湯　吳茱萸湯見下少陰方　麻仁丸　梔子蘗皮湯　麻黃連軺赤小豆湯

少陽方

小柴胡湯見上太陽方

太陰方

桂枝加芍藥湯　桂枝加大黃湯

少陰方

麻黄附子細辛湯　麻黄附子甘草湯　黄連阿膠湯

附子湯　桃花湯　吴茱萸湯　猪膚湯　甘草湯　桔梗湯・苦酒湯　半夏散及湯　白通湯　白通加猪膽汁湯　真武湯見太陽上方　通脉四逆湯　四逆散

厥陰方

烏梅丸　當歸四逆湯　當歸四逆加吴茱萸生薑湯

麻黄升麻湯　乾薑黄連黄芩人參湯　白頭翁方

霍亂方

四逆加人參湯　理中丸　通脉四逆加猪膽汁湯

陰陽易差後勞復方

燒裩散　枳實梔子豉湯　牡蠣澤瀉散　竹葉石膏湯

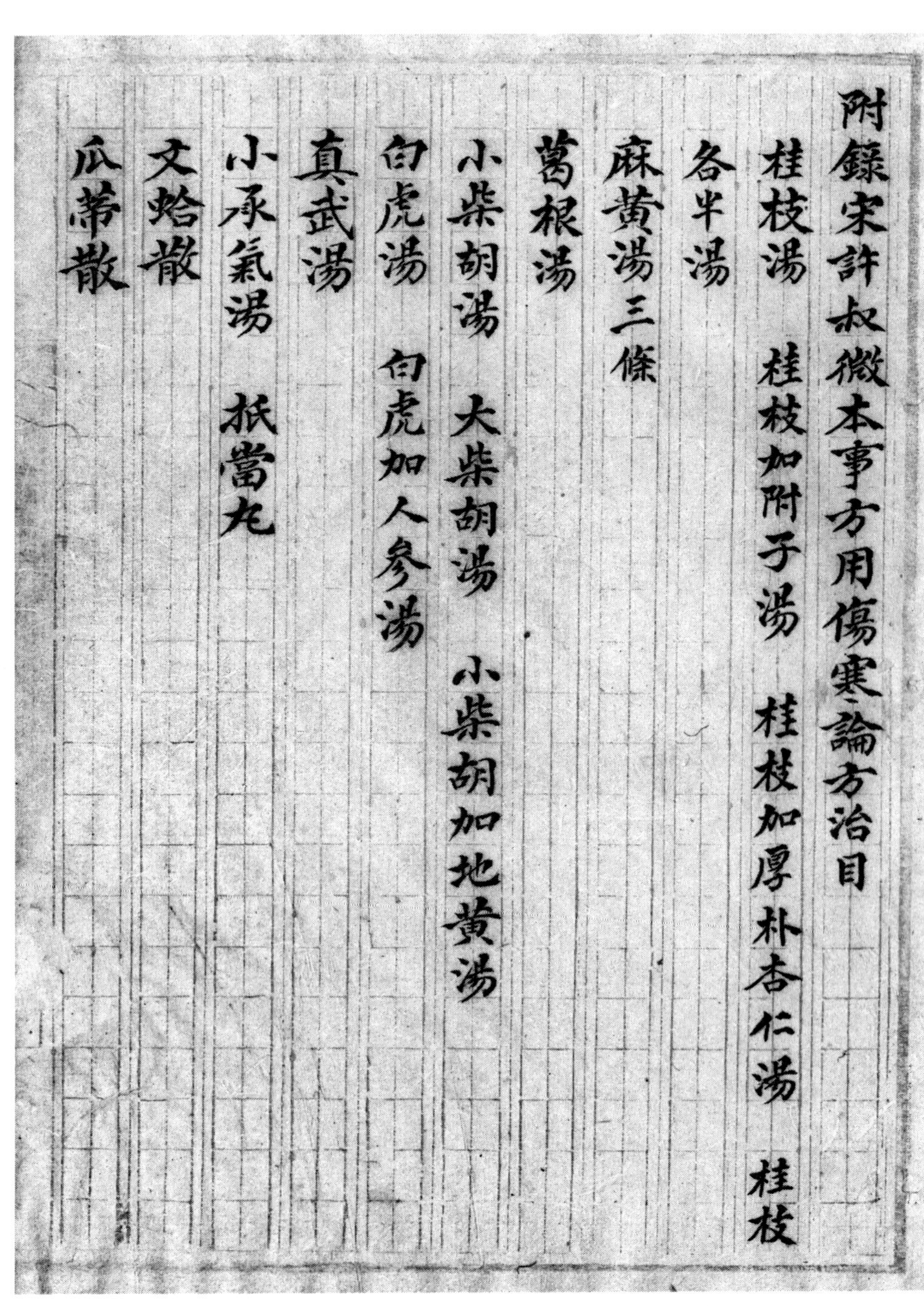

附録宋許叔微本事方用傷寒論方治目

桂枝湯　桂枝加附子湯　桂枝加厚朴杏仁湯　桂枝各半湯

麻黃湯三條

葛根湯

小柴胡湯　大柴胡湯　小柴胡加地黃湯

白虎湯　白虎加人参湯

真武湯

小承氣湯　抵當丸

文蛤散

瓜蒂散

附録宋許叔微本事方用傷寒論方法

桂枝湯

有人發熱惡寒自汗脉浮而微弱三服湯而愈此方在仲景一百十三方内獨以冠其首今人全不用何哉仲景云太陽中風陽浮而陰弱陽浮者熱自發陰弱者汗自出嗇嗇惡風淅淅惡寒翕翕發熱宜桂枝湯此脉與症仲景説得分明止是人看不透所以不敢用仲景云假令寸口脉微名曰陽不足陰氣上入陽中則洒淅惡寒也尺脉弱名曰陰不足陽氣下陷入陰中則發熱也此謂元受病而然也又曰陽微則惡寒陰弱則發熱醫發其汗使陽氣微又大下之令陰氣弱此為醫所病而然也大抵陰不足陽往從之故内陷而發熱陽

本事方　桂枝湯

附録　桂枝湯　桂枝加附子湯

不足陰往乘之故陰上入陽中則惡寒舉此二端明白易曉何憚而不行桂枝也

桂枝加附子湯

有一士人得太陽病因發汗汗不止惡風小便澁足攣曲而不伸予診其脉浮而大浮為風大為虛予曰在仲景方中有兩症大同而小異一則小便難一則小便數用藥稍差有千里之失仲景第七症云太陽病發汗遂漏不止其人惡風小便難四肢微急難以屈伸者桂枝加附子湯第十六症云傷寒脉浮自汗出小便數心煩微惡寒脚攣急反以桂枝湯攻其表此悮也得之便厥咽中乾煩燥吐逆一則漏風小便澁一則自汗小便數或惡風或惡寒病各不全也予用第七症桂枝加附子湯三

啜汗止佐以甘草芍藥湯足便得伸其十六症法見本方

閔按許氏所云第七症第十六症者盖據朱氏活人書類次本而言非仲景原本也下同

桂枝加厚朴杏仁湯

戊申正月有一武臣為冠所執置舟中艎板下數日得脱乘飢恣食良久解衣捫虱次日遂作傷寒自汗而鬲不利一醫作傷食而下之一醫作解衣中邪而汗之雜治數日漸覺昏困上喘息高醫者愴皇失措予診之曰太陽病下之表未解微喘者桂枝加厚朴杏仁湯此仲景之法也指令醫者急治藥一啜喘定再啜漐微汗至晚身涼而脈已和矣乃嘆曰仲景方何神捷如是也

本事方　桂枝加厚朴杏仁湯　桂枝麻黄各半湯

附録　　桂枝麻黄各半湯

桂枝麻黄各半湯

嘗記一親戚病傷寒〻身熱頭疼無汗大便不通已四五日予詢問之見醫者治大黄朴硝等欲下之予曰子姑少待予為視之脈浮緩卧密室中自稱甚惡風予曰表症如此雖大便不通數日腹又不脹别無所苦何遽便下大抵仲景法須表症罷方下不爾邪乘虚入不為結胸必為熱痢也予作桂枝麻黄各半湯繼之以小柴胡漐漐出汗大便亦通而解仲景云凡傷寒〻之病多從風寒得之始表中風寒〻入裏則不消矣擬欲攻之當先解表乃可下之若表已解而内不消大滿大堅實有燥屎自可徐下之雖四五日不能為禍也若不宜下而便攻之内虚熱入協熱遂利煩燥之變不可勝數輕者困篤重者必死矣

元本正文重疊難曉予刪正此段其理甚明大抵風寒入裏不消必有燥屎或大便堅閉須是脉不浮不惡風表症罷乃可下大便不通雖五六日不能為害若不顧表而便下遂為協熱利也

麻黃湯三條

仲景論傷寒一則桂枝二則麻黃三則青龍桂枝治中風麻黃治傷寒青龍治中風見寒脉傷寒見風脉三者如鼎立人皆能言之而不曉前人處方用藥之意故醫者多不用無足怪且脉浮而緩者中風也故嗇嗇惡寒淅淅惡風翕翕發熱仲景以桂枝對之脉浮緊而濇者傷寒也故頭痛發熱身疼腰痛骨節疼痛惡風無汗而喘仲景以麻黃對之至于中風脉浮緊傷寒脉浮緩仲景皆以青龍對之何也予嘗深究三

本事方　　麻黃湯

附錄　麻黄湯

旨若症候與脉相對者用之無不應手而愈何以言之風傷衛衛氣也寒傷營營血也營行脉中衛行脉外風傷衛則風邪干陽氣陽氣不固則發越而為汗是以自汗而表虛故仲景用桂枝以發其邪芍藥以和其血盖中風則病在脉之外其病稍輕雖曰發汗特觧肌之藥耳故仲景于桂枝症云令半身漐漐微似有汗者佳不可如水淋漓病必不除是以知中風不可大發汗汗過多則反動營血邪氣乘虛而襲之故病不除也寒傷營則寒邪入陰血而營行脉中者也寒邪居脉中非特營受病邪自内作則并與衛氣犯之久則浸淫及骨是以汗不出而熱齒乾以煩寃仲景以麻黄發其汗又以桂枝甘草助其發散欲除内外之邪營衛之病耳大抵二藥

皆發汗而桂枝則發其衛之邪麻黃并營衛治之亦有深淺也何以驗之仲景桂枝第十九症云病常自汗出者此為營氣和營氣和者外不諧以衛氣不共營氣和諧故耳以營行脈中衛行脈外復發其汗營衛和則愈宜桂枝湯又第四十七症云發熱汗出者此為營衛弱衛強故使汗出欲救邪風宜桂枝湯是知中風汗出者營和而衛不和又第一卷云寸口脈浮而緊浮則為風緊則為寒風則傷衛寒則傷營營衛俱病骨節煩疼當發其汗是知傷寒脈緊浮者營衛俱病也麻黃湯中并用桂枝此仲景之意也至于青龍散雖治傷寒見風脈傷風見寒脈之病然仲景云汗出惡風者不可服之服之厥逆便有筋惕肉瞤之症須形症諦

本事方　麻黃湯

附録

當然後可行也

麻黄湯

閔按柯韻伯極詆許學士桂枝麻黄青龍三方鼎立之謬今玩語意究亦無傷況鼎立之旨實發端于千金後人未見許氏原文一例吠聲良為可嘆

有人病傷寒身熱頭痛予診之曰邪在表此表實症也當汗之以麻黄湯或人問曰傷寒大抵因虛故邪得以入之今邪在表何以言表實也予曰古人稱邪之所湊其氣必虛留而不其為則實蓋邪之入人也始因虛及邪居中則反為實矣大抵調治傷寒先要明表裏虛實能明此四字則仲景三百九十七法可坐而定也何以言之有表實有表虛有裏實有裏虛有表裏俱實有表裏俱虛予于表裏虛實歌中嘗

論其事矣仲景麻黄湯之類爲表實而設也桂枝湯之類則表虚而設也裏實則承氣之類是也裏虚則四逆之類是也表裏俱實所謂陽盛陰虚下之則愈也表裏俱虚所謂陽虚陰盛汗之則愈也嘗讀華佗傳有府吏倪尋李延俱頭痛身熱所苦正同佗曰尋當下之延當發汗或難其異佗曰尋内實延外實故治之異

有人患傷寒脉浮而長喘而胸滿身熱頭痛腰脊強鼻乾不得眠予曰太陽陽明合病症仲景法中有三症下利者葛根湯不下利嘔逆者加半夏喘而胸滿者麻黄湯治以麻黄得解有人問傷寒傳入之序自太陽陽明少陽太陰少陰厥陰所傳有次第何哉予曰仲景本論無説古今亦無言者惟龐

本事方　麻黄湯

附錄　麻黃湯　葛根湯

安常謂陽主生故太陽水傳足陽明土土傳足少陽木為微邪陰主殺故足少陽木傳足太陰土土傳足少陰水水傳足厥陰木為賊邪予以為不然足少陰水傳厥陰木安得為賊邪蓋牽强附會失之穿鑿何不觀素問陰陽離合論曰太陽根起于至陰名曰陰中之陽陽明根起于厲兑名曰陰中之陽少陽根起于竅陰名曰陰中之少陽太陰根起于隱白名曰陰中之太陰少陰根起于湧泉名曰陰中之少陰厥陰根起于大敦名曰陰中之絶陰故其次第正與此合大抵傷寒始因中風寒得之于陰是以止傳足經者皆陰中之陽陰中之陰也不特此也以六氣在天者考之厥陰為初之氣少陰為二之氣太陰為三之氣少陽為四之氣陽明為五之氣太陽為終之氣此順

也逆而言之太陽而後陽明陽明而後少陽少陽而後太陰太陰而後少陰少陰而後厥陰傷寒為病以逆序也

葛根湯

有人患傷寒無汗惡風項背既屈而且強予曰項强几几葛根湯症或問曰何謂几几予曰几几者如足疾屈而强也謝復古謂病人羸弱須憑几而起悮也蓋仲景論中極有難曉處振振欲擗地心中懊憹外氣怫鬱鬱冒不仁鬲内拒痛如此之類甚多

小柴胡湯

有人患傷寒五六日頭汗出自頭以下無汗手足冷心痞悶大便閉結或者見四肢冷又汗出滿悶以為陰症予診其脈

本事方　小柴胡湯

附錄　小柴胡湯　大柴胡湯

沉而緊子曰此症可疑然大便結非虛結也安得為陰脈雖沉緊為少陰症然多是自利未有秘結者知此症半在表半在裏投以小柴胡得愈仲景稱傷寒五六日頭汗出微惡寒手足冷心下滿口不欲食大便硬脈細者此為陽微結必有表復有裏脈沉亦在裏也汗出為陽微假令純陰結不得復有外症悉入在裏此為半在外半在裏也脈雖沉緊不得為少陰所以為然者陰不得有汗今頭汗出故知非少陰也可與小柴胡湯設不了了者得屎而解此疾症候同故得屎而解也有人難曰仲景云病人陰陽脈俱緊反汗出者亡陽也此屬少陰今云陰不得有汗何也今因頭汗出者故知非少陰何以頭汗出便知非少陰症子曰此一段正是仲景議論處

意謂四肢冷脈沉緊腹满全是少陰然大便硬頭汗出不得謂少陰蓋頭者三陽同聚若三陰至胸而還有頭汗者自是陽虚故曰汗出為陽微是陰不得有汗也若少陰頭有汗則死矣。仲景平脈法云心者火也名少陰其頭無汗者可治有汗者死心為手少陰腎為足少陰相與為上下惟以意逆志斯可得之

大柴胡湯

嘗見有人病傷寒心煩喜嘔後來寒熱醫以小柴胡與之不除予曰脈洪大而實熱結在裏小柴胡安能去之仲景云傷寒十餘日熱結在裏復往來寒熱者與大柴胡三服而病除大黄蕩滌蘊熱傷寒中要藥王叔和云若不用大黄恐不名

本事方　大柴胡湯

附錄

大柴胡湯

大柴胡湏是酒洗生用爲有力昔後周姚僧坦名醫也帝因發熱欲服大黄僧坦曰大黄乃是快藥至尊年高不宜輕用帝不從服之遂致不起及元帝有疾諸醫皆謂至尊不可輕脱宜用平藥僧坦曰脉洪而實必有宿食不用大黄必無差理元帝從之果下宿食乃愈合用與不用不可不謹也又記有人患傷寒身熱目痛鼻乾不得卧大便不通尺寸脉俱大已數日一夕汗出予謂速以大柴胡下之醫駭曰陽明自汗津液已漏法當行蜜兑予曰予只知抱穩若用大柴胡此仲景不傳之妙也爲之力爭竟用大柴胡二服而愈仲景論陽明之病多汗者急下之人多謂已是自汗若更下之豈不表裏俱虚又如論少陰云少陰病一二日口乾燥者急下之人多

謂病發於陰得之日淺若更下之豈不陰氣愈盛舉斯二者則所疑多矣予以謂仲景稱急下之者亦猶急當救表急當救裏凡稱急者有三處謂纔覺汗多未至津液乾燥便速下則為[illegible]捷免致用蜜兑也若腑中未能了了悞用之反不若蜜兑為穩也又記一鄉人傷寒身熱大便不通煩渴鬱冒醫者用巴豆藥下之頃得溏利病宛然如舊予視之陽明熱結在裏非大柴胡承氣等不可巴豆止去積安能蕩滌邪熱蘊毒耶亟進大柴胡等三服得汗而解

小柴胡加地黃湯

辛亥中寓居毗陵學官王仲禮其妹病傷寒發寒熱遇夜則如有鬼物所憑六七日忽昏塞涎響如引鋸牙關緊急閉目

本事方　大柴胡湯　小柴胡加地黃湯

附録　小柴加胡加地黄湯

不知人，疾勢極危，名予視。予曰：得病之初曾值月經來否？其家云：月經方來，病作而經遂止，得一二日發寒熱，晝雖静，夜則有鬼祟，從昨日來涎生不省人事。予曰：此熱入血室症。仲景云：婦人中風發熱惡寒，經水適來，晝則明了，夜則譫語如見鬼狀，發作有時，此名熱入血室。醫者不曉，以剛劑與之，遂致胸膈不利，涎潮上管，喘急息高，昏冒不知人事，當先化其涎，後除其熱。以一呷散投之，兩時頃涎下得睡，省人事，次授以小柴胡加地黄湯，三服而熱除，不汗而自解矣。

又記一婦人患熱入血室症，醫者不識，用補血調氣藥，遂成血結胸，或勸用前藥。予曰：小柴胡用已遲，不可行也，無已則有一焉，刺期門穴斯可矣。予不能針，請善針者治之，如言而愈或曰熱入血室何為成結胸也予曰邪氣傳入經絡與正氣相搏上下流行或遇經水適來適斷邪氣乘虛而入血室血為邪迫上入肝經肝受邪則譫語而見鬼復入膻中則血結于胸也何以言之婦人平居水當養于木血當養于肝也方未受孕則下行以為月水既妊娠則中畜以養胎及已產則上壅以為乳皆血也今邪逐血併歸肝經聚于膻中結于乳下故手觸之則痛非湯劑可及故當刺期門也

白虎湯

有人頭痛身熱心煩燥渴脈大而虛予授以白虎湯服愈仲景云脈虛身熱得之傷暑又云其脈弦細芤遲者皆虛脈也仲景以弦為陰朱肱亦云中暑脈微弱則皆虛脈可知

本事方　小柴胡加地黃湯　白虎湯

附錄　白虎湯　白虎加人參湯

白虎加人參湯

有人初病嘔吐俄爲醫者下之已七八日而内外發熱予診之曰當用白虎加人參湯或曰既吐復下且重虛矣白虎可用乎予曰仲景云若吐下後六七日不解熱結在裏表裏俱熱者白虎加人參湯主之蓋始吐者熱在胃脘而脈虛大三投湯而愈仲景既稱傷寒若吐下後七八日不解熱結在裏表裏俱熱者白虎加人參湯主之又曰傷寒脈浮發熱無汗其表不解不可與白虎湯又云脈浮滑此以表有熱裏有寒白虎湯治之國朝林億校正謂仲景于此表裏自差矣予謂不然大抵白虎能除傷寒中暍表裏發熱故前後二症或云表裏俱熱或云表熱裏寒皆可服之中一條脉浮無汗其表不

解是麻黃葛根症安可得行白虎也林億但以表裏不同便謂之差是亦不思之過

真武湯

鄉里有姓京者以鬻繩爲業子生三年始得病身微汗脈弱惡風醫以麻黃藥與之汗遂不止發熱心多驚悸夜不得眠譫語不識人筋惕肉瞤振振動搖醫者又進驚風藥予曰此强汗之過也仲景云脈微弱汗出惡風不可服青龍湯服之則筋惕肉瞤此爲逆也惟真武湯可救進此三服佐以清心丸竹葉湯遂愈

小承氣湯

有人病傷寒八九日身熱無汗時時譫語時因下後大便不

本事方　白虎加人參湯　真武湯　小承氣湯

附錄　小承氣湯

通三日矣非煩非躁非寒非痛終夜不得卧但心中無曉會處或時發一聲如嘆息之狀醫者不曉是何症予診之曰此懊憹怫鬱二症俱作也胃中有燥屎者服承氣湯下燥屎二十餘枚得利而解仲景云陽明病下之心下懊憹微煩胃中有燥屎者可攻又云病者小便不利大便乍難乍易時有微熱不得卧者有燥屎也承氣湯主之素問云胃不和則卧不安此夜所以不得也仲景云胃中燥大便艱者必譫語此所以有時發譫語也非燥非煩非寒非熱所謂心中懊憹也聲如嘆息而時發一聲者所謂外氣怫鬱也燥屎得除大便通利胃中安和故其病悉去也

又有人病傷寒大便不利日晡發潮熱手循衣縫兩手撮空

直視喘急更數醫矣見之皆走予曰此識惡候病得此者十中九死仲景雖有症而無治法但云脈弦者生澁者死已經吐下難于用藥謾且治之若大便得通而脈弦者庶可治也與小承湯一服而大便利諸症漸退脈且微弦半月愈或人問曰下之而脈弦者生此何意也予曰金匱玉函云循衣妄撮怵惕不安微喘直視脈弦者生澁者死微者但發熱譫語承氣湯主之予嘗觀錢仲湯小兒直訣云手循衣領及捻物者肝熱也此症在玉函列于陽明部蓋陽明胃也肝有熱邪淫于胃經故以承氣瀉之能得脈弦則肝平而胃不受尅此所以有生之理也讀仲景論設不能博通諸醫書以發明其隱奥專守一書者我未見其能也

小承氣湯

本事方

附録

又記有人病傷寒下利身熱神昏多困讝語不得眠或見下利遂以讝語爲鄭聲爲陰症予曰此小承氣症衆駭曰下利而服小承氣仲景之法乎予曰此仲景之法也仲景云下利而讝語者其中有燥屎也屬小承氣湯而解嘗讀素問云微者逆之甚者從之逆者正治從者反治從少從多觀其事也帝曰何謂反治岐伯曰塞因塞用通因通用王冰註曰大熱内結注瀉不止熱宜寒療結復須除以寒下之結散利止則通因通用也正合于此又何疑焉

小承氣湯　　柢當丸

柢當丸

有人病傷寒七八日脈微而沈身黄發狂小腹脹滿臍下冷小便利予曰仲景云太陽病身黄脈沈結小腹硬小便不利

者為無血也小便自利其人如狂者血症諦投以抵當丸下黑血數升狂止得汗解經云血在上則忘在下則狂太陽膀胱隨經而蓄于膀胱故臍下膨脹由闌門便滲入大腸若大便黑者此其候也

文蛤散

小腸通利則胸膈血散膻中血聚則小腸壅小腸壅膻中血不流行宜此方若小便血數行更宜桂枝紅花湯發其汗則愈活人書云此方疑非仲景然其言有理姑存之

瓜蒂散

庚戌避地維揚有人病傷寒七八日身體洞黃鼻目皆痛兩髀及項頸腰脊強急大便澁小便如金予曰脈緊且數脾元

本事方　　抵當丸　　文蛤散　　瓜蒂散

附錄　文蛤散　瓜蒂散

受溼暑熱蘊蓄于太陽之經宿穀相搏鬱蒸而不散故使頭面有汗至頸以下無之若鼻中氣冷寸口近掌無脈則不療急用茵陳湯調五苓散與之數服差

又記有人病身痛面黃喘滿頭痛自能飲食大小便如徑子診之脈大而虛鼻塞且煩予曰非溼熱宿穀相搏此乃頭中寒溼茵陳五苓不可行也仲景云溼家病身疼痛發熱面黃而喘頭痛鼻塞而煩其脈大自能飲食腹中和無病病在頭中寒溼故鼻塞内藥鼻中則愈仲景無藥方此方見外臺删繁證云治天行熱盖通貫藏府沉鼓骨髓之間或為黃瘴宜瓜蒂散盖此方也

又記一舟梢病傷寒發黃鼻内酸痛身與目如金小便赤

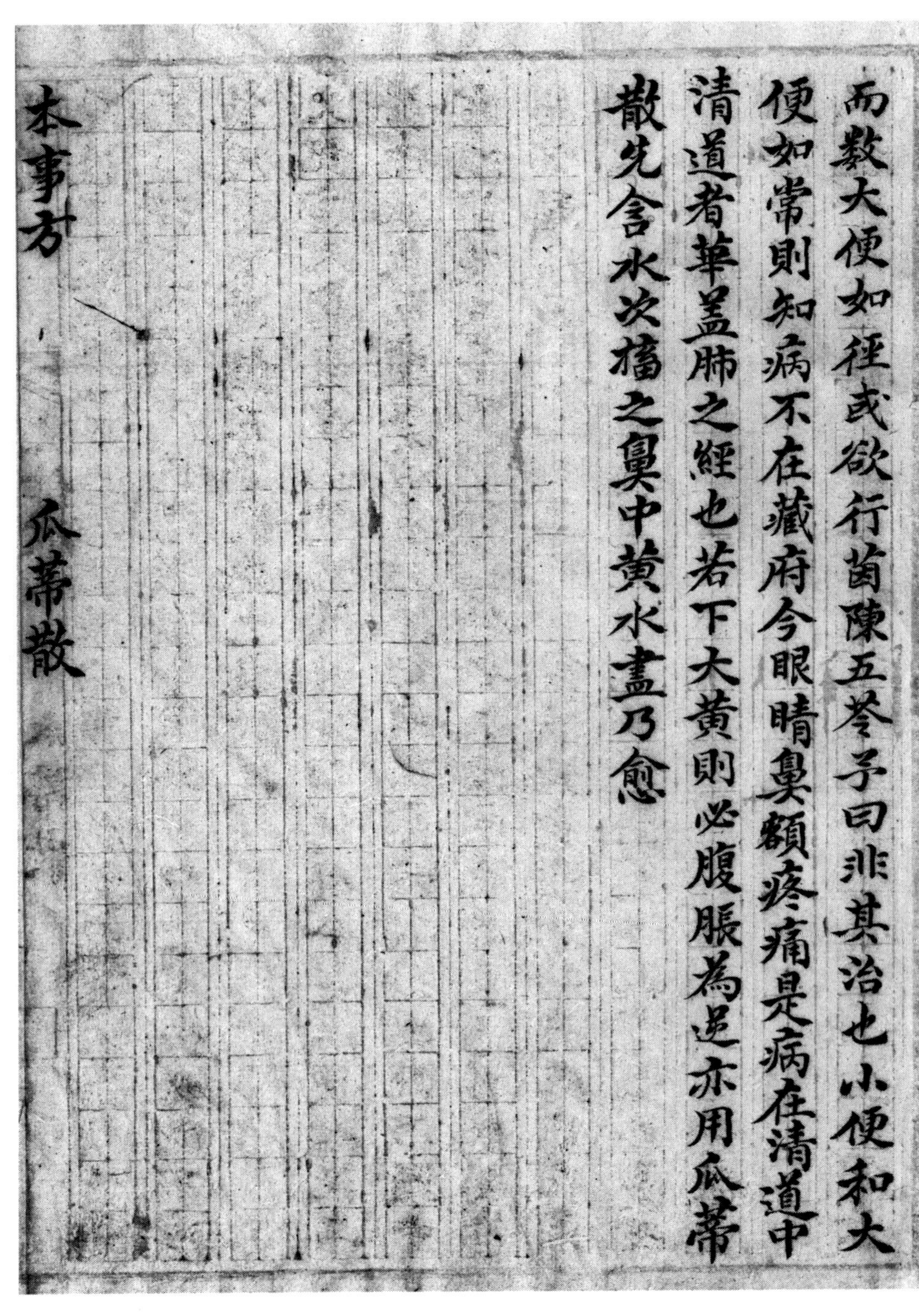

而數大便如徑式欲行茵陳五苓子曰非其治也小便和大便如常則知病不在藏府今眼睛鼻額疼痛是病在清道中清道者華蓋肺之經也若下大黃則必腹脹為逆亦用瓜蒂散先含水次搐之鼻中黃水盡乃愈

本事方　瓜蒂散

附錄

張仲景補傳

東漢張機字仲景南陽人舉孝廉官至長沙太守（名醫錄）總角時見何顒顒有知人鑑謂之曰子用心精審而韻不高後將為良醫矣卒如其言（太平御覽亦見廣記中）初受業于同郡張伯祖遂通其術工治療尤善經方（名醫傳）大有名于世張松北見曹操至以川中醫有仲景為誇詡聲望可知矣（名醫別傳）異時侍中王仲宣年二十餘仲景見之謂曰君有病四十當眉落眉落半年而死今服五石湯可免仲宣惡其言忤受湯弗服居三日見仲宣問服湯未曰已服仲景曰色候非服湯之診君何輕命也仲宣弗聽逾二十年果眉落落後百八十七日死其精若此（甲乙經亦見太平御覽）建安紀年以來仲景宗族向逾二百未及

十稔死亡者三之二而傷寒居其七盡然傷之乃勤求古訓博采衆方撰用素問九卷書今不傳八十一難當即辨脈法一篇謂本之難經也陰陽大論當即傷寒論大經之文謂本之內經也又采林億等校正素問謂其中陰陽大論一篇與各篇文詞不類當即仲景之文王冰取以補闕者也胎即胎藏經臚即顱顖經藥錄即各方論古古方論別為卷并平脈即平脈篇辨證當即金匱各篇以及傷寒論之可與不可與等篇為傷寒即今傷寒論雜病即今金匱玉函經論論字貫上二書合十六卷等今卷第經王叔和林億等校定非仲景之舊矣據仲景自序則胎臚二書當各有一卷今不傳據林億等言則陰陽大論亦為一卷今入素問中藥錄一卷散附各條下雖失而未失是十六卷中止存十二卷矣竊疑傷寒論六經及平脈辨脈應得六卷金匱各篇及可與不可與各篇應得六卷合前四卷得十六卷雖未必確是如此大致當不遠也其自序曰雖未能盡愈諸疾庶可以見病知源若能尋予所集思過半矣又曰觀今之醫不念思求經旨以演其所知各承家技終始順舊省

疾問病務在口給相對斯須便處湯藥按寸不及尺握手不及足人迎趺陽三部不參動數發息不滿五十短期未知決診九候曾無髣髴明堂闕庭盡不見察所謂窺管而已夫欲視死別生實為難矣仲景傷寒論自序後人重其書又名之曰金匱玉函經本黃帝金匱石室之意流傳失真遂以傷寒論二十二篇者為一書其雜病論二十五篇者又為一書別之曰金匱玉函或曰金匱要略相沿已久不能更改要之非其朔也傷寒論一書行最久遠梁陶宏景稱為衆方之祖唐孫思邈曰傷寒熱病自古有之名醫睿哲多所防禦至于仲景特有神功尋思旨趣莫測其致所以醫人未能鑽仰千金方其為名德推服至矣今所傳者編次于晉太醫令王叔和人多疑其

竄亂殆不然也考太平御覽引高湛養生論曰王叔和性沈靜好著述考覈遺文采摭羣論撰成脈經十卷編次張仲景傷寒論三十六卷云云玩此于傷寒論不曰撰成而曰編次似于原書實未竄亂但後人校刊誤以叙例攙在首卷之下啓人疑惑叔和原書殆必不爾又案叔和編次傷寒論稱三十六卷當合金匱在內傷寒下偶脫雜病二字耳今傷寒論止十卷金匱玉函經止八卷自二書分行不合三十六卷之數當又經林億等校改矣

金匱玉函書幾失宋王洙于秘閣蠹簡録出世始有傳本焉

仲景有高弟子衛汎才識明贍克承師學緝仲景遺文撰四逆三部厥經及胎藏經即仲景所云胎録也小兒顱顖方即仲景所云顱録也三卷每書一卷爲通曰仲景方見太平御覽仲景方序今佚不傳然仲景之書佚者尚眾就通志藝文略覈之若脈經一卷疑平脈辨脈別行者仲景方十五卷此不在傷寒金匱二書內評病要方一卷金匱録五卷此不在金匱玉函及要畧內或後人就二書録出者別爲一書五藏論一卷口齒論一卷療婦人方

二卷今皆不傳其逸文瑣語猶時時見于千金外臺各書云論曰劣哉范氏之為史也傳諸醫術有郭玉華佗而遺仲景可云見星不見月或曰承祚何亦遺之曰此有說華佗仕魏故得入魏志仲景不仕魏又未仕蜀漢自為東漢末人史斷限宜不得及之也再考華佗死于建安初仲景作書在建安十年以外年齒稍後于佗而聲迹相及仲景書略不及之者其意與佗異趣佗術神矣品則藝士止耳若仲景深維橫天之莫救務求經旨以啓來學俾萬禩業此具有門庭雖禹稷飢溺之心孔孟汲皇之志亦奚以過推為醫中之聖比其書于論語亶其然乎亶其然乎

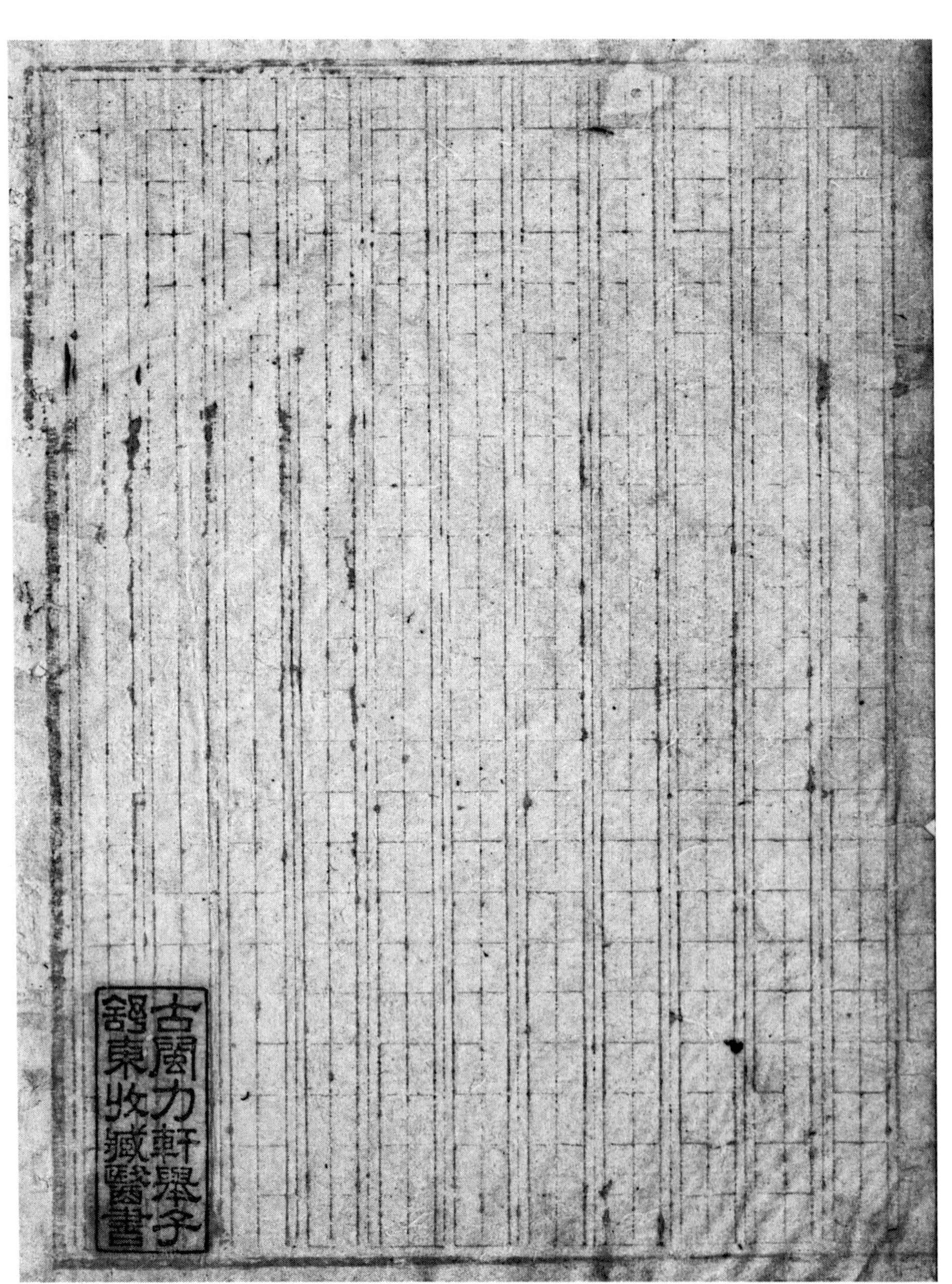
古閩力軒舉子
鄧東收藏醫書

金匱百七十五方解略六卷

〔清〕楊希閔編

清咸豐二年（一八五二）稿本

金匱百七十五方解略六卷

本書爲《金匱要略》注釋發揮著作。楊希閔（一八〇八—一八八二），字鐵傭，號臥雲，新城（今江西省黎川縣）人。道光十七年（一八三七）拔貢，候選內閣中書，畢生沉潛於考證評釋古典書籍，主張『義理、考證、辭章』三者缺一不可，因此又旁及醫學經典，除本書外，還著有《傷寒論百十三方解略》《盱客醫談》等。本書收載《金匱要略》方劑一百七十五首，每方均録出處、組成、劑量、方義，間有兼釋病證者，書末附有宋代孫奇等校正《金匱要略》附方三十五首。此書是校釋《金匱要略》的一部佳作，僅以抄本流傳，彌足珍貴。

金匱百七十五方解畧

金匱百七十五方解略題識

吾既撰傷寒百十三方解略，茲復將金匱百七十五方併解之。金匱方除附者不計，實共二百方，今又除重方不計，實止百七十五方。

傷寒準六經立言，原有脈絡，其文當仍元本。黃氏改易之，吾不謂然也。金匱為雜病施用，依證錄方，其序不必定從元本。黃氏分為外感、內傷、外科、婦人四大綱，以二十二篇隸為目，各目又略分輕重淺深、正反傳變之別，殊覺眉目清楚，吾甚喜之。此書次第即依黃本也。

傷寒百十三方解略，各方止一見，複者不贅，以六經當證施治，無定而有定也。此書惟複見本病者，彙註于方名下，不再

出方複見於各病各篇者則賛之藥味以首見之方爲主以餘止注云方見某篇雜病審證施治有定而無定也

傷寒各方止解方義此則間有兼釋病證者以證多或不詳悉則方義亦隱亦混也

傷寒金匱互見者約四十餘方今一一于方名下注明欲使觸目貫會

方下載各病脉證止略節數語都不詳悉欲使本文爛熟胸中然後再閱此書也昔藥山云吾今爲汝道破亦不難只宜汝于言下見去猶校些子　吾于傷寒各方是類方使易檢金匱各方是循證使易行傷寒文字是有脉絡的故方可不拘金匱方字是無脉絡的故方必依病

大概不明内經不識傷寒不識傷寒便難與言金匱也傷寒
明金匱亦易了
咸豐壬子四月二十一日卧雲居士楊希閔撰于遐憩山房

金匱百七十五方解略目

卷一

外感

外感雜病

卷二

内傷

内傷雜病

柏葉湯　赤小豆當歸散見　黄土湯以上驚悸吐衄下血瘀血

奔豚湯　桂枝加桂湯　苓桂甘棗湯以上奔豚氣

防己黄芪湯見　越婢湯　越婢加朮湯　甘草麻黄湯　麻黄附子湯　杏子湯　蓍芍桂酒湯　桂枝加黄芪湯　桂甘薑棗麻附細辛湯　枳朮湯以上水氣

卷三

内傷雜病

文蛤散　五苓散　猪苓湯　腎氣丸見　苦蔞瞿麥丸　蒲灰散　滑石白魚散　茯苓戎鹽散以上消渴小便不利淋

茵陳蒿湯　梔子大黄湯　硝礬散　茵陳五苓散

卷四

內傷雜病

丸　十棗湯　大青龍湯　小青龍湯　木防已湯
木防已去石膏加茯苓芒硝湯　五苓散見　半夏加
茯苓湯　澤瀉湯　小半夏湯見　厚朴大黄湯　葶
藶大棗瀉肺湯　苓桂五味甘草湯　苓桂五味薑辛
湯　苓桂五味加薑辛半夏湯　苓甘五味加薑辛半
夏杏仁湯　苓甘五味加姜辛半杏大黄湯以上痰飲咳嗽
甘草乾姜湯　桔梗湯　葶藶大棗瀉肺湯見　越婢
加半夏湯　小青龍加石膏湯　厚朴麻黄湯　澤漆
湯　射干麻黄湯　麥門冬湯　皂莢丸以上肺痿肺癰

卷五

内傷雜病

苦蔞薤白白酒湯　苦蔞薤白半夏湯　枳實薤白桂枝湯　人参湯　苓杏甘草湯　桔枳生薑湯　薏苡附子散　桂薑枳實湯　烏頭赤石脂丸以上胸痺心痛短氣

附子粳米湯　大建中湯　赤丸　大黄附子湯　厚朴七物湯　厚朴三物湯　大承氣湯已見　大柴胡湯

大烏頭煎　抵當烏頭桂枝湯　當歸生薑羊肉湯

大承氣湯已見　瓜蒂散以上腹滿寒疝宿食　藜蘆甘草湯

雞屎白散　蜘蛛散　甘草粉蜜湯　烏梅丸

以上趺蹶手指臂腫轉筋狐疝蚘蟲

外科

大黄牡丹皮湯　薏苡附子敗醬散　排膿湯　排膿

心湯已見　甘麥大棗湯　半夏厚朴湯　當歸芍藥散
已見　小建中湯已見　紅藍花酒　大黃甘遂湯　腎氣
丸已見　膏髮煎已見　蛇牀子散　狼牙湯以上婦人雜病
小兒疳蟲蝕齒方
通計金匱藥方除附者不計共得二百方又除重者
不計共得百七十五方
外附宋孫奇等校正金匱附見方三十五

金匱百七十五方解略卷一

外感　　五藏風寒積聚原第十一

旋覆花湯 肝著其人常欲蹈其胸上等〻

旋覆花三兩　葱十四莖　新絳少許

右三味以水三升煮取一升頓服

黃坤載云肝著者肝氣痺著而不舒也旋覆新絳行血而清風葱白通經而泄滯　新絳即緋帽用新染者能入血分

薑甘苓朮湯 腎著之病身體重腰以下冷如坐水中腹重如帶五千錢云〻

乾薑四兩　甘草二兩　茯苓四兩　白朮二兩

右四味以水五升煮取三升分溫三服

五藏風寒積聚　旋覆花湯　薑甘苓朮湯

卷一

黄坤載云胃著腎氣痺著而凝沍也薑苓温中泄水术甘培土去溼尤在溼云其病不在腎之中藏而在腎之外府故其治不在温腎以散寒而在燥土以勝水也　　薑甘苓术湯　麻仁丸

麻仁丸　治脾約

麻子仁二升　芍藥半斤　枳實一斤　大黄一斤　厚朴一尺　杏仁一升

右六味末煉蜜爲丸梧子大飲服十丸日三以知爲度

黄坤載云土燥木枯大便則堅其脾氣爲之約束不舒此丸麻仁杏仁潤燥而滑腸芍藥大黄清氣而泄熱厚朴枳實行滯而開結也此熱在中焦明爲堅者

外感雜病　　中風歷節源第五

桂芍知母湯 諸肢節疼痛體羸脚腫頭眩短氣溫〻欲吐

桂枝四兩 芍藥三兩 麻黃二兩 防風四兩 甘草二兩 白术五兩 生薑五兩 知母四兩 附子二兩泡

右九味以水七升煮取二升溫服七合日三服

黃坤載云术甘培土以制陰邪附子煖水而驅溼知母生薑清肺而降濁氣芍桂麻黃防風通經而開痺塞也

閔案四聖心源用此方治歷節每味十分用一如四兩改為四錢惟白术減為二錢又云若其病劇不能捷效加黃芪以行經絡烏頭以驅溼寒無有不愈一切膝風脚氣諸證不外此法

烏頭湯 病歷節不可屈伸疼痛

中風歷節 桂芍知母湯

卷一　烏頭湯

烏頭五枚咬咀以蜜二升煎取一升即出烏頭　炙甘草三兩　芍藥三兩　黄芪三兩　麻黄三兩

右五味咬咀四味以水三升煑取一升去滓內蜜煎中重煎之服七合不知盡服之亦治脚氣疼痛不可屈伸

黄坤載云溼寒傷其筋骨則疼痛不可屈伸此湯甘芍培土滋肝芪麻通經泄溼烏頭開痺逐寒也

尤在涇云此治寒溼歷節之正法也寒溼之邪非麻黄烏頭不能去而病在筋節又非皮毛之邪可一汗而散者故以黄芪之補白芍之平甘草之緩牽制二物俾得深入而去留邪如衛瓘監鍾鄧入蜀使其成功而不及于亂乃制方之要妙也

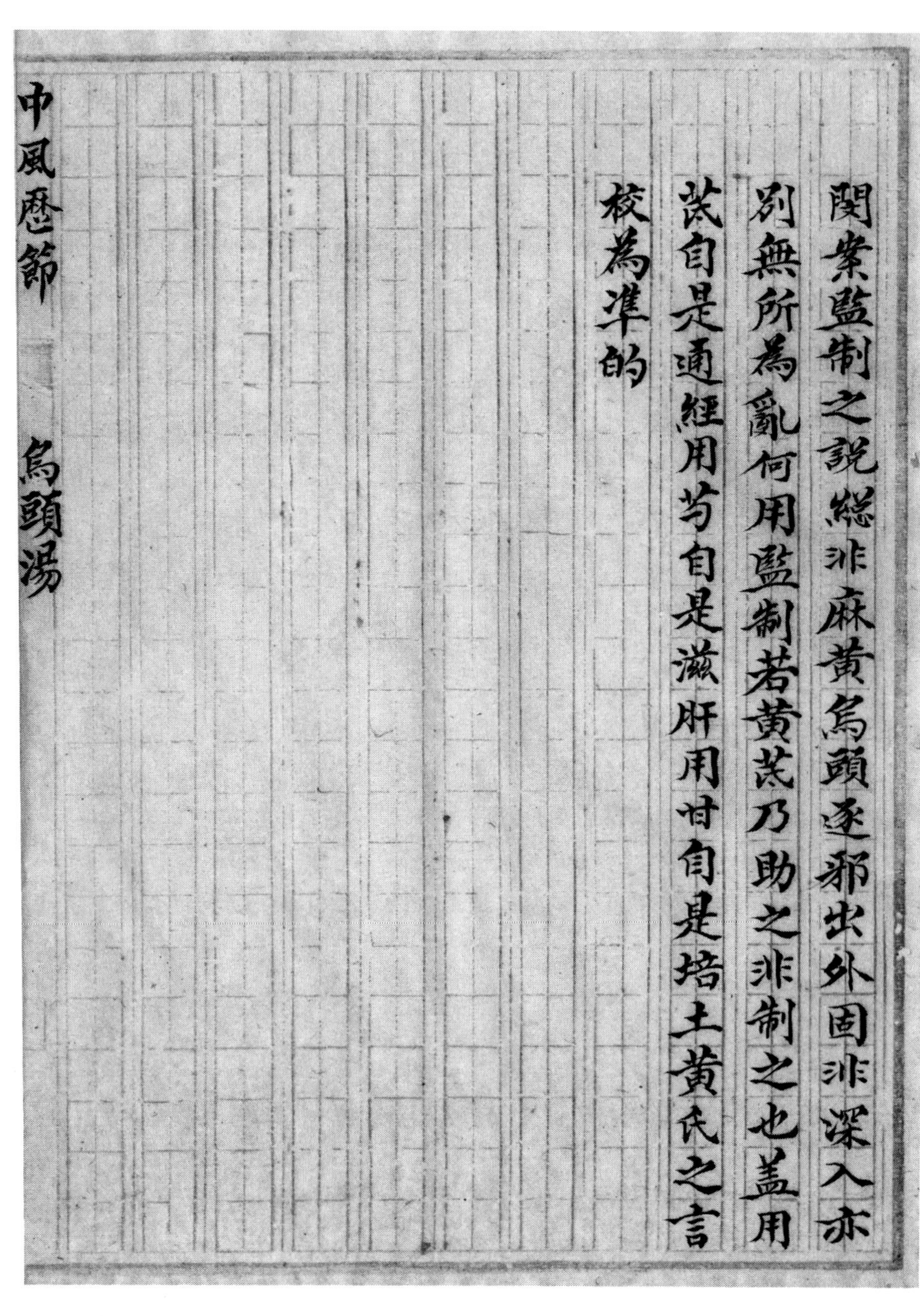

閔案監制之説總非麻黄烏頭逐邪出外固非深入亦別無所爲亂何用監制若黄芪乃助之非制之也蓋用芪自是通經用芍自是滋肝用甘自是培土黄氏之言校爲準的

中風歷節　烏頭湯

外感雜病　　痓溼暍原第二

苦蔞桂枝湯治柔痓　太陽病其證備身體强几ㄟ然脈反

苦蔞根二兩　桂枝三兩去皮　芍藥三兩　生薑三兩　炙草二兩　大棗十二枚擘

右六味㕮咀以水七升微火煮取三升去滓適寒温服一升取微汗汗不出食頃啜熱粥發之

黄坤載云此治柔痓也蔞桂達經氣而泄營鬱甘棗補脾精而滋肝血芍蔞清風木而生津液也

尤在涇云傷寒項背強几几汗出惡風者脈必浮數為邪風盛于表此證身體强几几然脈反沈遲者為風淫于外而津傷于内故用桂枝則同而一加葛根一加苦蔞根則

卷一　葛根湯

不同也

葛根湯治剛痓　太陽病無汗而小便反少氣上衝胸口噤不得語欲作剛痓亦見傷寒太陽篇

葛根四兩　麻黄三兩去節　桂枝二兩　芍藥二兩　生薑三兩　甘草二兩　大棗十二枚

右七味以水一斗先煮麻黄葛根減二升去上沫内諸藥煮取三升去滓温服一升覆取微汗

黄坤載云此治剛痓也薑甘大棗和中宮而補土桂枝芍藥達營衛而泄熱麻黄散太陽之寒葛根解陽明之鬱也剛痓全是太陽表裏束逼陽明之證故用葛根

吳氏謙云麻黄湯能治太陽而不能治陽明故以葛根湯兼太陽陽明兩經之治為剛痓無汗之正法也

大承氣湯 痙為病胸滿口噤臥不著席脚攣急而齘齒 亦見傷寒陽明篇

大黃四兩酒洗 厚朴半斤炙去皮 枳實五枚炙 芒硝三合

右四味以水一斗先煮二物取五升去滓內大黃煮取二升去滓內芒硝更上火微一二沸分溫再服得下止服

黃坤載云此其土燥胃逆病在陽明大黃芒硝泄其燥熱枳實厚朴破其壅塞也

麻黃加朮湯 溼家身煩疼者

麻黃二兩去節 桂枝二兩去皮 杏仁七十枚去皮尖 甘草一兩炙 白朮四兩

右五味以水五升先煮麻黃減二升去上沫內諸藥煮取二升半去滓溫服八合覆取微似汗

痙溼暍 大承氣湯 麻黃加朮湯

卷一　麻黃加朮湯　麻杏薏甘湯

魏念庭云麻黃散太陽表寒桂枝驅太陽表溼杏仁降洩逆氣甘朮燥補中土更以取微汗爲治表之金針此固以之治表邪也而内因之溼爲寒因爲熱因俱兼理而無妨礙矣故治溼病之裏以治小水爲第一義而治溼病之表以取微汗爲第一義也

麻杏薏甘湯治風溼　病傷于汗出當風或久傷取冷所致

麻黃五錢去節　杏仁十枚去皮尖　薏苡五錢　甘草一兩炙

右剉麻豆大每服四錢水一盞半煎八分去滓溫服有微汗避風

尤在涇云痓病非風不成溼痺無寒不作故以麻黃散寒薏苡除溼杏仁利氣助通泄之用甘草補中予勝溼之權

也

魏念庭云痓病非風不成雖有寒亦附于風而已溼痹非寒不成雖有風亦附于寒而已此一定之分闕不容昧者

防己黄芪湯風溼脈浮身重汗出惡風者

防己一兩　黄芪一兩　炙草五錢　白术七錢

右剉麻豆大每抄五錢匕生薑四片大棗三枚水盞半煎八分去滓温服良久再服喘者加麻黄五錢胃中不和者加芍藥三分氣上衝者加桂枝三分下有陳寒者加細辛三分服後當如蟲行皮中從腰下如冰後坐被上又以一被繞腰下温令微汗差

黄坤載云甘术補中燥土耆黄發表泄溼　案以上二方

痓溼暍　防己黄芪湯

卷一　桂枝附子湯　白朮附子湯

分兩煎法加減俱非仲景法小青龍湯喘者去麻黃加杏仁此云加麻黃大抵後人所補也

桂枝附子湯風溼相搏身體疼痛不能自轉側不嘔不渴脈浮虛而濇者亦見傷寒太陽篇

桂枝四兩　生薑三兩　甘草二兩炙　大棗十二枚擘　附子三枚泡去皮破八片

右五味以水六升煮取二升去滓分溫三服

黃坤載云桂枝和中解表附子煖血驅寒

程氏林云此方溫經以散風溼

魏念庭云此方純以升扶陽氣而佐以甘棗補中

閔按此方即桂枝湯去芍藥加附子而分兩不同　黃程魏三說不同而可互足

白术附子湯如前證若大便堅小便自利者此湯主之

白术四兩　甘草炙二兩　附子炮三枚　大棗擘十二枚　生薑三兩

右五味以水三升煮取一升去滓分溫三服一服覺身痺半日許再服三服都盡其人如冒勿怪即是朮附並走皮中逐水氣未得除故耳

黄坤載云前證倘若大便堅小便自利則木達而疏泄之令行溼不在下而在中去桂枝之疏木加白朮以燥土也

甘草附子湯治溼流關節諸病　亦見傷寒溼病

甘草炙二兩　白朮二兩　附子炮二枚　桂枝四兩去皮

右四味以水六升煮取三升去滓溫服一升日三服初服

得微汗則解能食汗出復煩者服五合恐一升多者服六七合為妙

黄坤載云甘朮補土燥溼附桂煖水疏木

閱案此方即桂枝附子湯去薑棗加白朮

白虎加人參湯 暍病汗出惡寒身熱而渴者 亦見傷寒太陽

知母六兩 石膏一斤研綿裹 甘草二兩 粳米六合 人參三兩

右五味以水一斗煮米熟湯成去滓溫服一升日三服

黄坤載云夏月中暑必感外寒鬱其內熱但壯火食氣汗泄亡陽不可汗出人參白虎清金泄熱益氣生津實治暍之神方也

尤在涇云此爲中暑而無溼者之治法
李氏彣云熱傷氣氣泄則汗出氣虛則惡寒熱蒸肌腠則
身熱熱傷津液則作渴此惡寒身熱與傷寒相類所異者
傷寒初起無汗不渴中暍初起即汗出而渴也
瓜蒂散暍病　夏日傷冷水彼行皮中所致
瓜蒂二十枚
右剉以水一升煮取五合去滓温服
黄坤載云此方去皮中之冷水水去則竅開而熱泄矣
尤在涇云此治中暑兼溼者之法也
陳修園云後人用五苓散大順散小半夏加茯苓湯等皆
推廣其法而兼治溼也

外感雜病　瘧病原第四

白虎加桂枝湯 治温瘧

石膏一斤　知母六兩　甘草二兩炙　粳米二合　桂枝三兩去

右五味以水一斗煮取米熟湯成去滓温服一升日三服

黄坤載云温瘧即癉瘧之輕者此方膏母清金泄熱甘粳益氣生津桂枝行經而達表也　風寒在表故熱藏骨髓桂枝散風寒引骨髓之熱達于皮毛也

王晋三云内經論瘧以先熱後寒邪藏于骨髓者為温瘧二瘧仲景以但熱不寒邪藏于心者為温癉二瘧内經所言是邪之深者也仲景所言是邪之淺者也其殆補内經

瘧病　白虎加桂枝湯

所未逮歟治以白虎加桂枝湯方義原在心營肺衛內經温瘴瘧雖未有方然同是少陰之伏邪在手經者為實邪在足經者為虛邪實邪尚不發表而用清降何况虛邪有不慮其亡陰者耶臨證生心是所望于化裁者矣

閱案温瘴瘧無論虛實斷無發表之理然亦斷無清而兼降之理玩仲景立方膏母是清藥桂枝亦是表藥也

蜀漆散治牝瘧〻多寒暑

蜀漆洗去腥　雲母燒二日夜　龍骨等分

右三味杵為散未發前以漿水服半錢匕

黄坤載云牝瘧是寒邪伏于少陽之部必當去之此方雲母除溼寒龍骨收濁瘀蜀漆排決積滯以達陽氣也

尤在涇云瘧多寒者非真寒也陽氣為痰飲所遏不得外出肌表而但内伏心間心牝藏也故名牝瘧

魏念庭云言此瘧為犯心之病如京師有寇曰京寇也

陳修園云方中雲母無真未能速效此方原是宣通心陽使氣行于肌表予借用桂枝去芍藥加蜀漆龍牡救逆湯其效如神

鱉甲煎丸治瘧母

鱉甲炙十一分 半夏一分 柴胡六分 黄芩三分 人參一分 乾薑三分 桂枝五分 阿膠炙三分 白芍五分 大黄三分 厚朴三分 葶藶熬三分 石韋去毛三分 瞿麥二分 赤硝十二分 桃仁二分 烏扇三分泡即射干 紫葳三分

瘧病 蜀漆散 鱉甲煎丸

卷一

鱉甲煎丸

蜣螂熬六分　鼠婦熬三分　蜂窠炙四分　䗪蟲熬五分　丹皮五分

右二十三味為末，取煅竈下灰一斗，清酒一斛五升浸灰，候酒盡一半，着鱉甲于中，煮令泛爛如膠漆，取汁内諸藥煎為丸，如桐子大，空心服七丸，日三服。

黄坤載云：鱉甲行厥陰而消癥瘕，半夏降陽明而消痞結，柴芩清泄少陽之表熱，參薑温補太陰之裏寒，桂芍阿膠疏肝而潤風燥，大黄厚朴泄胃而清鬱煩，葶藶石韋瞿麥赤硝利水而泄溼，丹皮桃仁烏扇紫葳以及四蟲破瘀而癥瘕也。

徐忠可云：千金方去鼠婦赤硝而加海藻大戟以軟堅化水更妙。

王晉三云此方統言之不越厥陰陽明二經之藥故久瘧邪在營衛而著藏府者即非瘧母亦可借以截之金匱惟此丸與薯蕷丸藥品最多皆治正虛邪著久而不去之病非集血氣之藥攻補兼施未易奏功

外感雜病

百合狐惑陰陽毒 原第三

百合知母湯 百合病發汗後者

百合七枚　知母三兩

右先以水洗百合漬一宿當白沫出去其水更以清泉水二升煎取一升去滓别取泉水二升煎知母取一升合和煎取一升五合分溫再服

黄坤載云百合清肺生津知母涼金泄火

王晉三云本文云百脈一宗明言病歸于肺（百脈俱朝于肺）君以百合甘涼清肺即此可療此疾矣再佐以知母救肺之陰使膀胱水府知有母氣是救肺即以救膀胱也

滑石代赭湯 百合病下之後者

百合狐惑陰陽毒　百合知母湯　滑石代赭湯

卷一　滑石代赭湯　百合雞子湯

百合七枚　滑石三兩，研　代赭石如雞子大，研

右先以水洗百合浸一宿當白沫出去其水更以泉水二升煎取一升别以泉水二升煎滑石代赭取一升合和重煎取一升五合分温服

黄坤載云此是下傷中氣溼動胃逆肺鬱生熱者百合清金泄熱二石滲溼降逆也

百合雞子湯百合病吐之後者

百合七枚　雞子黄一枚

右先以水洗百合浸一宿當白沫出去其水更以泉水二升煎取一升去滓内雞子黄攪匀煎五分温服

黄坤載云此是吐傷肺胃之津燥動而火炎者百合清肺

熱而生津雞子黄補脾精而潤燥也

百合地黄湯 百合病不經吐下發汗病形如初者

百合七枚　地黄汁一升

右先以水洗百合浸一宿當白沫出去其水更以泉水二升煎取一升去滓内地黄汁煎取一升五合分温再服中病勿更服大便當如漆

黄坤載云此瘀熱淫蒸敗濁未泄者百合清金而除煩地黄泄胃而下瘀濁也

百合洗方 百合病一月不解變成渴者

百合一斤

右以百合一斤以水一斗浸之一宿以洗身洗已煮餅食

百合狐惑陰陽毒　百合地黄湯　百合洗方

卷一　　苦蔞牡蠣散　　百合滑石散

勿以鹽豉也

尤在涇云病久不解而變成渴邪熱留聚在肺也單用百合洗者以皮毛爲肺之合其氣相通故也洗已食煮餅按外臺云洗身訖食白湯餅今餺飥也本草粳米小麥除熱止渴勿以鹹豉恐其味耗水而增渴也

苦蔞牡蠣散百合病渴不差者

苦蔞根　牡蠣熬等分

右爲細末飲服方寸匕日三服

黃坤載云此方清金潤燥斂肝止渴

百合滑石散百合病變發熱者

百合炙一兩　滑石二兩

右為散服方寸匕日三服當微利者止服

黄坤載云此方清金泄熱利水滲溼

甘草瀉心湯治狐惑狀如傷寒云云

甘草四兩炙　半夏半升　黄連一兩　黄芩三兩　乾薑三兩　人參三兩　大棗十二枚

右七味以水一斗煮取六升去滓再煎取三升温服一升日三服傷寒無人參

苦參湯蝕下部者

苦參一斤

右以水一斗煎取七升去滓熏洗

雄黄散蝕于肛者

百合狐惑陰陽毒　甘草瀉心湯　苦參湯　雄黄散

卷一

雄黃散

雄黃

右為細末筒瓦二枚合之燒向肛門熏洗

黃坤載云狐惑者狐疑惶惑綿昧不明狀如傷寒而病實在裏默默欲眠目不能開卧起不安飲食皆廢其面目乍赤乍黑乍白而無定也此蓋溼氣遏鬱精神昏憒之病也溼邪淫泆上下薰蒸浸漬糜爛肌肉剝蝕蝕於喉嚨其名為惑以心主藏神陽分受病清氣燔蒸則神思惶惑而不靈也蝕於二陰其名為狐以腎主藏志陰分受傷濁氣薰爍則志意狐惑而不清也蝕於上部其病在心心火刑金是以聲嗄心火升炎下寒上熱甘草瀉心湯參甘薑棗溫補中脘之溼寒芩連半夏清降上焦之鬱熱也蝕於下部

其病在腎腎脉上循喉嚨是以咽乾其前在陰器則以苦參湯洗之後在肛門則以雄黃散薫之盖土溼木陷鬱而生熱化生蟲䘌前後侵蝕苦參雄黃清熱而去溼療瘡而殺蟲也　土溼則脾陷而不消胃逆而不納故不能飲食君火不降則見赤色辛金不降則見白色壬水不降則見黑色病見上下而根在中焦總由太陰溼土之旺甘草瀉心湯温中清上培土降濁狐惑之的方也

赤小豆當歸散　治狐惑二　或曰治陰陽毒

赤小豆三升浸令芽出曬干　當歸十兩

右二味杵為散漿水服方寸匕日三服

黃坤載云小豆利水泄溼當歸養血排膿

百合狐惑陰陽毒　赤小豆當歸散　升麻鱉甲湯

卷一 升麻鱉甲湯 升麻鱉甲去雄黃蜀椒湯

升麻鱉甲湯治陽毒

升麻二兩 鱉甲手指大一片炙 甘草二兩 當歸一兩 雄黃五錢研 蜀椒一兩去汗炒

右六味以水四升煮取一升頓服之老少再服取汗

黃坤載云陽毒之病少陽甲木之邪也相火上逆陽明鬱蒸而生上熱其經自面下項循喉嚨而入缺盆故面赤喉痛而吐膿血藏氣相傳五日始周則猶可治所謂七傳者死也五十三難假令心病傳肺肺傳肝肝傳脾脾傳腎腎傳心一藏不再傷故言七傳者死七日肺肝再傷故致死也升麻鱉甲湯升麻甘草清咽喉而鬆結滯鱉甲當歸排膿血而決腐瘀雄黃蜀椒泄濕而下逆氣也

升麻鱉甲去雄黃蜀椒湯治陰毒

升麻二兩　鱉甲手指大一片，炙　甘草二兩，炙　當歸一兩

煎服依前法

黄坤載云：陰毒之爲病，厥陰乙木之邪也。肝竅於目而色青，故面目青。足太陽之脉上膈而挾咽，脾肝鬱迫，風木衝擊，故身與咽喉皆痛。升麻鱉甲去雄黄蜀椒湯，升麻、甘草清咽喉而鬆迫結，鱉甲、當歸破痞瘀而滋風木也。

金匱百七十五方解略卷二

內傷　血痺虛勞原第六

黄芪桂枝五物湯治血痺

黄芪三兩　桂枝三兩　芍藥三兩　生薑六兩　大棗十二枚

右五味以水六升煮取二升温服七合日三服一方有人參

尤在涇云此湯和營之滯助衛之行

閔案此即桂枝湯去甘草而加黄芪

桂枝龍牡湯治虛勞男子失精女子夢交等

桂枝三兩　芍藥三兩　甘草二兩　大棗十二枚　生薑三兩　龍骨三兩　牡蠣三兩

血痺虛勞　黄芪桂枝五物湯　桂枝龍牡湯

卷二　桂枝龍牡湯　小建中湯

右七味以水七升煮取三升分温三服

黄坤載云桂枝芍藥達木鬱而清風燥薑甘大棗和中氣而補脾精龍骨牡蠣斂寒水而濇精血也

閔案此即桂枝湯加龍骨牡蠣

小建中湯治虚勞裏急悸衄腹中痛夢失精四支痠疼手足煩熱咽乾口燥亦見傷寒少陽篇

桂枝去皮三兩　芍藥六兩　甘草三兩　大棗十二枚　膠飴一升

右六味以水七升煮取三升去滓内膠飴更上微火消解温服一升日三服嘔家不可用此湯以甜故也

黄坤載云膠飴甘棗補脾精而緩裏急薑桂芍藥達木鬱而清風火風也

閔案此即桂枝湯加膠飴

黃芪建中湯 治虛勞裏急諸不足

桂枝三兩　芍藥六兩　甘草三兩　大棗十二枚　生薑三兩　餳飴一升　黃芪一兩半

于小建中湯內加黃芪一兩半餘依建中湯法氣短胸滿者加生薑腹滿者去棗加茯苓一兩半及療肺虛損不足補氣加半夏三兩

黃坤載云此湯加黃芪者補肝膽之氣以培陽根也

閱案以上四方大概以桂枝湯為樞紐枝桂枝治血痺人易知治虛勞諸不足則庸醫所斂手矣豈知行營達鬱非此不能奏功倘肯不囿卑庸尋求向上斯日行闔浮冥固可破耳

血痺虛勞　黃芪建中湯　八味腎氣丸

卷二　八味腎氣丸

八味腎氣丸治虛勞腰痛少腹拘急小便不利者

乾地黃八兩　薯蕷四兩　山茱萸四兩　澤瀉三兩　茯苓三兩　丹皮三兩　桂枝　附子各一兩

右八味末之煉蜜和丸梧子大酒下十五丸加至二十五丸日再服

黃坤載云附子煖癸水而益腎氣地黃滋乙木而補肝血丹皮行血而開瘀澀茱萸斂精而止失亡苓澤泄水滲溼桂枝疏木達鬱也

徐靈胎此方亦治脚氣乃驅邪水以益正水之法也　又云此方專利小便水去而陰不傷扶陽而火不升製方之妙固非一端但近人以此一方治天下之病則又大失此

方之義矣

陳修園云此為温腎化氣良方若小便多者大為禁劑自王太僕元和經極贊其功然用者頗少至薛立齋以之統治百病趙養葵之醫貫奉為神丹李士材張景岳因之以治本一説文其糢糊兩可之術誤人不少

閔案此方金匱凡四見自此以外一見于男子消渴一見于痰飲一見于婦人轉胞皆主滋潤温和而兼疏利之意並未見有壯水之本處魏念庭謂六味丸壯水之本不觧向來諸家嘵嘵以六味為壯水之本又改乾地黄為熟地黄其意旨何在趙養葵又以八味丸能補腎中之火彌為可笑陳修園心有慨于是而言不盡意故為引申之如

血痺虚勞　八味腎氣丸　薯蕷丸

此

薯蕷丸　治虛勞諸不足風氣百疾

薯蕷三十分　麥冬六分　梗更五分　杏仁六分　當歸十分　阿膠七分　芍藥六分　乾地黃十分　大棗百枚為膏　人參七分　甘草二十分　白朮六分　茯苓五分　神曲十分　乾薑三分　柴胡五分　白斂二分　桂枝十分　防風六分　豆卷十分　芎藭六分

右二十一味之[末]煉蜜和丸如彈子大空腹酒服一丸一百丸為劑

黃坤載云虛勞之病率在厥陰風木之一經也肝脾陽虛生氣不達木鬱風動泄而不藏於是虛勞不足百病皆生

肺主收斂薯蕷斂肺而保精麥冬清金而甯神桔梗杏仁破壅而降逆以助辛金之收斂肝主生發歸膠滋肝而養血地芍潤木而清風芎藭桂枝疏鬱而升陷以助乙木之生發土位在中是為升降金木之樞大棗補己土之精人參補戊土之氣苓朮甘草培土而泄溼神曲乾薑消滯而溫寒所以理中而運升降之樞也木位在左是為克傷中氣之賊柴胡白蘝泄相火而疏甲木黄卷防風燥溼土而達乙木所以剪亂而除中州之賊也

酸棗湯 治虛勞虛煩不得眠

酸棗仁二升 知母二兩 川芎二兩 甘草二兩 茯苓二兩

血痺虛勞 薯蕷丸 酸棗湯

右五味以水八升煮酸棗仁得六升内諸藥煮取三升分溫三服

黃坤載云土傷胃逆相火升泄是以虛煩不得眠睡酸棗湯甘草茯苓培土而泄溼川芎知母疎木而清煩酸棗斂神魂而安浮動也

大黃䗪蟲丸治虛勞五勞七傷

大黃蒸十分　黃芩二兩　芍藥四兩　乾地黃十兩　甘草三兩　杏仁一升　桃仁一兩　乾漆一兩　蝱蟲一升　水蛭百枚　蠐螬一升　䗪蟲半升

右十二味煉蜜為丸如小豆大酒飲服五丸日三服

黃坤載云五勞五藏之病勞也素問宣明五氣久視傷血

久卧傷氣，久坐傷肉，久立傷骨，久行傷筋，是謂五勞所傷。心主血，脾肺主氣，脾主肉，腎主骨，肝主筋，五勞不同，其病各異，而總以脾胃為主，以其為四維之中氣也。故五勞之病至於虛極，必羸瘦腹滿，不能飲食，緣其中氣之敗也。五勞之外又有七傷：飽食而傷，憂鬱而傷，過飲而傷，房室而傷，飢餓而傷，勞苦而傷，經絡營衛氣傷。其傷在氣而病則在血，血隨氣滯，則血瘀。血所以潤身而華色，血瘀而乾，則肌膚甲錯而不潤，兩目黯黑而不華。肝竅于目，靈樞肝病者皆青（五閱五使）篇正此義也。血枯木燥，筋脈短縮，故中急而不緩也。大黃䗪蟲丸，甘草培土而緩中，杏仁利氣而泄溼，桃仁、乾漆、蝱蟲、水蛭、蠐螬、䗪蟲破瘀而消癥，芍藥、地黃清

血痺虛勞　大黃䗪蟲丸

卷二　大黄䗪蟲丸

風木而滋營血，黄芩、大黄泄相火而下結塊也。凡五勞七傷，不離肝木之病，必緣土虚以中氣勞傷，己土溼陷，風木鬱遏，生氣不達，於是賊脾胃而犯中原，脾敗不能化水穀而生肌肉，故羸瘦而腹滿。肝藏血而竅於目，木陷血瘀，皮膚失榮，故肌膚甲錯，兩目黯黑。大黄䗪蟲丸養中而滋木，行血而清風，勞傷必需之法也。

徐靈胎云：此方專治瘀血成勞之證，瘀不除則正氣永無復理，故去病即所以補虚也。

内傷雜病　驚悸吐衄下血瘀血　原篇十六

桂枝去芍加蜀漆龍牡湯 治驚悸有火邪者 亦見傷寒太陽篇火迫亡陽證

桂枝三兩去皮　甘草二兩炙　生薑三兩　大棗十二枚　蜀漆三兩洗去腥　龍骨四兩　牡蠣五兩熬

右為末以水一斗三升先煮蜀漆減二升內諸藥煮取三升去滓溫服一升

黃坤載云蜀漆吐腐敗而療狂龍牡斂神魂而止驚去芍藥者以其酸寒而泄陽氣也

半夏麻黃丸 治心下悸者

半夏　麻黃各等分

右二味末之煉蜜和丸小豆大飲服三丸日三服

驚悸吐衄下血瘀血　桂枝去芍加蜀漆龍牡湯　半夏麻黃丸

卷二

半夏麻黄丸

黄坤載云半夏降胃逆而驅濁陰麻黄泄塞而開經絡也又云驚悸之證土溼胃逆陽氣外泄神魂失藏多不能寐靈樞邪客衛氣獨衛其外行於陽而不得入於陰行于陽則陽氣盛不得入於陰則陰虛故目不瞑飲以半夏湯一劑陰陽已通其卧立至即此義也內傷外感驚悸之證皆少陽之陽虛（土敗胃逆水火失根故也）唯少陽傷寒小建中湯矣甘草二證是少陽之陽旺者（足少陽化氣于相火）汗下傷中陽亡土敗甲木拔根相火升炎故以生地芍藥泄其相火（此在內傷必是火敗以傷寒表邪鬱其相火是以火旺也）然火自旺而土自虛非表裏陽盛者（小建中矣甘草皆培土而泄火也）除此無陽旺之驚悸矣後世庸工歸脾加減天王補心之方滋陰泄陽誤盡天下蒼生至今海內宗之

加以俗子表章其禍愈烈此關天札殺運非一人之力所能挽也

瀉心湯治心氣不足吐血衄血　亦見傷寒少陽篇痞證

大黃二兩　黃連一兩　黃芩一兩

右三味以水三升煮取一升頓服之亦主治霍亂

黃坤載云此熱傷心血故心氣不足此方瀉心火以救心氣火瀉而氣復則瀉亦成補亡血皆虛寒病用此三黃者經所謂急則治其標也

閱案吳氏謙疑經文心氣不足當作心氣有餘不足如何用此方亦近是然觀黃氏所解又豁然矣乃知書直難解也

驚悸吐衄下血瘀血　瀉心湯

卷二　瀉心湯　柏葉湯　赤小豆當歸散

柏葉湯 治吐血不止者

柏葉三兩　乾薑三兩　艾三把

右三味以水五升取馬通（即馬屎也）汁一升合煮一升分溫再服

黃坤載云此中寒胃逆而肺金失斂者也乾薑溫中而降逆柏艾馬通斂肺而止血也

赤小豆當歸散 治下血先血後便此近血也

方見狐惑篇

黃坤載云近血者血在大便之下也脾土溼陷肝氣冲遏木鬱風動疏泄失藏故便近血此方小豆利小而燥溼土當歸養血而潤風木也

黄土湯治下血先便後血此遠血也

竈中黄土半升　甘草三两　白术三两　阿膠三两　地黄三两　附子三两

右七味以水八升煮取三升分温二服亦主吐衄

黄坤載云遠血者血在大便之上也便血之證總缘土溼木遏風動而疏泄也其木氣洩陷而風泄于魄門則便近血其木氣鬱升而風泄于腸胃則便遠血黄土湯黄土术甘補中燥溼而止血膠地黄芩滋木清風而瀉熱附子煖水土以榮肝木也下血之家風木鬱遏未嘗不生燥熱仲景所以用膠地黄芩而風木鬱遏而生燥熱全由水土之溼寒仲景所以用术甘附子盖水土温煖乙木榮暢萬無驚悸吐衄下血瘀血　黄土湯

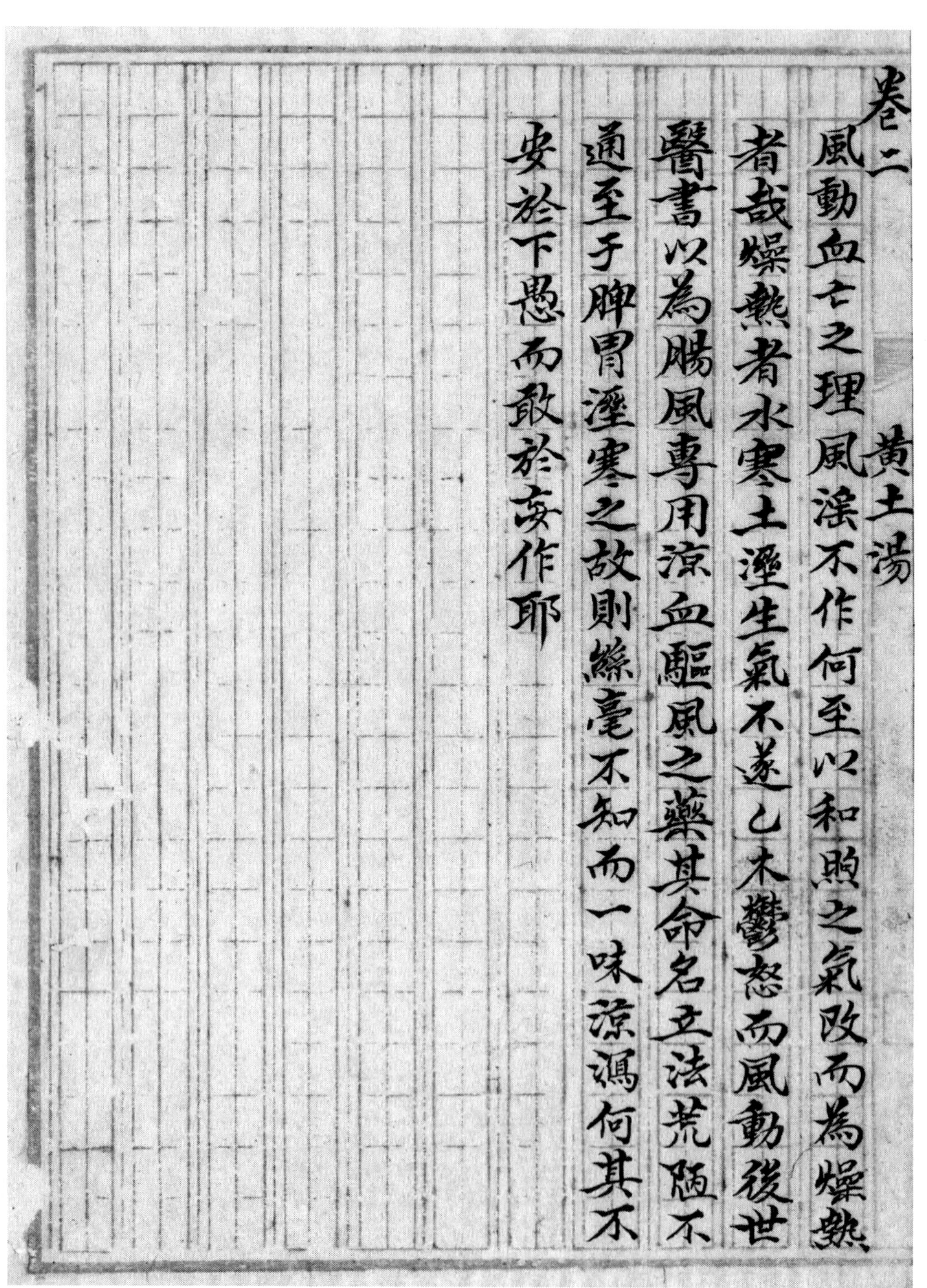

卷二　黄土湯

風動血亡之理風淫不作何至以和煦之氣改而爲燥熱者哉燥熱者水寒土溼生氣不遂乙木鬱怒而風動後世醫書以爲腸風專用涼血驅風之藥其命名立法荒陋不通至于脾胃溼寒之故則絲毫不知而一味涼瀉何其不安於下愚而敢於妄作耶

内傷雜病　奔純氣原第八

奔純湯　奔純氣上衝胸腹痛往來寒熱

甘草二兩　半夏四兩　生薑四兩　芍藥二兩　當歸二兩　川芎二兩　黄芩二兩　生葛五兩　甘李根白皮一升

右九味以水二斗煮取五升溫服一升日三服夜一服

黄坤載云甘草補土而緩中生薑半夏降胸膈之衝氣黄芩生葛清膽胃之鬱熱芎歸芍藥疏木而潤風燥李根白皮清肝而下奔氣也

桂枝加桂湯　治奔純氣從少腹上衝心

桂枝五兩　芍藥三兩　甘草炙二兩　大棗十二枚　生薑三兩

奔純氣　奔純湯　桂枝加桂湯

卷二　桂枝加桂湯　苓桂甘棗湯

右五味以水七升微火煮三升去滓溫服一升

周揚俊云桂枝加桂者一以外解風邪一以內泄陰氣也

閔案加桂枝止是益疏風木之鬱耳內泄陰氣證與藥皆隔壁語尤在涇陳修園等等皆同此意故一辨之

苓桂甘棗湯　發汗後臍下悸欲作奔豚　亦見傷寒太陽篇

茯苓半斤　桂枝四兩　甘草二兩　大棗十二枚

右四味以甘瀾水一斗先煮茯苓減二升內諸藥煮取三升去滓溫服一升日三服　作甘瀾水法取水二斗置大盆內以勺揚之水上有珠子五六十顆相逐遂取用之

黃坤載云苓桂泄癸水而疏乙木大棗補脾精而滋肝血也

内傷雜病　水氣原第十四

防已黄芪湯治風水脉浮身重汗出悪風者

方見溼病篇

尤在涇云此條義詳痓溼暍篇雖有風水溼之異然而水與溼非二也

越婢湯治風水

麻黄六两　石膏半斤　甘草二兩　大棗十五枚　生薑三两

右五味以水六升先煮麻黄去上沫内諸藥煮取三升分温服

黄坤載云麻黄石膏發表清熱薑甘大棗補土和中

卷二　越婢加朮湯　甘草麻黄湯　麻黄附子湯

越婢加朮湯治裏水

于前方加白朮四兩

甘草麻黄湯治同上

甘草二兩　麻黄四兩

右二味以水五升先煮麻黄去上沫内甘草煮三升温服一升重覆汗出不汗再服慎風寒

黄坤載云前方主小便自利而渴此方主小便不利無汗而渴者皆用麻黄使裏水化汗而外泄也

麻黄附子湯治水脉沈者　亦見傷寒少陰篇分兩不同

麻黄三兩　甘草二兩　附子一兩炮

右三味以水七升先煮麻黄去上沫内諸藥煮取二升半

杏子湯治水脈浮者　亦見傷寒太陰篇原方缺取傷寒麻杏甘石湯補

杏子五十枚　麻黃四兩　甘草二兩炙　石膏半斤碎

右四味以水七升煮麻黃減二升去上沫內諸藥煮取二升去滓溫服一升止後服

黃坤載云脈有浮沈則藥有溫清之不同前方溫中下而發表此方清中上而發表也

芪芍桂酒湯治黃汗病

黃芪五兩　桂枝三兩　芍藥三兩

右三味以苦酒一升水七升相合煮取三升溫服一升當心煩服之六七日乃解若心煩不止者以苦酒阻故也苦酒即醋也

水氣　杏子湯　芪芍桂酒湯

黄坤載云芪桂行營衛之鬱遏芍酒泄經絡之瘀熱也

桂枝加黄芪湯 治黄汗病

桂枝三两 芍藥三两 甘草二两 大棗十二枚 生薑三片 黄芪二两

右六味以水八升煮取三升温服一升須臾飲熱粥一升餘以助藥力覆取微汗若不汗更服

黄坤載云于桂枝湯内加黄芪助衛氣以達皮毛也

桂枝薑棗麻附細辛湯 治氣分之結

桂枝三两 生薑三两 甘草二两 麻黄三两 大棗十二枚 附子一枚泡 細辛二两

右七味以水七升先煮麻黄去上沫内諸藥煮取二升分

温三服當汗出如蟲行皮中即愈

黃坤載云甘棗培土虛附子温水寒麻黃泄滯氣薑桂細辛降濁陰也

枳朮湯治水飲結心下堅大如盤

枳實七枚　白朮二兩

右二味以水五升煮取三升分温三服腹中耎即當散也

黃坤載云枳實泄水而磨痞白朮燥土而補中氣

水氣　桂甘薑棗麻附細辛湯　枳朮湯

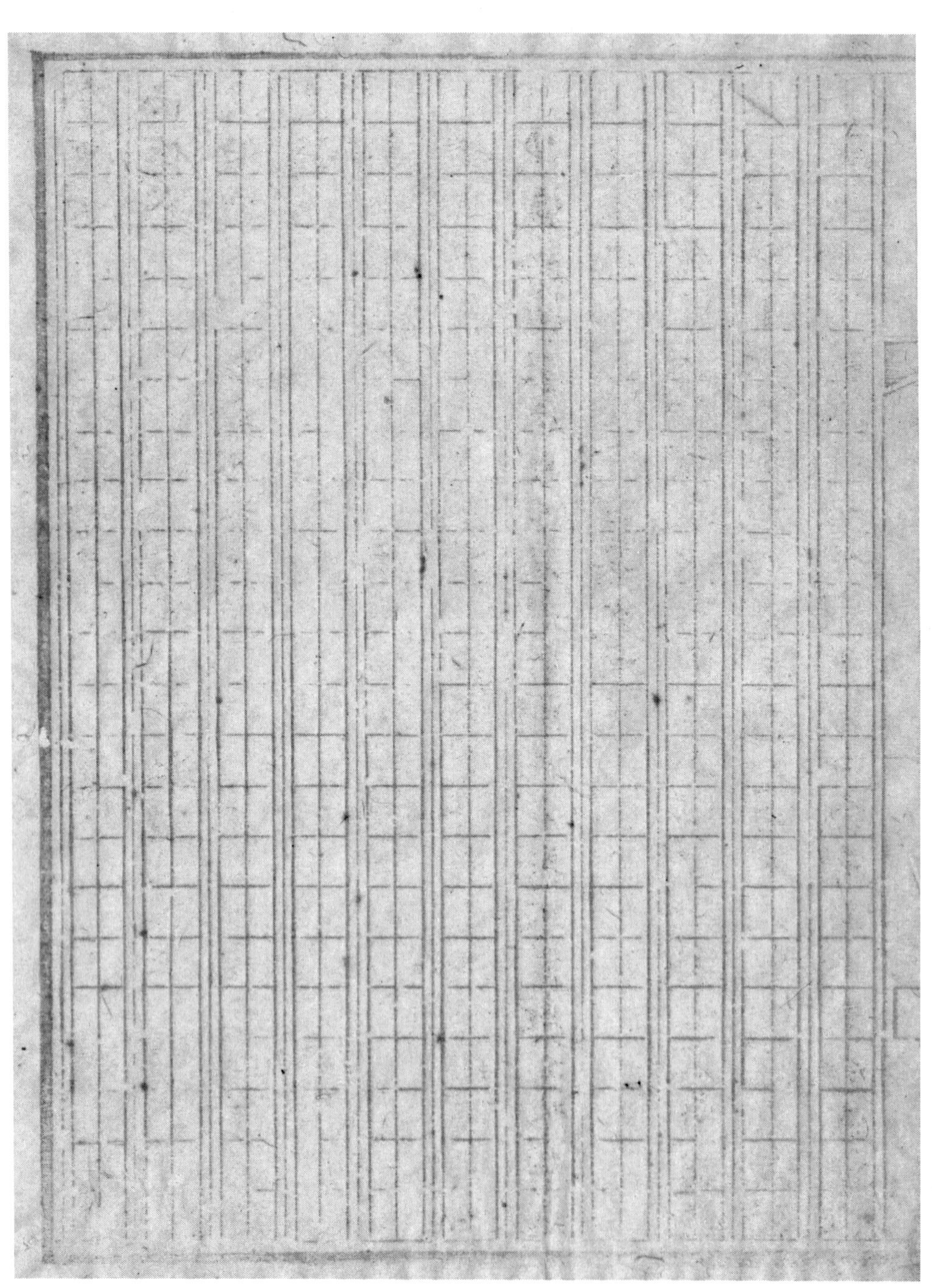

金匱百七十五方解略卷三

内傷雜病　消渴小便不利淋原第十三

文蛤散治渴欲飲水不止者　亦見傷寒太陽篇

文蛤五两

右一味杵為散以沸湯五合和服方寸匕

黄坤載云此即五苓散之輕者文蛤利水泄溼止渴清煩傷寒意欲飲水反不渴者者服此方若不差與五苓然則渴欲飲水不止者實非真渴也

吳氏謙云渴欲飲水水入則吐小便不利者五苓散證也渴欲飲水水入則消口乾舌燥者白虎人參湯證也渴欲飲水而不吐水非水邪盛也不口乾舌燥非熱邪盛也惟

飲不止故以文蛤一味不寒不溫専意于生津止渴也

或云文蛤即今吳人所食花蛤性寒味鹹利水勝熱然屢試而不效嘗考五倍子一名文蛤按法製之名百藥煎大能生津止渴故常用之屢試屢驗也

閔案五倍子一名文蛤自是別號仲景漢人質朴通計傷寒金匱凡藥百六十一味皆用本名無用僻名者則知文蛤必介屬無疑況文蛤湯與麻杏甘石等同用斷難攙入五倍子不可取新而致誤也所云屢試不效或審證未真藥不對證亦未可知

五苓散 治渴欲水飲水水入則吐者名曰水逆 亦見傷寒太陽篇利水證

茯苓三分 猪苓三分 澤瀉一兩一分 白朮三分 桂枝二分

右五味為末白飲服方寸匕日三服多服煖水汗出愈

黃坤載云二苓澤瀉利水泄溼白朮桂枝燥土疏木　此止溼盛發渴之神方也蓋能上下滲泄使溼澡盡化汗溺而去　人參白虎證是燥盛作渴文蛤五苓豬苓證是溼盛作渴

豬苓湯治脈浮發熱渴欲飲水小便不利　亦見傷寒陽明篇

豬苓去皮一兩　茯苓一兩　澤瀉一兩　滑石一兩　阿膠一兩

右五味以水四升先煮四味取二升去滓內阿膠烊消盡溫服七合日三服

黃坤載云此段見傷寒陽明溼盛於下陽氣鬱格故脈浮發熱溼旺木鬱風燥亡律二苓滑澤利水而泄溼阿膠滋

消渴小便不利淋　五苓散　豬苓湯

卷三

木而清風也

腎氣丸

腎氣丸治男子消渴小便反多以飲一斗小便一斗

方見血痺虛勞

黃坤載云消渴者厥陰風木之病厥陰水母而子火病則風木疏泄火不歸根下寒而上熱上熱則善渴故飲水一斗下寒則善溲故小便一斗而木鬱風動之由全因土溼土溼之故全以水寒水寒者腎氣之敗也此方附桂溫腎達木薯茱斂肝攝水苓澤滲己土而泄溼地丹滋乙木而清風也

閱案沈明宗謂此條男子二字是指房勞傷腎火旺水虧而成消渴者今據黃氏解則腎氣之敗止由土溼水

寒不關房勞更無所爲火旺沈氏之意仍是以此方爲壯水之本秘旨故云涵而豈知其昧昧哉　陳修園于虛勞條此方注云若小便多者大爲禁劑而此處經文明云小便反多則與前說不相應矣故其注此處便游移無定而反取趙養葵說以解紛可笑之甚若如黄氏解則前之小便不利此之小便反多各有何義不煩補苴矣　鄙疑此處有男子二字者對婦人雜病條言

苦蔞瞿麥丸治小便不利者有水氣其人若渴

茯苓三兩　薯蕷三兩　瞿麥一兩　苦蔞根三兩　附子一枚炮

右五味末之煉蜜爲丸梧子大飲服三丸日三服不知增

消渴小便不利淋　腎氣丸　苦蔞瞿麥丸

卷三　蒲灰散　滑石白魚散　茯苓戎鹽湯

至七八九以小便利腹中温爲知

蒲灰散治小便不利

蒲灰七分　滑石三分

右二味杵爲散飲服半錢匕日三服

黄坤載云蒲灰鹹寒而通淋濇滑石淡滲而泄溼熱也

滑石白魚散治同前

滑石一斤　白魚一斤　亂髮一斤

右三味爲散飲服方寸匕

黄坤載云滑石滲溼而泄熱白魚髮灰利水而開癃也

茯苓戎鹽湯治同前

茯苓半斤　白术二两　戎鹽彈丸大一枚

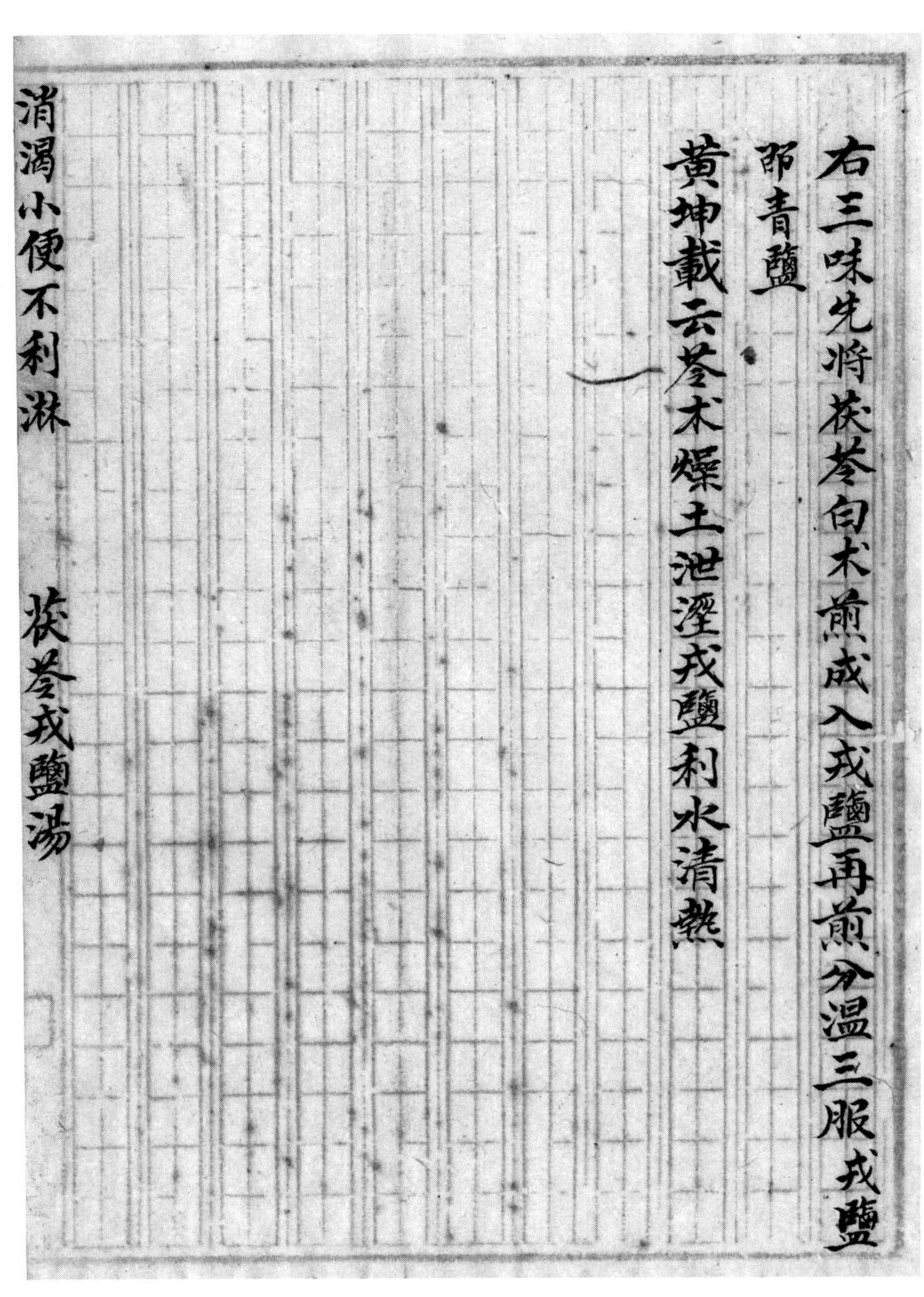

右三味先將茯苓白术煎成入戎鹽再煎分温三服戎鹽

即青鹽

黄坤載云苓术燥土泄溼戎鹽利水清熱

消渴小便不利淋　茯苓戎鹽湯

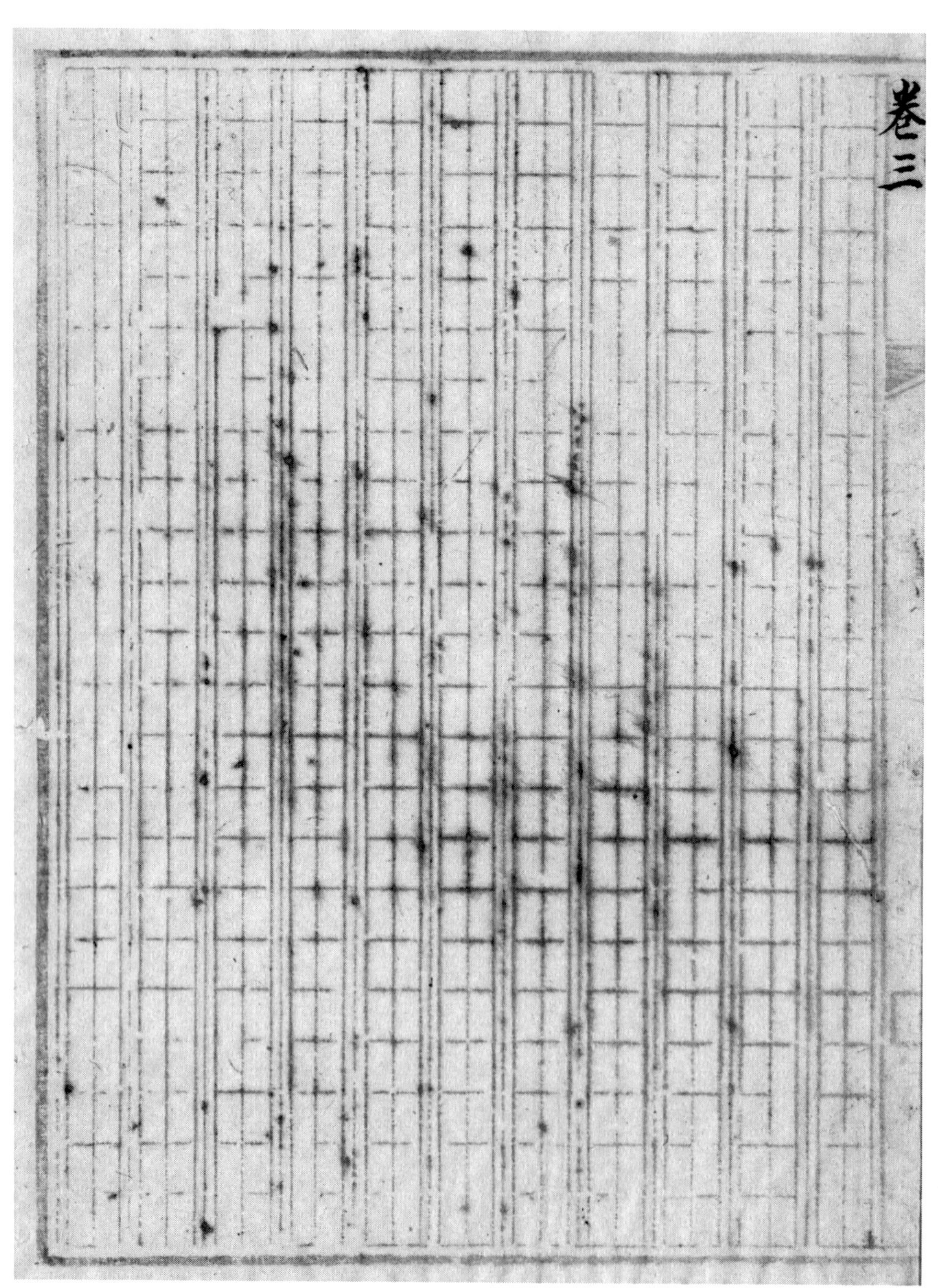
卷三

内傷雜病　黄癉原第十五

茵陳蒿湯 治穀癉發黄　亦見傷寒陽明篇

茵陳蒿六兩　梔子十四枚　大黄二兩

右三味以水一斗先煮茵陳減六升内二味煮取三升去滓分便三服小便當利尿如皂角汁狀色正赤一宿腹減黄從小便去也

黄坤載云茵陳利水泄溼梔黄泄熱清煩

梔子大黄湯 治酒黄癉心中懊憹或熱痛

梔子十四枚　大黄一兩　枳實五枚　豉一升

右四味以水六升煮取三升分温三服

黄坤載云此證全是溼熱薰衝宮城鬱塞故用香豉清熱

黄癉　茵陳蒿湯　梔子大黄湯

卷三　硝礬散　茵陳五苓散

除煩枳黄泄滿盪瘀也

硝礬散　治女勞之病

硝石　礬石等分

右二味爲散，大麥粥汁和服方寸匕，日三服。病隨大小便去，小便正黄，大便正黑，是其候也。

黄坤載云：硝石清熱瘀而泄木，礬石收溼淫而泄水也。

茵陳五苓散　治黄癉病

茵陳蒿末十分　五苓散五分

右二味和，先食飲服方寸匕，日三服。

黄坤載云：茵陳泄溼清熱，五苓利水燥土。

猪膏髮煎　治諸黄

猪膏半斤　亂髮如雞子大三枚

右二味和膏中煎之髮消藥成分再服病從小便去

黄坤載云猪膏利水清熱髮灰泄溼通癃

桂枝加黄芪湯治諸病黄

方見水氣

黄坤載云此治溼在經絡而不在藏府者

大黄硝石湯治黄癉腹滿當下之病

大黄四两　硝石四两　梔子十五枚　黄柏四两

右四味以水六升煮取一升頓服

黄坤載云大黄硝石泄陽明之溼熱梔子黄柏清君相之鬱火也

黄癉　猪膏髮煎　桂枝加黄芪湯　大黄硝石湯

卷三　　小半夏湯　小柴胡湯

小半夏湯治黄癉病腹滿而喘及寒飲者

半夏二斤　生薑半斤

右二味以水七升煮取一升半分温再服

黄坤載云此方降衝逆而排水飲也

小柴胡湯治諸黄腹痛而嘔者　亦見傷寒少陽

柴胡八兩　黄芩三兩　半夏半斤　生薑三兩　人參三兩　甘草二兩

右七味以水一斗二升煮取六升去滓再煎取三升温服一升日三服

黄坤載云柴芩疏甲木而泄相火甘棗培己土而補中氣薑夏降逆氣而止嘔吐也

内傷雜病　　嘔吐噦下利原第十七

大半夏湯胃反嘔吐者

半夏二升洗　白蜜一升　人參三兩

右三味以水一斗二升和蜜揚之二百四十遍煮取二升半温服一升餘分再服

黄坤載云人參補中氣之虚白蜜潤小腸之燥半夏降胃氣之逆

茯苓澤瀉湯胃反吐而渴欲飲水者

茯苓八兩　澤瀉四兩　桂枝二兩　生薑四兩　甘草二兩　白术三兩

右六味以水一斗煮取三升内澤瀉再煮取二升半温服

嘔吐噦下利　大半夏湯　茯苓澤瀉湯

卷三 文蛤湯 猪苓散

八合日三服

黄坤載云苓澤桂枝疏木泄水薑甘白朮降逆燥土

文蛤湯吐後渴欲得水而貪飲者

文蛤五兩 麻黄三兩 生薑三兩 杏仁五十枚 石膏五兩 甘草三兩 大棗十二枚

右七味以水六升煮取二升温服一升汗出即愈

黄坤載云甘棗補土而益脾精膏蛤清金而泄溼熱杏薑利氣而降逆麻黄發表而達鬱也

李氏彣云此湯即大青龍湯去桂枝乃發汗之劑使水飲從毛竅中泄去以散水飲于外

猪苓散嘔吐而病在膈上後思水者解

豬苓　茯苓　白朮等分

右三味杵為散飲服方寸匕日三服

黄坤載云此痰飲雖去而土溼猶在也二苓白朮泄溼而燥土最為相宜

大黄甘草湯食已即吐者

大黄四兩　甘草一兩

右二味以水五升煮取一升分溫再服

黄坤載云大黄泄其鬱熱甘草補其中氣

四逆湯嘔而脈弱小便復利身有微熱見厥者傷寒太陽少陰

甘草二兩炙　乾薑一兩半　附子一枚生用

右三味以水三升煮取一升二合去滓分溫再服強人可

嘔吐噦下利　豬苓散　大黄甘草湯　四逆湯

卷三　　四逆湯　　小半夏湯　　小柴胡湯

大附子一枚生薑三兩

黃坤載云此爲裹陽虛敗用此以回裹陽也

小半夏湯治嘔吐穀不得下者

方見黃癉

黃坤載云用此降逆驅濁

小柴胡湯嘔而發熱者

方見黃癉

吳氏謙云嘔而腹滿是有裹也主以大柴胡湯攻裹以止嘔也今嘔而發熱是有表也主以小柴胡湯和表以止嘔也

半夏瀉心湯嘔而腸鳴心下痞　　亦見傷寒少陽篇

半夏八兩洗　黄芩三兩　黄連一兩　乾薑三兩　人參三兩　甘草三兩　大棗十二枚

右七味以水一斗煮取六升去滓再煮取三升温服一升日三服

黄坤載云寒水衝激則腸中雷鳴膽胃升鬱則心下痞硬心痞則火無降路必生上熱半夏瀉心湯黄芩黄連清上而泄火薑甘參棗温中而補土半夏降逆而止嘔也

吴茱萸湯　嘔而胸滿者　乾嘔吐涎沫頭痛者　亦見傷寒陽明篇

吴茱萸一升　人參三兩　大棗十二枚　生薑六兩

右四味以水五升煮取三升温服七分日三服

尤在涇云此以散陰氣益陽氣

嘔吐噦下利　半夏瀉心湯　吴茱萸湯

卷三　半夏乾薑散　黄芩加半夏生薑湯

半夏乾薑散　乾嘔吐涎沫

半夏　乾薑等

右二味杵為散取方寸匕漿水一升半煎七合頓服

黄坤載云此方降逆氣温中寒

黄芩加半夏生薑湯　乾嘔而利者　亦見傷寒少陽篇

黄芩三兩　芍藥二兩　甘草二兩　大棗十二枚　半夏半斤　生薑三兩

右六味以水一斗煮取三升温服一升日再夜一服

黄坤載云此甲木之賊戊土不能容納水穀故下為泄利上為乾嘔故用甘棗補中氣益脾精芩芍清甲木泄相火夏薑降胃逆止嘔吐也

生薑半夏湯 病人胸中似喘不喘似嘔不嘔似噦不噦心中憒憒然無奈者

生薑汁一升　半夏半升

右二味以水三升煮半夏取二升内生薑汁煮取一升半小冷分四日服日三夜一嘔吐停後服

黄坤載云此即小半夏湯而分兩不同

徐忠可云生薑宣散之力入口即行故其治最高而能清上膈之邪 喘嘔噦俱上出之象今有其象而非其實是膈上受邪未攻肺亦不由胃故曰胸中 合半夏並能降其濁涎與茱萸之降濁陰乾薑之理中寒不同蓋彼乃虛寒上逆此惟客邪搏飲于至高之分耳然此即小半夏湯彼加生薑煎此用汁而多藥性生用則上行惟其邪高故用汁而略煎因即變其湯名示以生薑為

嘔吐噦下利　生薑半夏湯

卷三　橘皮湯　橘皮竹茹湯

君也

橘皮湯 乾嘔噦若手足厥者

橘皮四兩　生薑半斤

右二味以水七升煮取三升温服一升下咽即愈

陳修園云此證之厥非無陽以胃不和而氣不至于四支故用此方

橘皮竹茹湯 噦逆者

橘皮二斤　竹茹二兩　生薑半斤　人參一兩　甘草五兩　大棗三十枚

右六味以水一斗煮取三升温服一升日三服

陳修園云此為噦逆之挾虛者出其方治

桂枝湯下利腹脹滿身體疼痛者　亦見傷寒太陽篇

桂枝三兩去皮　芍藥三兩　甘草二兩炙　大棗十二枚

生薑三兩

右五味㕮咀以水七升微火煮取三升去滓適寒溫服一

升服已須臾啜粥一升以助藥力溫服令一時許遍身漐

漐微似有汗者益佳不可令如水淋漓若一服汗出病差

停後服

黄坤載云此太陰腹滿自利之證先以四逆溫裏以驅其

寒次以此方攻表以驅其風

通脈四逆湯下利清穀表寒外熱汗出而厥者　亦見傷寒少陰篇

甘草二兩炙　乾薑三兩強人可四兩　附子一枚頂大者生用

嘔吐噦下利　桂枝湯　通脈四逆湯

卷三

右四味以水三升煮取一升二合去滓分温再服　通脉四逆者　訶黎勒散　紫參湯

黄坤載云通脉四逆是少陰證而手足厥逆脉微欲絶乃厥陰風木疏泄故有汗出之證亦宜通脉四逆温藏寒而通經脉也

訶黎勒散　氣利

訶黎勒十枚煨

右一味爲散粥飲和頓服

黄坤載云此方行氣滯而收滑陷

紫參湯　下利肺痛

紫參半斤　甘草三兩

右二味以水五升先煮紫參取二升内甘草煮取一升半

分温三服

黄坤載云甘草補中緩急紫參清金破瘀瘀開而氣調各復肺腸升降之舊則痛定而利止矣

梔子香豉湯 下利後更煩云云 亦見傷寒太陽篇

梔子十二枚劈 香豉四合綿裹

右二味以水四升先煮梔子取二升半内豉煮取一升半去滓分二服進一服得吐即止

黄坤載云此為利後虛煩者吐其瘀濁以清煩熱也

小承氣湯 下利譫語者有燥屎也 亦見傷寒陽明

大黄四兩 枳實三枚炙 厚朴三兩炙

右三味以水四升煮取一升二合去滓分温三分得利即

嘔吐噦下利 梔子香豉湯 小承氣湯

卷三　大承氣湯　白頭翁湯　桃花湯

止

黃坤載云此為膽火傳于胃土故譫語胃熱而有燥屎者泄其胃燥

大承氣湯 下利脈平心下堅者　脈遲而滑者實也　下利瘥復發者　下利脈反滑者

方見痓溼暍

黃坤載云此篇下利四證皆少陰之負趺陽下利之順證也故用此以清胃府之熱

白頭翁湯 熱利下重　亦見傷寒厥陰篇

白頭翁三兩　黃連三兩　黃柏三兩　秦皮三兩

右四味以水七升煮取二升去滓溫服一升不愈更服

黃坤載云白頭翁清少陽之相火黃連清少陰之君火黃

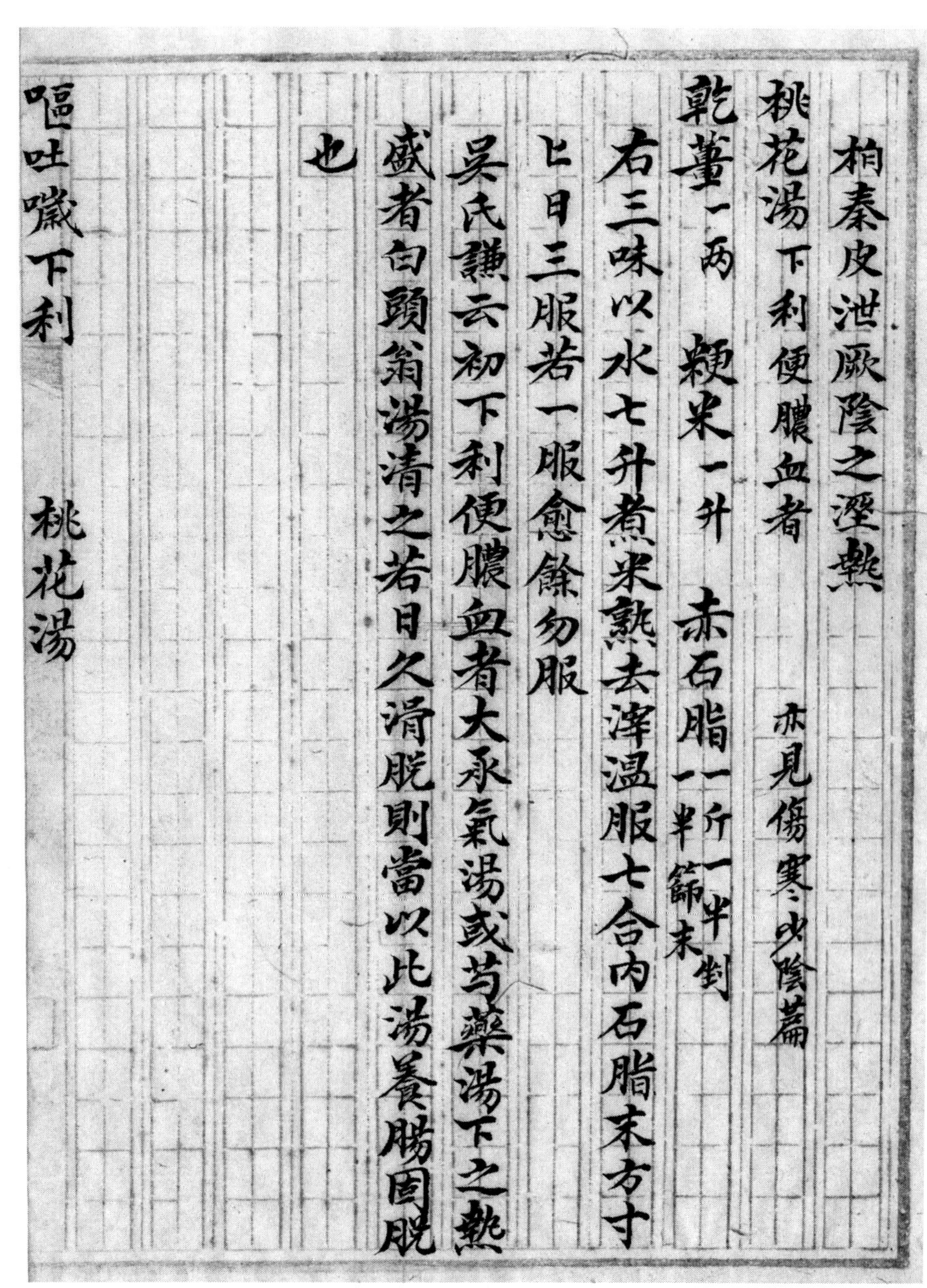
栢秦皮泄厥陰之溼熱

桃花湯　下利便膿血者　亦見傷寒少陰篇

乾薑一两　粳米一升　赤石脂一斤一半剉一半篩末

右三味以水七升煮米熟去滓溫服七合內石脂末方寸匕日三服若一服愈餘勿服

吴氏謙云初下利便膿血者大承氣湯或芍藥湯下之熱盛者白頭翁湯清之若日久滑脱則當以此湯養腸固脱也

嘔吐噦下利　桃花湯

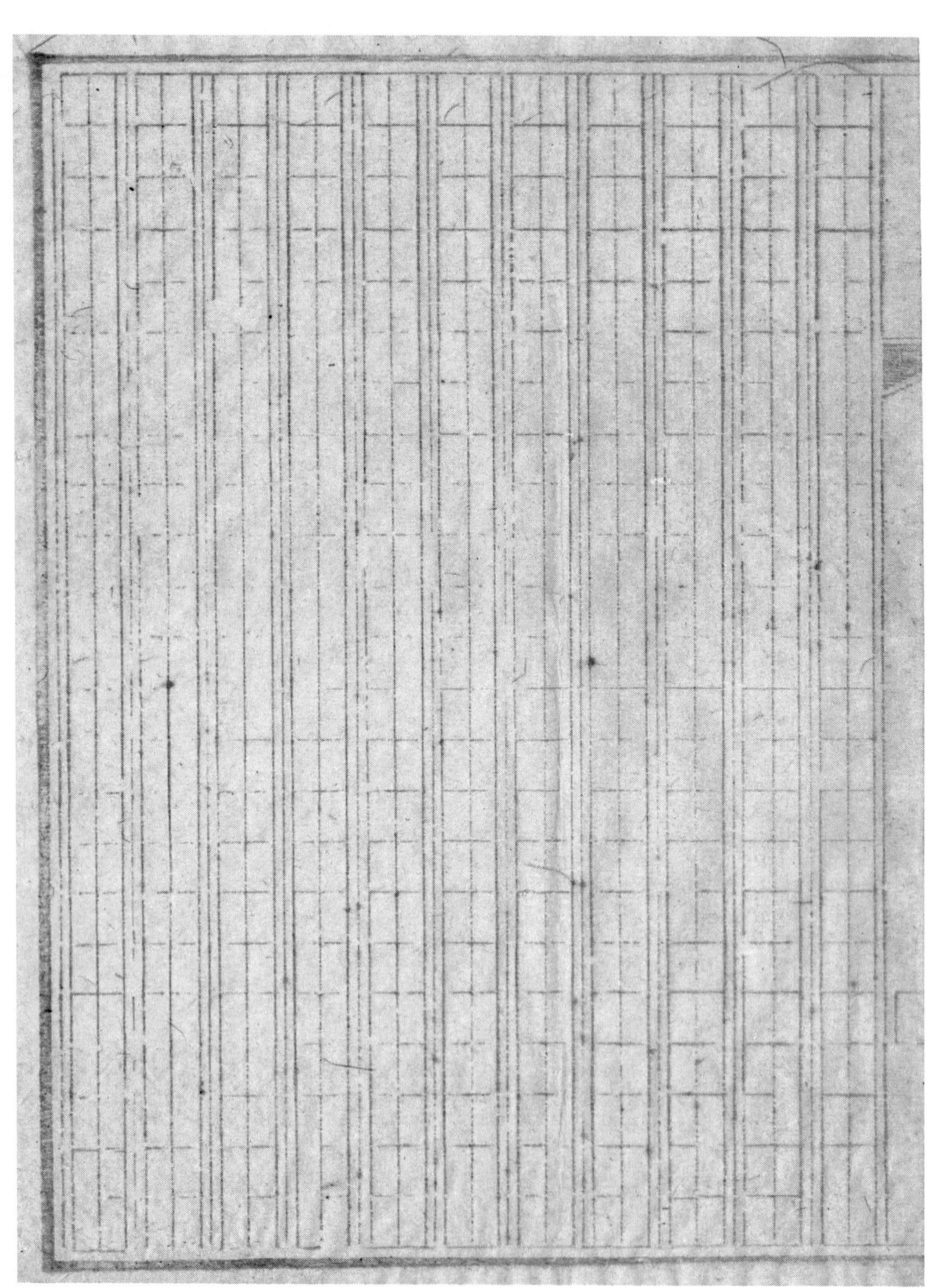

金匱百七十五方解略卷四

內傷雜病　　痰飲咳嗽原第十二

苓桂朮甘湯心下有痰飲胸脇支滿目眩

茯苓四兩　桂枝三兩　白朮三兩　甘草二兩

右四味以水六升煮取三升分温三服小便得利

黄坤載云朮甘補中燥土苓桂泄水疏木

腎氣丸短氣有微飲

方見血痺虚勞

黄坤載云丹地澤苓清風泄溼附桂茱蕷煖水榮木也

尤在涇云前方益土氣以行水此方温陽氣以行水所主

不同而利小便則一

痰飲咳嗽　　苓桂朮甘湯　　腎氣丸

卷四　甘遂半夏湯　己椒藶黃丸

甘遂半夏湯治留飲

甘遂大者三枚　半夏十二枚以水一斗煮取半升去滓　芍藥五枚　甘草一枚炙

右四味以水二升煮取半升去滓以蜜半升合藥汁煎取八合頓服之

黃坤載云甘遂半夏泄水而滌飲甘草芍藥培土而泄水蜂蜜滑腸而行水也

己椒藶黃丸腸間有水氣

防己　椒目　葶藶熬　大黃各一兩

右四味末之蜜丸如梧子大先食飲服一丸稍增口中有津液渴者加芒硝半兩

程氏林曰防己椒目導飲于前大黄葶藶推飲于後

十棗湯病懸飲者　支飲欬煩胸中痛者　欬家其脉弦爲有水

芫花熬　甘遂　大戟各等分

右三味搗篩以水一升五合先煮肥大棗十枚取八合去滓内藥末強人服一錢匕羸人服半錢匕平旦温服之不下者明日更加半錢匕得快利後糜粥自養

黄坤載云此土虛不能行水宜扶土而泄水者芫遂大戟決渠而泄水飲大棗補土而保脾精也

大青龍湯病溢飲者當發其汗　亦見傷寒太陽篇

麻黄六兩去節　桂枝二兩去皮　石膏如雞子大碎　杏仁四十枚去皮尖　生薑三兩　甘草二兩炙　大棗十二枚

痰飲咳嗽　十棗湯　大青龍湯

右七味以水九升先煮麻黄減二升去上沫内諸藥煮取三升去滓温服一升取微汗汗多者温粉粉之

小青龍湯同前　欬逆倚息不得卧　亦見傷寒太陽篇

麻黄去節三兩　桂枝三兩　芍藥三兩　甘草炙二兩　半夏半斤　細辛三兩　乾薑二兩　五味半斤

右八味以水一斗先煮麻黄減二升去上沫内諸藥煮取三升去滓温服一升

黄坤載云前方治陽氣鬱阻而肺熱者後方治陽氣衝逆而肺寒者

木防己湯膈間支飲

防己三兩　石膏雞子大十二枚　人參四兩　桂枝二兩

右四味以水六升煮取二升分溫再服

木防已去石膏加茯苓芒硝湯

木防已二兩　人參四兩　桂枝二兩　茯苓四兩　芒硝三分

右五味以水六升煮取二升內芒硝再微煎分溫再服微利則愈

黃坤載云前方人參桂枝補中而疏木防已石膏泄水而清金也其或邪實者土溼木鬱而生下熱與前方不愈則與後方去石膏之清上熱加茯苓以泄下溼芒硝以清下熱也

五苓散　臍下悸吐涎沫而顛眩

痰飲咳嗽　木防已湯　木防已去石膏加茯苓芒硝湯

卷四　五苓散　半夏加茯苓湯　澤瀉湯

方見消渴

黄坤載云此緣水泛而土溼故用苓澤利水而泄溼朮桂燥土而疏木也

半夏加茯苓湯卒嘔吐心下痞膈間有水眩悸者　先渴後嘔水停心下

半夏一升　生薑半斤　茯苓四兩

右三味以水七升煮取一升五合分温再服

黄坤載云半夏降逆止嘔茯苓泄水消滿也

澤瀉湯心下有支飲其人苦冒眩

澤瀉五兩　白朮二兩

右二味以水二升煮取一升分温再服

黄坤載云白朮補中燥土澤瀉利水排飲也

小半夏湯 心下有支飲

方見黃癉

黃坤載云此亦降衝逆排水飲

厚朴大黃湯 支飲胸滿者

厚朴一尺　枳實四枚　大黃六兩

右三味以水五升煮取二升分溫再服

黃坤載云此治胃土壅塞絕其降路者

葶藶大棗瀉肺湯 支飲不得息

葶藶 熬令黃色擣丸如彈子大　大棗十二枚

右先以水三升取棗煮二升去棗內葶藶煮取一升頓服

黃坤載云葶藶瀉飲而利肺氣大棗保土而補脾精也

痰飲咳嗽　小半夏湯　厚朴大黃湯　葶藶大棗瀉肺湯

卷四　　茯桂五味甘草湯　苓桂五味薑辛湯

茯桂五味甘草湯服青龍湯後多唾口燥手足厥逆等〻

茯苓四兩　桂枝四兩去皮　五味半斤　甘草三兩炙

右四味以水八升煮取三升去滓分温三服

黄坤載云苓桂泄水而下乙木之衝甘味培土而降辛金之逆

苓桂五味薑辛湯衝氣即低而反更欬胸滿者

茯苓四兩　乾薑三兩　五味半斤　甘草三兩　細辛三兩

右五味以水八升煮取三升去滓温服半升日三服

黄坤載云此加薑辛利肺而降逆以治其欬滿也

苓甘五味加薑辛半夏湯衝氣復發等〻

茯苓四兩　甘草二兩　五味半升　乾薑二兩　細辛二

兩　半夏半升

右六味以水八升煮取三升去滓溫服半升日三服

黄坤載云此爲支飲内停者去水飲而止嘔吐也

苓甘五味加薑辛半夏杏仁湯　水去嘔止其人形腫者

茯苓四兩　甘草三兩　五味半升　乾薑三兩　細辛三兩　半夏半升　杏仁半升

右七味以水一斗煮取三升去滓溫服半升日三服

黄坤載云此加杏仁利肺壅而泄衛鬱

苓甘五味加薑辛半杏大黄湯　胃熱上衝

茯苓四兩　甘草三兩　五味半升　乾薑三兩　細辛三兩　半夏半升　杏仁半升　大黄三兩

痰飲咳嗽　苓甘五味加薑辛半夏湯

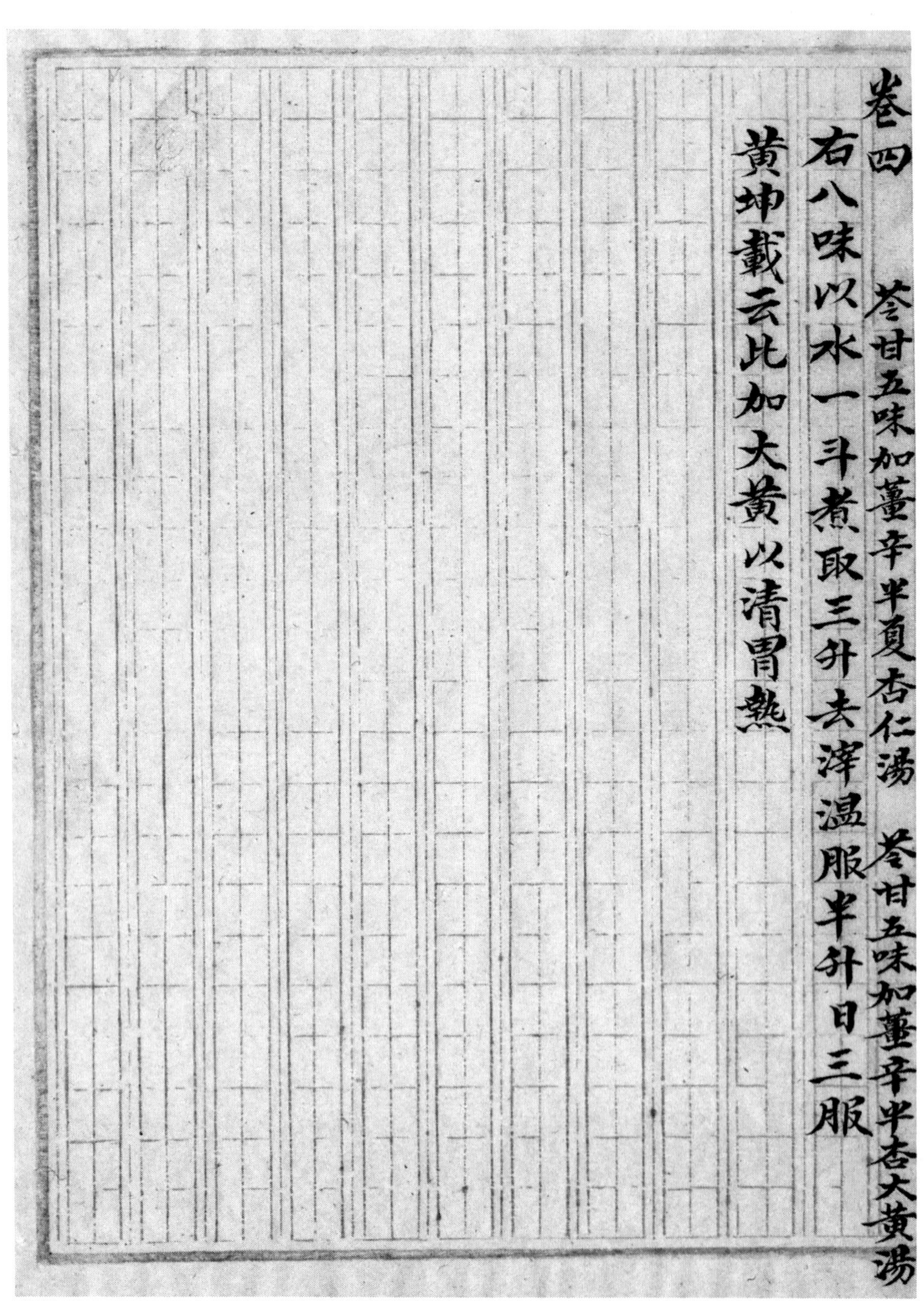

卷四

苓甘五味加薑辛半夏杏仁湯　苓甘五味加薑辛半杏大黄湯

右八味以水一斗煮取三升去滓温服半升日三服

黄坤載云此加大黄以清胃熱

内傷雜病　肺痿肺癰欬逆上氣篇第七

甘草乾薑湯 肺痿吐涎沫而不欬者　亦見傷寒太陽篇

甘草四兩炙　乾薑二兩炮

右二味以水三升煮取一升五合去滓分温再服 原方缺載取傷寒補

黄坤載云此治肺痿之寒者

桔梗湯 治肺癰

桔梗一兩　甘草二兩

右二味以水三升煮取一升分温再服則吐膿血也

黄坤載云桔梗行瘀破膿甘草泄熱保中

葶藶大棗瀉肺湯 肺癰喘不得卧　肺癰胸脹滿等

肺痿肺癰欬逆上氣　甘草乾薑湯　桔梗湯

卷四　葶藶大棗瀉肺湯　越婢加半夏湯

方見痰飲

趙氏良曰此治肺癰喫緊方也肺中生癰不瀉何待恐日久癰膿已成瀉之無益日久肺氣已索瀉之轉傷乘其血結而膿未成急以瀉之況喘不得卧不已甚乎

越婢加半夏湯欬而上氣此為肺脹

麻黄六兩　石膏半斤　甘草二兩　大棗十五枚　生薑三兩　半夏半斤

右六味以水六升先煮麻黄去沫内諸藥煮取三升分温三服

李氏芝曰湯名越婢者取發越脾氣通行津液之義也今治肺脹則麻黄散表邪石膏清内熱甘棗補中夏薑降逆

小青龍加石膏湯肺脹而心下有水者

麻黄二两　桂枝三两　甘草三两　芍藥三两　半夏半斤　細辛三两　乾薑三两　五味半升　石膏二两

右九味以水一斗先煮麻黄去上沫内諸藥煮取三升強人服一升羸者減之日三服小兒服四合

黄坤載云積水化汗而外泄諸證自愈

呉氏謙云加石膏者因多一煩躁證也

厚朴麻黄湯欬而脉浮者

厚朴五两　杏仁半斤　半夏半斤　乾薑二两　細辛二两　五味半斤　石膏雞子大一塊　小麦一斤　麻黄四两

右九味以水一斗二升先煮小麦熟去滓内諸藥煮取三

肺痿肺癰欬逆上氣　小青龍加石膏湯　厚朴麻黄湯

卷四　厚朴麻黄湯　澤漆湯

升温服一升日三服

黄坤載云麻黄發表散寒膏麥清金潤燥朴杏夏薑辛味

破壅而降逆

澤漆湯欬而脈沉者

澤漆三升以東流水五斗煮取一斗五升　人參三兩　甘草三兩　生薑五

兩　半夏半升　白前五兩　紫參五兩　桂枝三兩　黄

芩三兩

右九味㕮咀内澤漆汁中煮取五升温服五合至夜盡

吳氏謙云脈沉者痰飲病裏也此方以逐内飲為主

尤在涇云仲景之意以欬嗽肺邪脈浮者氣多居表故驅

之使從外出為易脈沉者氣多居裏故驅之使從下出為

易亦因勢利導之法也

黄坤載云参甘補中培土夏薑降逆驅濁紫参白前清金而破壅桂枝黄芩疏木而泄火澤漆决瘀而泄水也

閔案陳修園謂澤漆壯腎陰充府氣非用之破血行水此本徐忠可之解然玩方意止是用以破裏邪無壯腎陰充府氣之意也況澤漆大戟苗也大戟何如性哉

射干麻黄湯欬而上氣喉中水雞聲

射干十三枚 紫菀三兩 款冬三兩 五味半斤 細辛三兩 生薑四兩 半夏半斤洗 大棗十枚 麻黄四兩

右九味以水一斗二升先煮麻黄二沸去上沫内諸藥煮取三升分温三服

肺痿肺癰欬逆上氣 澤漆湯 射干麻黄湯

卷四　射干麻黄湯　麥門冬湯　皂莢丸

黄坤載云此即傷寒欬喘之證也射干紫冬味辛薑夏下衝逆而破壅塞大棗補土而養脾精麻黄發汗而泄表寒也

麥門冬湯火逆上氣咽喉不利

麥冬七升　半夏一斤　人參二兩　甘草二兩　粳米三合　大棗十二枚

右六味以水一斗二升煮取六升日三夜一服

黄坤載云甘棗參粳補中而化氣麥冬半夏清金而降逆

皂莢丸欬逆上氣時時唾濁但能坐而不得眠

皂莢八兩刮去皮用酥炙

右一味末之煉蜜為丸梧子大以棗膏和湯服三丸日三

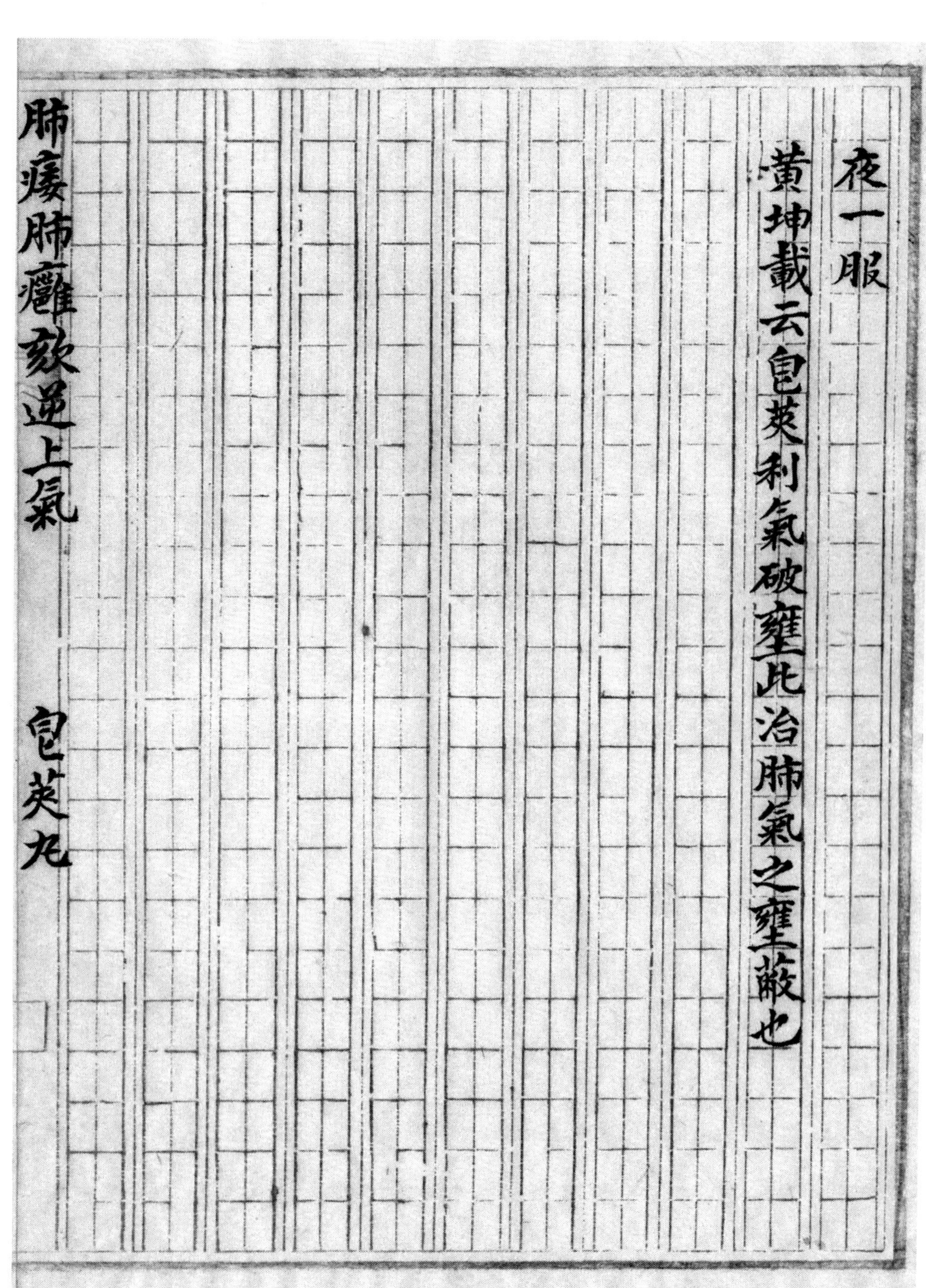
夜一服

黄坤載云皀莢利氣破壅此治肺氣之壅蔽也

肺痿肺癰欬逆上氣　皀莢丸

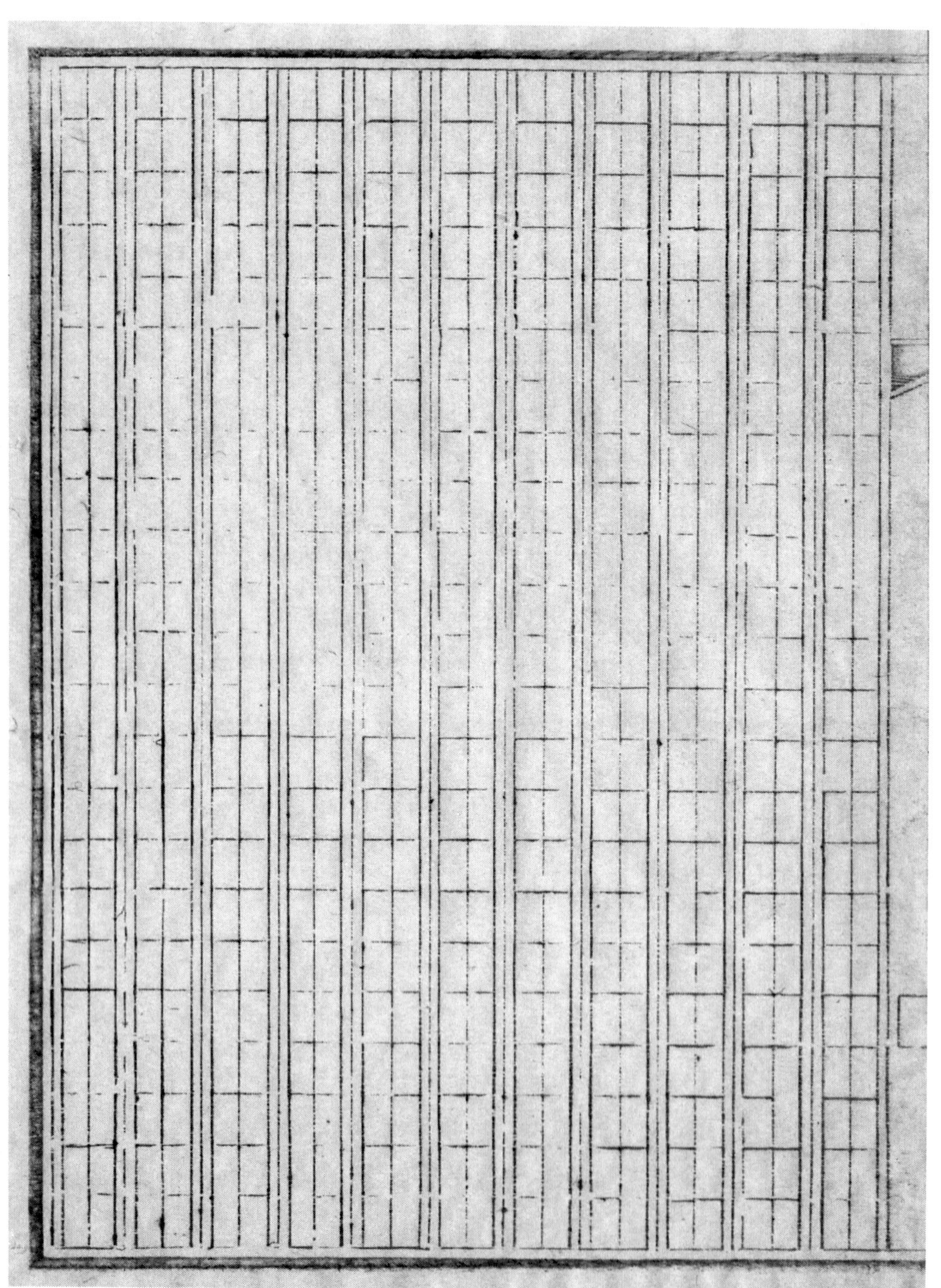

金匱百七十五方解略卷五

内傷雜病

胸痺心痛短氣原第九

苦蔞薤白白酒湯　胸痺喘息短氣等〻

苦蔞實一枚搗　薤白半斤　白酒七斤

右三味同煮取二升分温再服

黄坤載云苦蔞滌瘀而清煩薤酒開壅而决塞

苦蔞薤白半夏湯　胸痺不得卧心痛徹背者

苦蔞實一枚搗　薤白三兩　白酒一斗　半夏半斤

右四末同煮取四升温服一升日三服

吴氏謙云此痺尤甚故仍用前方大加半夏以降逆

枳實薤白桂枝湯　胸痺心中痞氣等〻

胸痺心痛短氣　苦蔞薤白白酒湯　苦蔞薤白半夏湯

卷五　枳實薤白桂枝湯　人參湯

枳實四枚　厚朴四兩　苦蔞一枚搗　薤白半斤　桂枝一兩

右五味以水五升先煮枳實厚朴取二升去滓内諸藥煮數沸分温三服

人參湯同前

人參三兩　白朮三兩　甘草三兩　乾薑三兩

右四味以水八升煮取三升温服一升日三服

尤在涇云二方一去實邪以安正一養虛陽以逐陰此在審其病之新久與氣之虛實也

閱案唐李絳兵部手集云張仲景療治胸痺心中痞堅留氣結胸ㄑ滿脇下逆氣搶心治中湯主之治中湯即

人參湯也一名理中湯傷寒論用之以理霍亂及胃中有寒者今又以治胸痺而痞者當思同功異用之故則不致混于所施也

苓杏甘草湯　胸痺胸中氣塞短氣

茯苓三兩　杏仁五十枚　甘草一兩

右三味以水一斗煮取五升溫服一升不差更服

桔枳生薑湯　同前

桔梗皮一斤　枳實三兩　生薑半斤

右三味以水五升煮取二升分溫再服

黄坤載云前方杏仁利氣破壅苓甘補中泄溼後方桔梗破凝開鬱枳薑泄滿降濁也

胸痺心痛短氣　人參湯　苓杏甘草湯　桔枳生薑湯

卷五　桔枳生薑湯　薏苡附子散　桂薑枳實湯

閔案吴氏謙及尤在涇陳修園各本桔梗皮皆作橘皮

謂橘皮開氣亦通

薏苡附子散胸痹緩急者

薏苡十五兩　附子十枚炮

右二味杵爲散方寸匕日三服

黄坤載云薏苡泄溼降濁附子驅寒破壅

閔案魏念庭謂薏苡下氣寬胸只説得一端

桂薑枳實湯心中痞諸逆心懸痛

桂枝三兩　生薑三兩　枳實五枚

右三味以水六升煮取三升分温再服

趙氏良曰去橘皮用桂枝者通陽氣以破寒結之氣也

閔案趙本亦以前桔枳生薑湯爲橘枳生薑湯

烏頭赤石脂丸心痛徹背痛徹心

烏頭一分炮　蜀椒一分一法二分　乾薑一兩一法二法　附子半兩一法一分

赤石脂一兩一法二兩

右五味末之蜜丸如梧子大先食服一丸日三服不知稍加

黄坤載云烏附椒薑驅寒邪而降逆赤石脂護心君而止痛也

胸痺心痛短氣　桂薑枳實湯　烏頭赤石脂丸

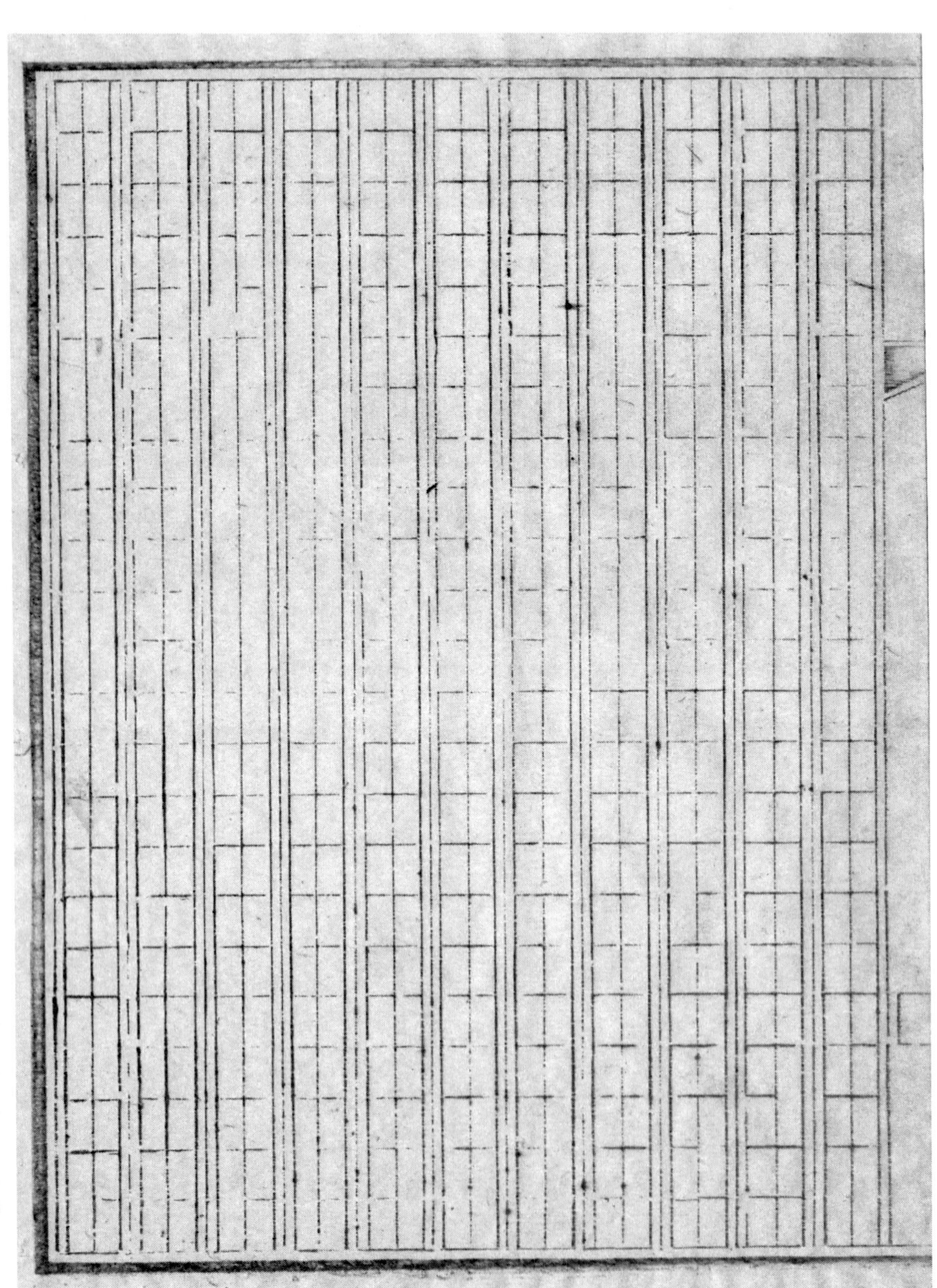

內傷雜病　腹滿寒疝宿食原第十

附子粳米湯腹滿腹中寒氣雷鳴切痛

附子一枚泡　半夏半升　甘草一兩　大棗十枚　粳米半升

右五味以水八升煮米熟湯成去滓温服一升日三服

黄坤載云甘棗補土綬中半附降逆驅寒

大建中湯心胸中大寒痛等々

乾薑四兩　蜀椒二合炒去汁　人參二兩

右三味以水四升煮取二升去滓内膠飴一升微火煎去一升半分温再服如一炊頃可飲粥二升後更服當一日

食糜粥温服覆之

腹滿寒疝宿食　附子粳米湯　大建中湯

卷五

赤丸

黄坤載云飴參培土而建中蕫椒補火而温寒　大黄附子湯

赤丸　寒氣厥逆

茯苓四兩　烏頭二兩炮　半夏二兩洗　細辛一兩

右四味末之，内珍珠爲色，煉蜜爲丸如麻子大，先食酒飲下三丸，日再夜一服，不知稍增之，以知爲度。珍珠即硃砂，非寶珠也。

黄坤載云茯苓烏頭泄水而驅寒溼，半夏細辛降濁而下衝氣，珍珠保護天君而止疼痛也。

閱案吴氏謙云此條之文之方必有簡脱，難以爲後世法。蓋疑真珠性寒，施于寒厥非所宜也。黄氏則以真珠非寶珠即硃砂也，心火澌敗，藉以護之，良爲合法。考徐忠可亦以真珠爲硃砂。

大黄附子湯脇下偏痛等等

大黄三两　附子三枚炮　細辛二两

右三味以水五升煮取二升分温三服服後如人行四五里進一服

黄坤載云辛附降逆驅寒大黄下積破結

尤在涇云非温不能已其寒非下不能去其結

厚朴七物湯腹滿發熱等等

厚朴半斤　枳實五枚　大黄三两　桂枝二两　甘草三两　大棗十枚　生薑五两

右七味以水一斗煮取四升温服八合日三服嘔者加半夏五合下利去大黄寒多者加生薑半斤

腹滿寒疝宿食　大黄附子湯　厚朴七物湯

卷五　厚朴七物湯　厚朴三物湯　大承氣湯

黄坤載云薑桂甘枣解表而和中枳朴大黄泄滿而攻裏也小承氣合薑桂甘枣重用薑亦温下也

吴氏謙云此桂枝湯小承氣之複方

厚朴三物湯痛而閉者

厚朴八两　枳實五枚　大黄四两

右三味以水一斗二升先煮二味取五升内大黄煮取三升温服一升以利爲度

黄坤載云枳朴泄滿大黄通閉　此即小承氣湯而分兩不同

大承氣湯腹滿不減減不足言當須下之

方見痓溼暍

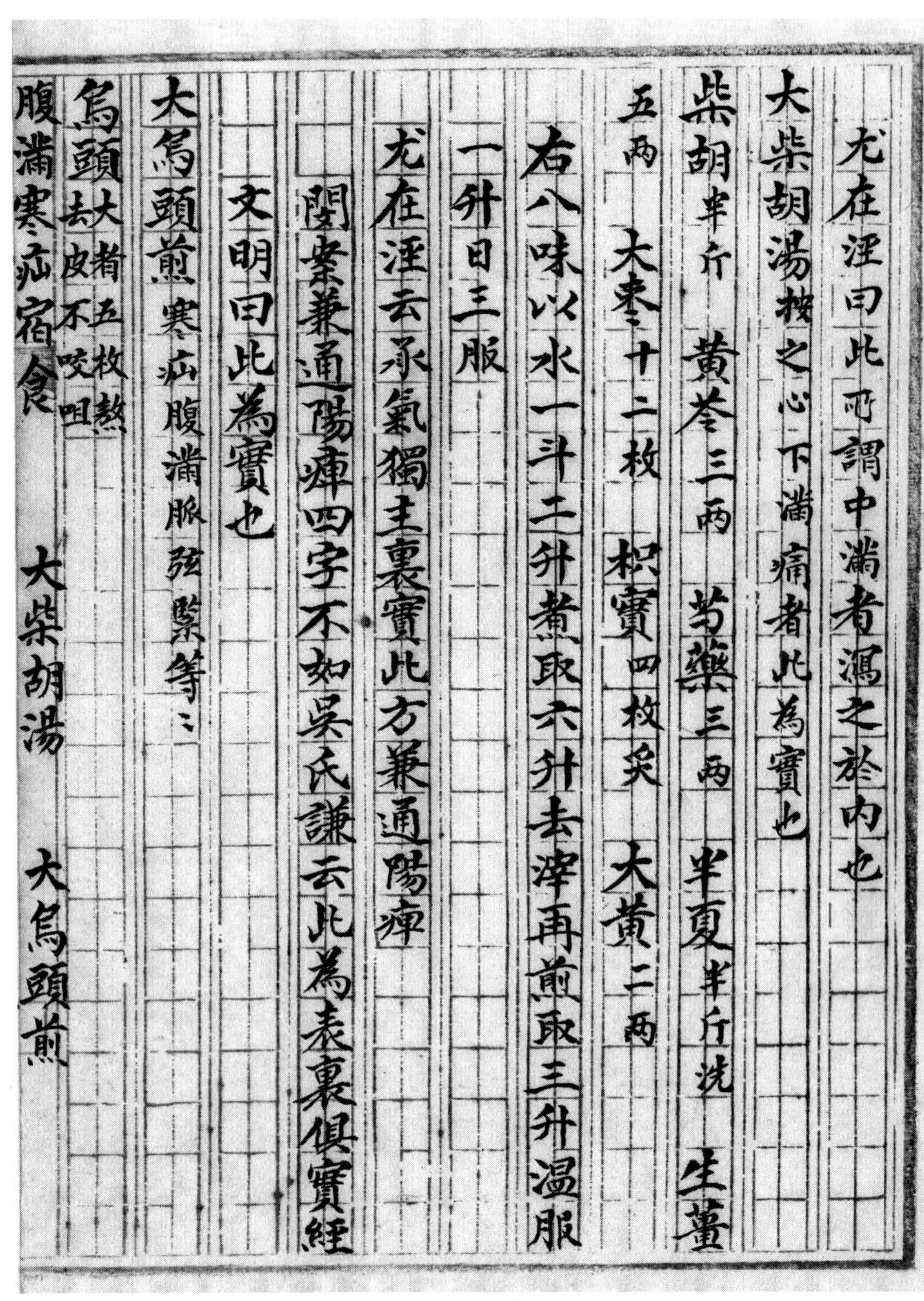

尤在涇曰此所謂中滿者瀉之於内也

大柴胡湯按之心下滿痛者此為實也

柴胡半斤　黄芩三兩　芍藥三兩　半夏半斤洗　生薑五兩　大棗十二枚　枳實四枚炙　大黄二兩

右八味以水一斗二升煮取六升去滓再煎取三升温服一升日三服

尤在涇云承氣獨主裏實此方兼通陽痺

閔案兼通陽痺四字不如吳氏謙云此為表裏俱實經文明曰此為實也

大烏頭煎寒疝腹滿脈弦緊等〻

烏頭大者五枚熬去皮不㕮咀

腹滿寒疝宿食　大柴胡湯　大烏頭煎

卷五

大烏頭煎　秪當烏頭桂枝湯

右以水三升煮取一升去滓內蜜二升煎令水氣盡取二升强人服七合弱人五合不差更服不可一日再服

尤在涇云此爲復陽散陰之峻劑故云不可一日更服

秪當烏頭桂枝湯寒疝等證

烏頭三枚　桂枝三兩　芍藥三兩　甘草二兩炙　大棗十二枚　生薑三兩

右桂枝五味以水七升微火煮取三升去滓烏頭一味以蜜二升煎減半去滓以桂枝湯五合合煎令得一升後初服二合不知卽服三合又不知復加至五合其知者如醉狀得吐者爲中病

黄坤載云此治肝腎之邪合而賊土土敗而四支失養者

閔案抵當二字陳修園另句解抵當以上諸證直是不詞黃氏則連湯名讀之然與傷寒論抵當湯丸之義無涉吳氏謙云二字衍文近是

當歸生薑羊肉湯寒疝腹中痛脅〻

當歸三兩　生薑五兩　羊肉一斤

右三味以水八升煮取三升溫服七合日三服　若寒多者加生薑成一斤　痛多而嘔者加橘皮二兩白朮一兩加生薑者亦加水五升煮取三升二合服之

吳氏謙云當歸通經活血生薑溫中散寒羊肉溫補營衛之氣

大承氣湯治宿食　脈數滑者實也　下利不欲食者

腹滿寒疝宿食　當歸生薑羊肉湯　大承氣湯

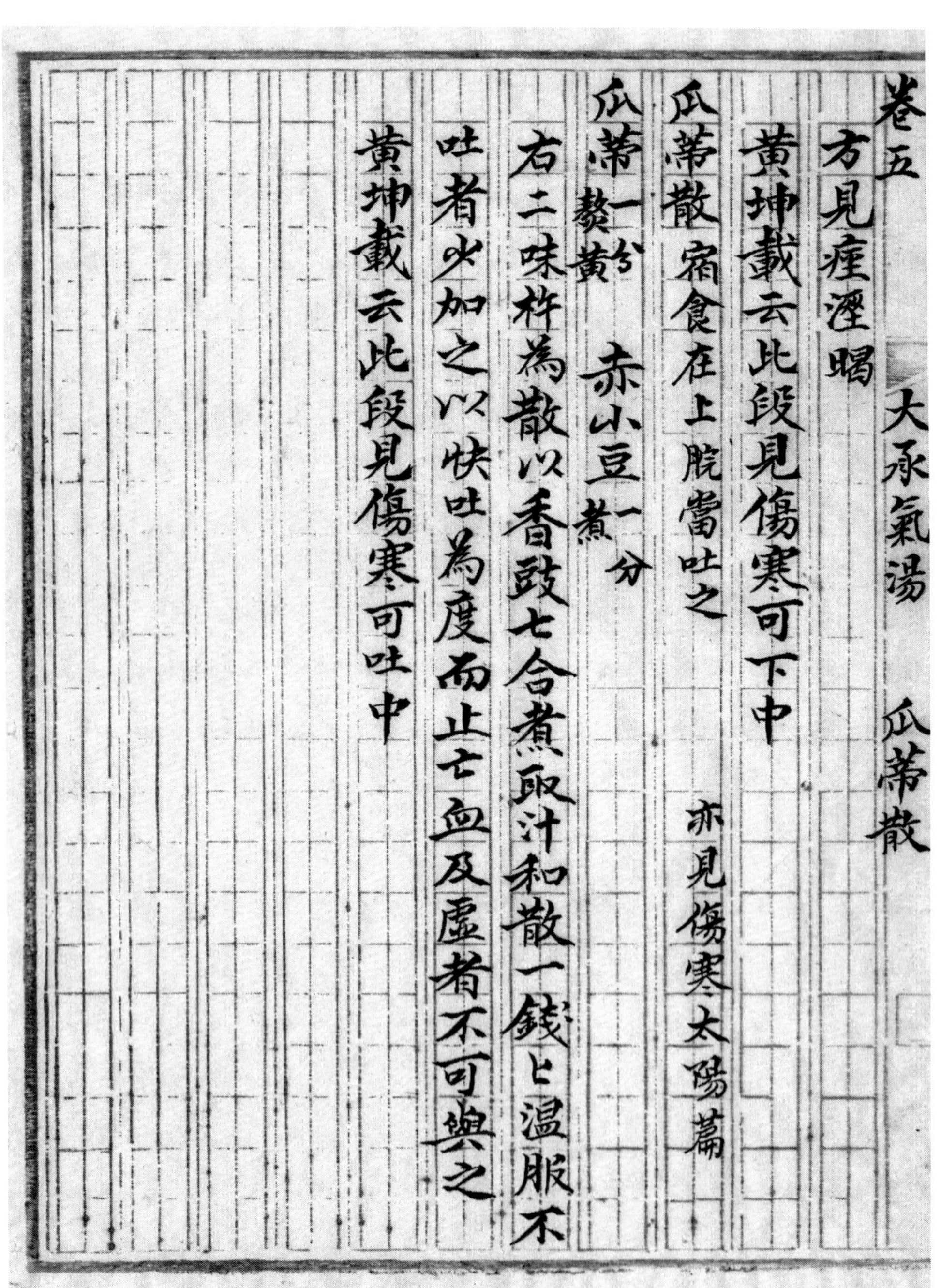

卷五　　大承氣湯　瓜蒂散

方見痓溼暍

黄坤載云此段見傷寒可下中

瓜蒂散宿食在上脘當吐之　亦見傷寒太陽篇

瓜蒂一分熬黄　赤小豆一分煮

右二味杵為散以香豉七合煮取汁和散一錢匕温服不吐者少加之以快吐為度而止亡血及虚者不可與之

黄坤載云此段見傷寒可吐中

内傷雜病　趺蹶手指臂腫轉筋狐疝蚘蟲原第十九

藜蘆甘草湯手指臂腫

藜蘆　甘草

原方缺載

黄坤載云藜蘆吐痰濁甘草和中氣

雞屎白散病轉筋

雞屎白

右一味為散取方寸匕以水六合和温服

吳氏謙云此治風寒痺氣之在筋者

蜘蛛散陰狐疝氣

蜘蛛十四枚熬焦　桂枝半兩

趺蹶手指臂腫轉筋狐疝蚘蟲　藜蘆甘草湯　雞屎白散

卷五　蜘蛛散　甘草粉蜜湯　烏梅丸

右二味為散取八分一匕飲和服日再服蜜丸亦可

黄坤載云蜘蛛破瘀消腫桂枝疏木升陷

甘草粉蜜湯　蚘蟲為病

甘草二兩　白粉一兩　蜂蜜四兩

右二味以水三升先煮甘草取二升去滓內粉蜜攪令和煎如薄粥温服一升差即止

黄坤載云甘草補土白粉殺蟲蜂蜜潤燥清風滑腸下積

烏梅丸　蚘厥

烏梅三百丸　細辛六兩　乾薑十兩　人參六兩　桂枝六兩　當歸四兩　蜀椒四兩去目　附子六兩炮　黄連一斤　黄柏六兩

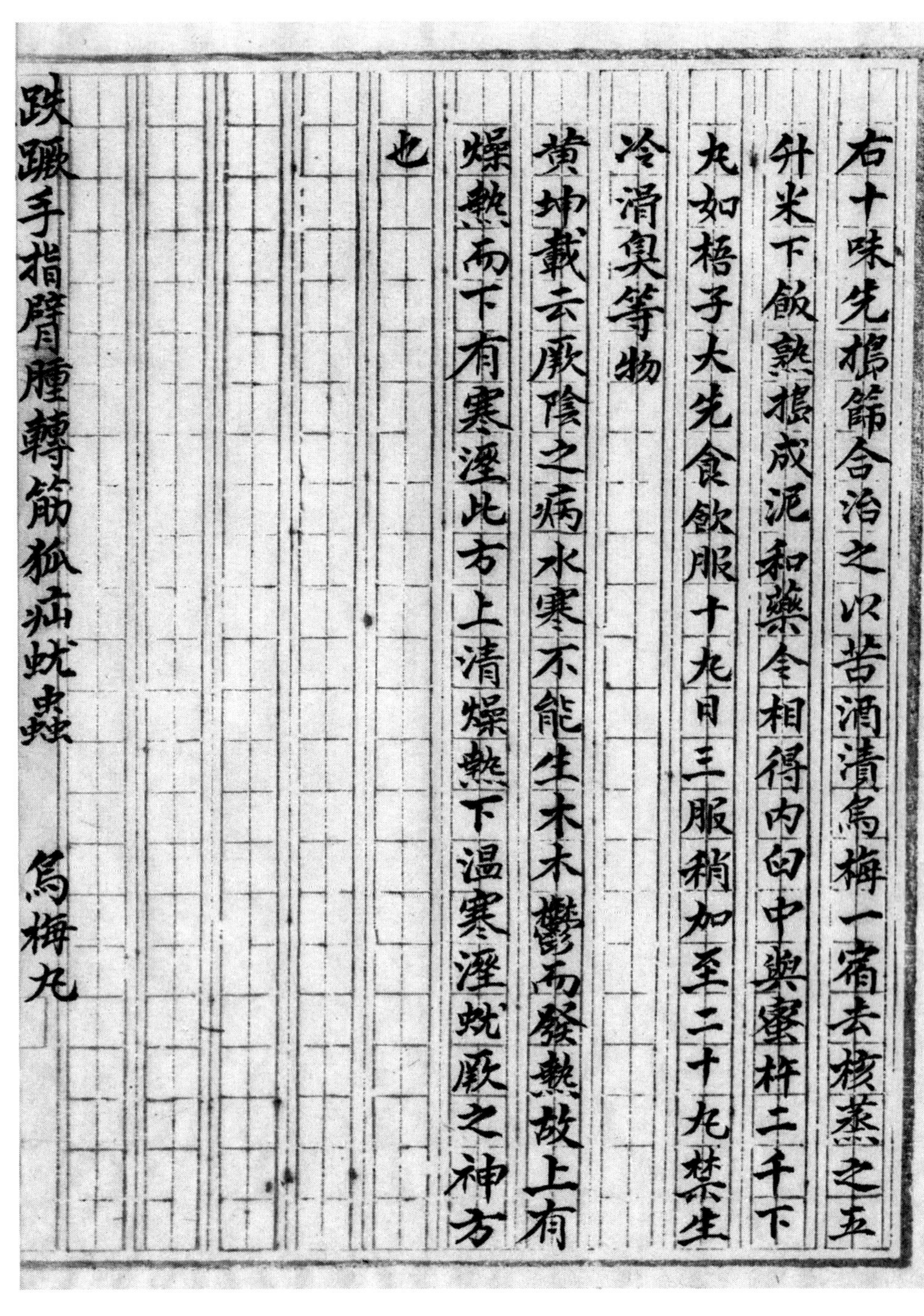

右十味先搗篩合治之以苦酒漬烏梅一宿去核蒸之五升米下飯熟搗成泥和藥令相得內臼中與蜜杵二千下丸如梧子大先食飲服十丸日三服稍加至二十丸禁生冷滑臭等物

黄坤載云厥陰之病水寒不能生木木鬱而發熱故上有燥熱而下有寒溼此方上清燥熱下溫寒溼蚘厥之神方也

跌蹶手指臂腫轉筋狐疝蚘蟲　烏梅丸

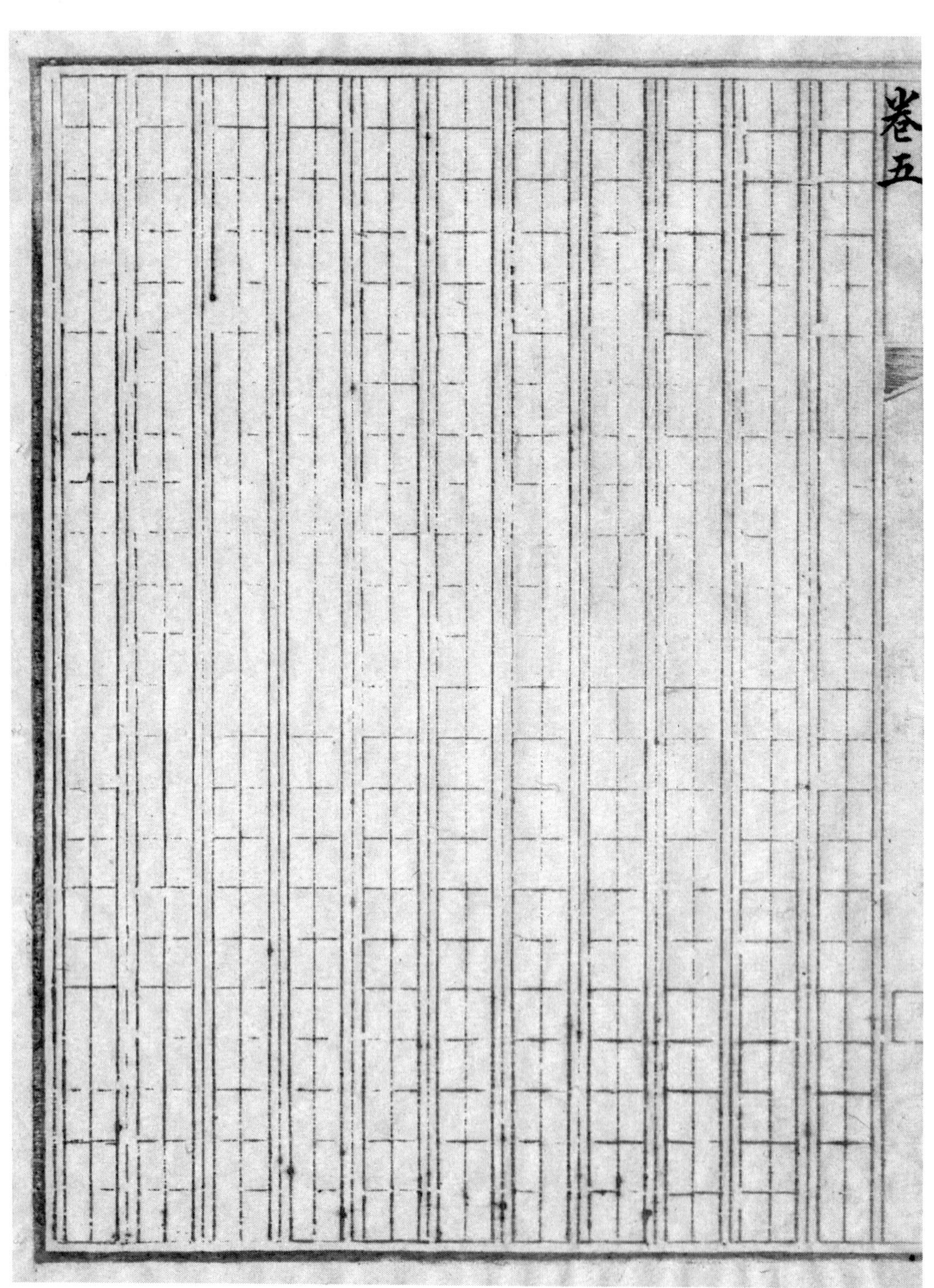
卷五

金匱百七十五方解略卷六

婦人　妊娠原第二十

附子湯妊娠六七月脈弦發熱其胎愈脹腹痛惡寒者少腹如扇子藏開故也　亦見傷寒少陰篇

附子三枚去皮　茯苓三兩　人參二兩　白朮四兩　芍藥三兩

右五味以水八升煮取三升去滓温服一升日三服

尤在涇云此方温裏散寒

膠艾湯妊娠腹中為胞阻

阿膠二兩　艾葉三兩　甘草二兩　川芎二兩　乾地黃六兩　當歸三兩　芍藥四兩

右七味以水五升清酒三升合煮取三升去滓内膠令消盡温服一升日三服

妊娠　附子湯　膠艾湯

卷六　當歸芍藥散　乾薑人參半夏丸

黄坤載云芎地歸芍養血行瘀阿膠艾葉清燥温寒

當歸芍藥散懐娠腹中瘀痛

當歸三兩　芍藥一斤　川芎三兩　茯苓四兩　澤瀉半斤　白朮四兩

右六味杵為散取方寸匕酒和日三服

黄坤載云胎成氣滯溼土賊于風木則腹中瘀痛此方芎歸芍藥潤肝行瘀苓澤白朮泄溼燥土

乾薑人參半夏丸妊娠嘔吐不止

乾薑一兩　人參一兩　半夏一兩

右三味末之以生薑汁糊之為丸如梧子大飲服十丸日三服

黃坤載云此治中焦鬱滿胃氣上逆者　此方以生薑汁煉蜜爲丸治反胃嘔吐甚則加茯苓愈妙

當歸貝母苦參丸　妊娠小便難飲食如故

當歸四兩　貝母四兩　苦參四兩

右三味末之煉蜜爲丸如小豆大飲服三丸加至十丸

黃坤載云當歸滋木而息風貝母泄熱而清金苦參泄溼而利水也

閔案此方與上芎歸芍藥湯吳氏謙皆疑方與證不合謂有脫簡故詳黃註以申明之

葵子茯苓散　妊娠有水氣等等

葵子一斤　茯苓三兩

妊娠

當歸貝母苦參丸

葵子茯苓散

卷六　葵子茯苓散　當歸散　白术散

右二味杵爲散飲服方寸匕日三服小便利則愈

黄坤載云二味滑竅泄水

當歸散　婦人妊娠宜常服

當歸一斤　芍藥一斤　黄芩一斤　白术半斤　川芎一斤

右五味杵爲散酒服方寸匕日再服妊娠常服卽易產胎無疾苦產後百病悉主之此方疑是有產安胎百病悉主非產後悉主此句有錯

黄坤載云白术燥土歸芍潤木芎芩清熱行瘀土旺木榮妊娠無餘事矣

白术散　妊娠養胎

白术　蜀椒　川芎　牡蠣等分

右四味杵爲散酒服一錢匕日三服夜一服　但苦腹痛

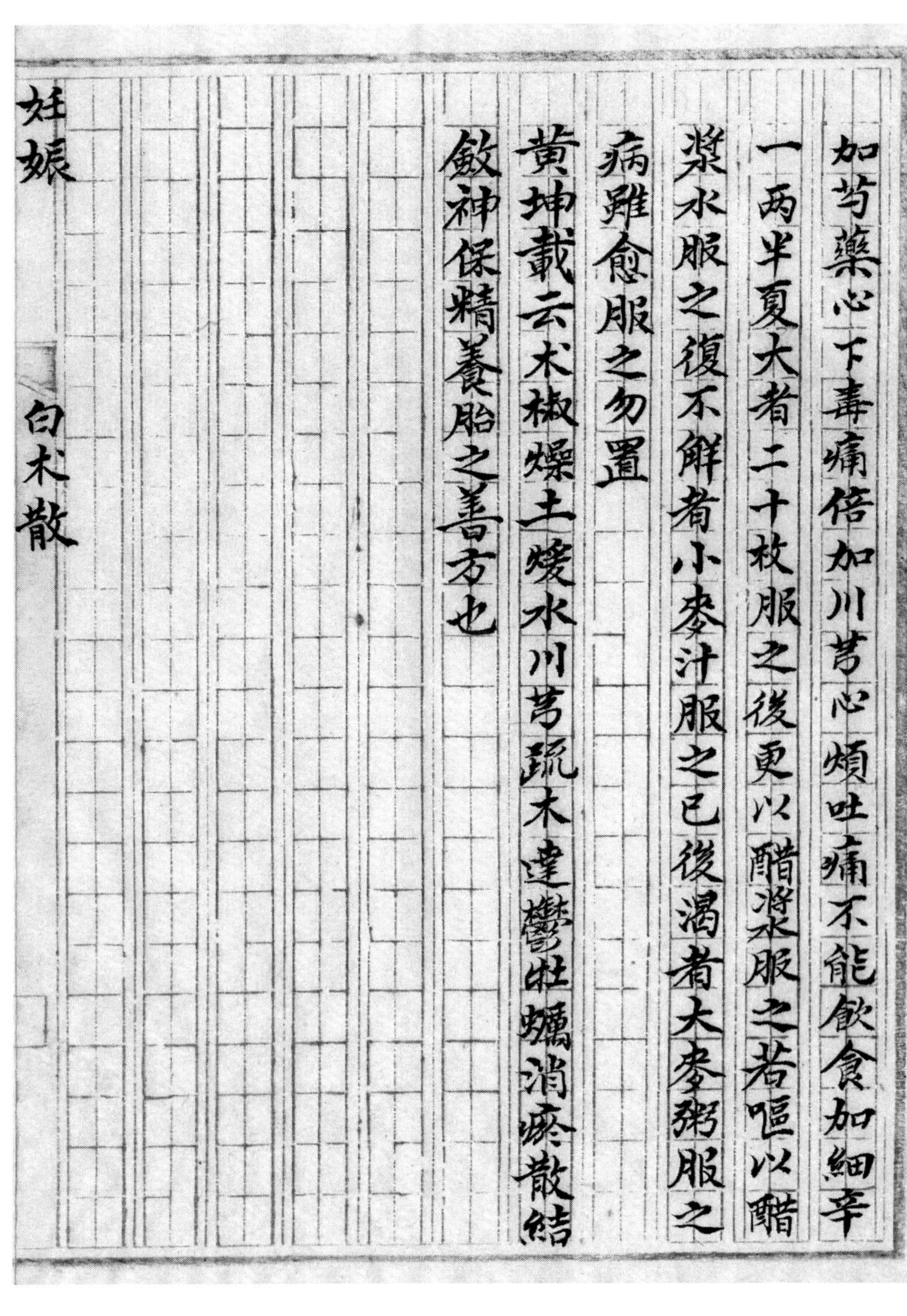

加芍藥心下毒痛倍加川芎心煩吐痛不能飲食加細辛一两半夏大者二十枚服之後更以醋漿水服之若嘔以醋漿水服之復不解者小麥汁服之已後渴者大麥粥服之病雖愈服之勿置

黄坤載云术椒燥土煖水川芎疏木達鬱牡蠣消瘀散結斂神保精養胎之善方也

妊娠　白术散

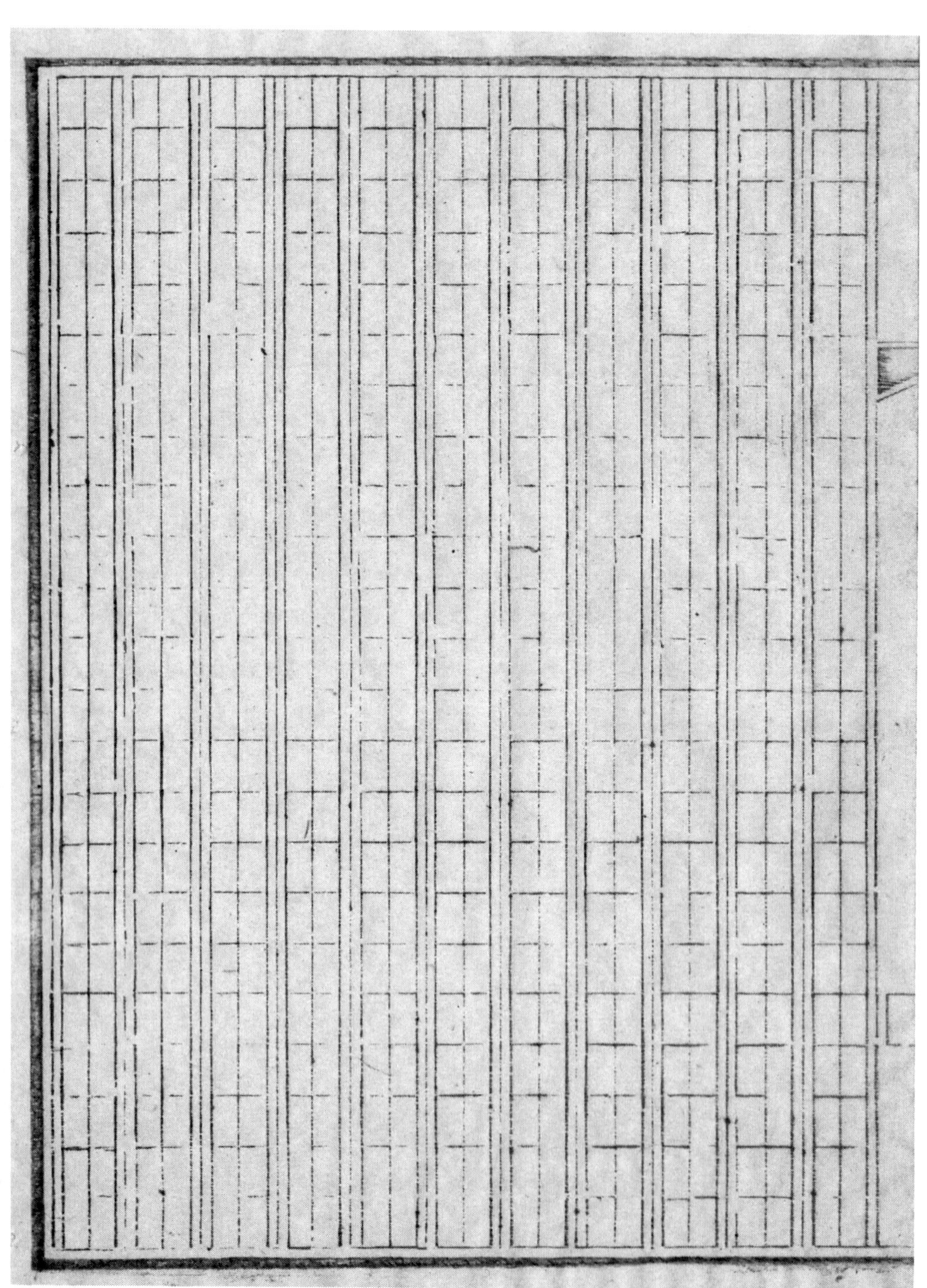

婦人　產後原第二十一

小柴胡湯產婦鬱冒等等

方見黃癉

黃坤載云柴芩半夏清膽火而降胃逆薑甘參棗補脾精而滋肝血

大承氣湯鬱冒病解能食發熱者　惡露不盡者

方見痙溼暍

黃坤載云病本為虛而宿食停留則為胃實故用此方

吳氏謙云傷寒論曰陽明病不能食攻其熱必噦以胃中虛冷故也又云發熱者尤當先解表乃可攻之況在產後豈可妄議攻下哉必認證果真方可用此

產後　小柴胡湯　大承氣湯

卷五

當歸生薑羊肉湯　產後腹中㽲痛

方見寒疝

吳氏謙云此方補虛散寒止痛

枳實芍藥散　產後腹痛煩滿不得臥

枳實燒令黑勿太過　芍藥等分

右二味杵為散服方寸匕日三服並治癰膿以麥粥下之

黃坤載云此方泄土鬱而清木燥也

下瘀血湯　產後腹中有瘀血

大黃三兩　桃仁廿枚　䗪蟲二十枚去足熬

右三味末之煉蜜和丸以酒一升煎一丸取八合頓服之

瘀血下如豚肝亦主經水不利

黃坤載云桃仁破其瘀血大黃下其癥塊也

陳修園云此為痛著臍下出其方治也意者病去則虛自回不必疑其過峻

陽旦湯產後中風等等

即桂枝湯方見下利

黃坤載云此皆太陽中風之證與此方以解其表耳　病證象桂枝是陽旦即桂枝義甚明白喻嘉言無知妄作乃有桂枝加黃芩之論又造陰旦之方庸愚狂謬何至于此

閔案桂枝加黃芩為陽旦湯始孫真人不始喻嘉言陽旦即桂枝自無疑義近魏念庭陳修園輩又謂陽旦湯乃桂枝湯倍桂加附子湯雖產後數十日不解其邪仍

產後　下瘀血湯　陽旦湯

在于太陽之經故仍用桂枝湯解表邪加桂以化膀胱之水氣加附子以溫少陰之水藏傷寒論太陽篇有因加附子參其間增桂令汗出之句則悟此方乃桂枝增桂加附子湯也云云此說亦有理但此產後汗出已久何必更增桂令汗出惟加附子以溫水散寒為更有消息處今存其說備參

竹葉湯　產後中風發熱面正赤喘而頭痛

竹葉一把　葛根三兩　桔梗一兩　生薑　附子一枚炮　桂枝一兩　人參一兩　防風一兩　甘草一兩　大棗十五枚

右十味以水一斗取二升半分溫三服溫覆使汗出頸項

强用大附子一枚破之如豆大入前藥揚去沫嘔者加半夏半升洗過用

尤在涇云凡風熱外淫而裏氣不足者均宜此方

竹皮大丸　婦人乳中虛煩亂嘔逆

生竹茹二分　石膏二分　桂枝一分　甘草七分　白薇一分

右五味末之棗肉和丸彈子大以飲服一丸日三夜二服有熱倍白薇煩喘者加柏實一分

黄坤載云婦人乳子中氣虛弱胃土不降相火上炎而生煩亂濁氣薰衝而作嘔逆宜安中益氣竹皮大丸竹茹石膏止嘔而消煩甘草桂枝補中而下衝白薇涼金而退熱

產後　竹葉湯　竹皮大丸

卷六　白頭翁加甘草阿膠湯

閔案吳氏謙以此條文義證藥未詳蓋疑中虛不宜石膏煩亂不宜桂枝耳黃氏則石膏消煩桂枝下衝遂豁然矣故詳錄黃註于此

白頭翁加甘草阿膠湯產後下利虛極

白頭翁二兩　黃連三兩　黃柏三兩　秦皮三兩　阿膠二兩　甘草二兩

右六味以水七升煮取二升半內膠令消盡分溫三服

魏念庭云此治虛熱下利之妙方不止為產後虛極不當用連柏至重耳黃坤載則謂白頭翁及秦皮連柏皆清其經熱而加以甘草培中阿膠滋木則病愈矣方解雖是如此然虛極之人清溼熱乃如許用力委當審慎勿事率爾

婦人　雜病原第二十二

小柴胡湯熱入血室

方見黃癉

黃坤載云此方發少陽之經邪熱去則血可自下不下然後用下瘀之劑也

旋覆花湯半產漏下

方見積聚

黃坤載云旋覆行血脈之瘀葱白經氣之滯新絳止崩而除滿也

吳氏謙云此條詳在傷寒辨脈法篇錯簡在此旋覆花湯主之一句亦必是錯簡半產漏下則氣已下陷焉有再用

旋覆花之理

閔案此疑亦是尤在涇雖力為斡旋終須審處

膠薑湯婦人陷經漏下黑不解

阿膠　乾薑

原方不載

黄坤載云阿膠滋水息風乾薑温肝煖血

閔案此方林億疑妊娠為膠艾湯亦是千金膠艾湯亦正有乾薑此處原方缺載不妨存其疑以備參

抵當湯經水不利　亦見傷寒太陽篇

水蛭熬三十枚　䖟蟲三十枚熬去翅足　桃仁二十枚去皮尖　大黄三兩酒浸

右四味為末水五升煮取三升去滓温服一升

黄坤載云此必有瘀血壅阻者故用此方下其瘀血也

陳修園云此爲經水不利之屬實者出其方治

閔案吳氏謙疑此處爲藥重病輕必有錯簡故黄陳之言標舉從重

温經湯帶下等〻

當歸二兩 川芎二兩 芍藥二兩 阿膠二兩 桂枝二兩 丹皮二兩 半夏半升 麥冬一升 人參二兩 甘草四兩 生薑二兩 吳茱三兩

右十二味以水一斗煮取三升分温三服亦主婦人少腹寒久不受胎兼治崩中去血或月水來過多或至期不來

吳氏謙云此方生新去瘀煖子宫補衝任

卷六　土瓜根散　礬石丸　小青龍湯

土瓜根散 帶下經水不利少腹滿痛經一月再見者

土瓜根三分　䗪蟲三分　桂枝三分　芍藥三分

右四味杵為散酒服方寸匕日三服陰癩腫亦主之

黄坤載云桂枝芍藥達木清風土瓜䗪蟲破瘀行血

礬石丸 經水閉不利等等

礬石三分　杏仁一分

右二味末之煉蜜和丸如棗核內藏中劇者再內之

黄坤載云礬石收澀溼而斂精液杏仁破滯氣而消痞硬也

小青龍湯 吐涎沫

方見痰飲

半夏瀉心湯 心下痞

方見嘔吐

黄坤載云前方泄其積水後方降其濁逆

甘麥大棗湯藏燥喜悲傷欲哭狀如神靈所作數欠伸

甘草三兩 小麥一升 大棗十枚

右三味以水六升煮取三升溫分三服亦補脾氣

黄坤載云肺屬金其氣燥其志悲其聲哭婦人藏燥則悲傷欲哭狀如神靈所作不能自由盖五行之氣升於九天之上則暢遂而為喜喜者心之志也陷于九地之下則幽淪而為恐恐者腎之志也方升未升喜之未遂則鬱勃而為怒怒者肝之志也方陷未陷恐之將作則淒涼而為悲

悲者肺之志也以厥陰風木之氣善耗津血風動而耗肺津肺金枯燥故悲傷欲哭欠者開口而呵氣伸者舉臂而舒筋陰陽之相引也日暮陽降則生欠伸欠伸者陰引而下陽引而上未能即降金主降燥金欲降而腎又引之故數作欠伸甘麥大棗湯甘草培土大棗滋乙木而息風小麥潤辛金而降燥也

閔案吴氏謙以此條方義未詳疑有譌錯而黃氏解極精盡故備錄其文于此

半夏厚朴湯　咽中炙臠

半夏一斤　厚朴三兩　生薑五兩　乾蘇葉二兩　茯苓四兩

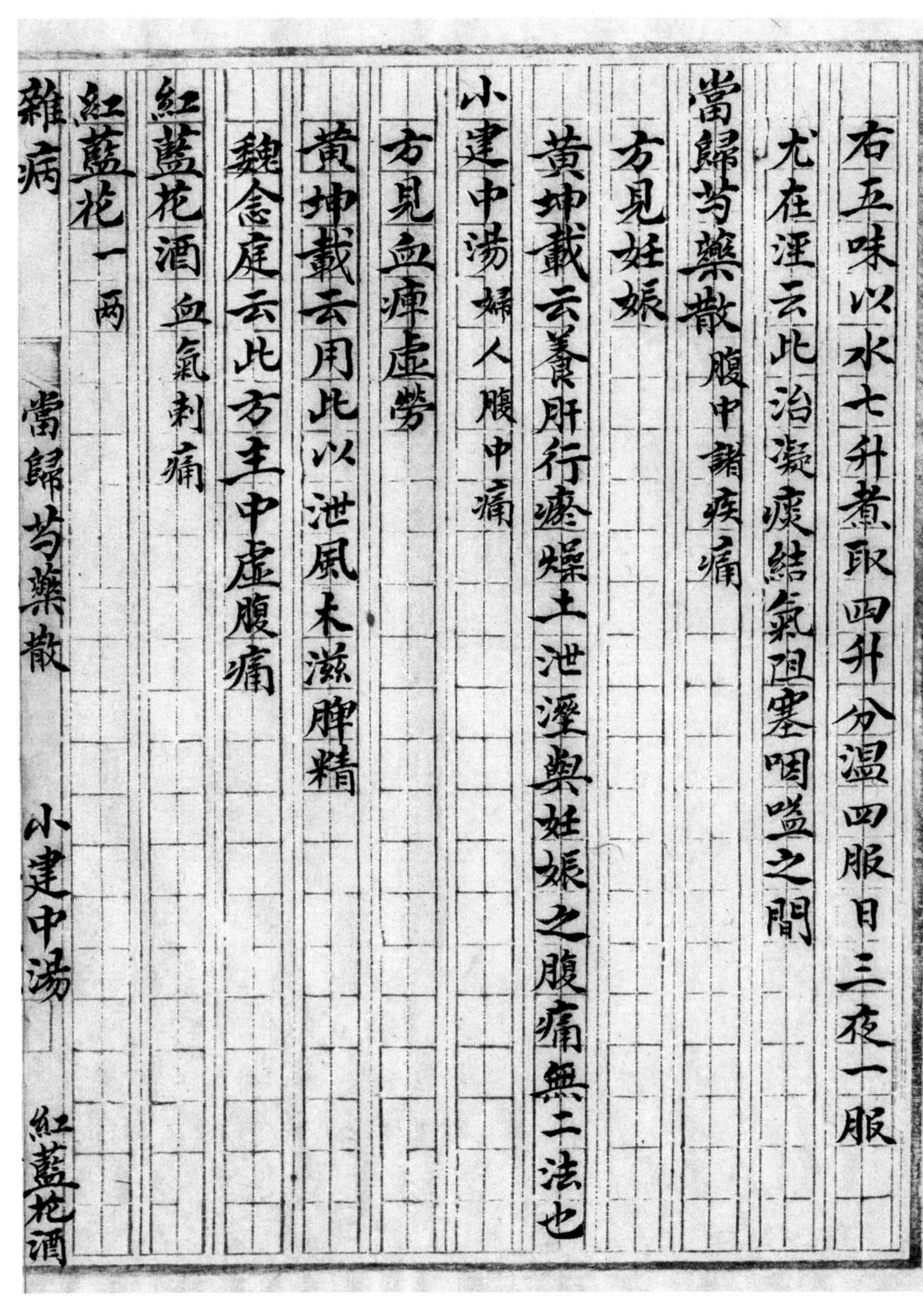

右五味以水七升煮取四升分温四服日三夜一服

尤在涇云此治凝痰結氣阻塞咽嗌之間

當歸芍藥散　腹中諸疾痛

方見妊娠

黄坤載云養肝行瘀燥土泄溼與妊娠之腹痛無二法也

小建中湯　婦人腹中痛

方見血痺虚勞

黄坤載云用此以泄風木滋脾精

魏念庭云此方主中虚腹痛

紅藍花酒　血氣刺痛

紅藍花一兩

雜病　當歸芍藥散　小建中湯　紅藍花酒

卷六　紅藍花酒　大黄甘遂湯　腎氣丸　膏髮煎

右一味以酒一大升煮減半頓服一半未止再服

黄坤載云此方養血行瘀

大黄甘遂湯水與血結

大黄四兩　阿膠二兩　甘遂二兩

右三味以水三升煮取一升頓服之其血當下

吴氏謙云此水血並攻之法

腎氣丸婦人轉胞

方見消渴

黄坤載云此病緣水寒土溼而木氣鬱燥不能疏泄也故

此方宜之

膏髮煎胃氣下泄陰吹

方見黄癉

黄坤載云此方利水而滑大腸泄溼而通膀胱

蛇床子散陰寒

蛇床子

右一味末之以白粉少許和合相得如棗大綿裹内之自然温

黄坤載云此方去寒溼而煖水木

狼牙湯陰瘡

狼牙三兩

右一味以水四升煮取半升以綿纏筯如繭浸湯瀝陰中日四遍

雜病　蛇床子散　狼牙湯

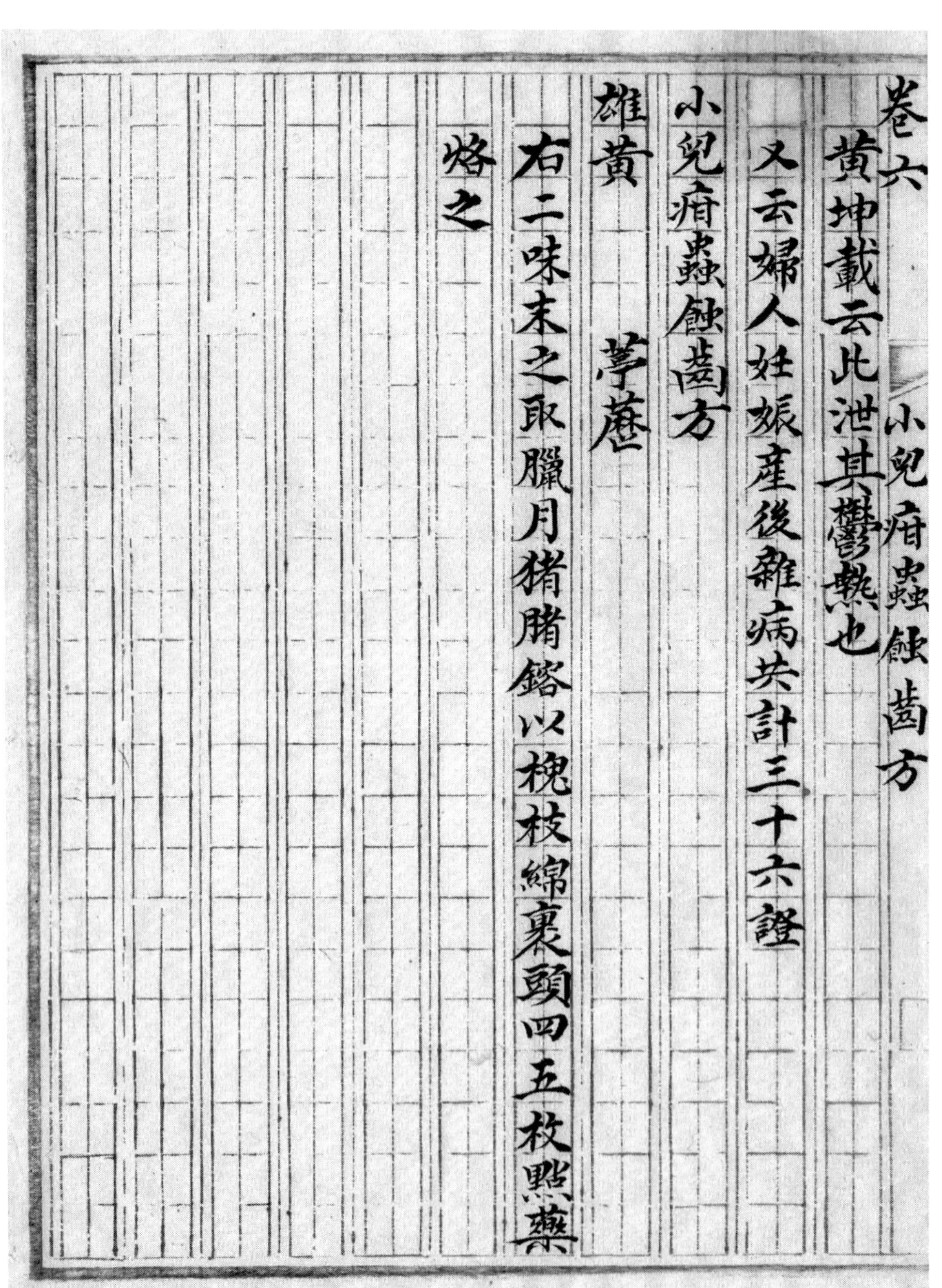

卷六　小兒疳䘌蝕齒方

黄坤載云此泄其鬱熱也

又云婦人妊娠産後雜病共計三十六證

小兒疳䘌蝕齒方

雄黄　葶藶

右二味末之取臘月猪脂鎔以槐枝綿裹頭四五枚點藥烙之

宋孫奇等校正金匱附見方目

侯氏黑散　風引湯　防已地黄湯　頭風摩散　礬石湯　古今録驗續命湯　千金三黄湯　近效朮附湯　崔氏八味腎氣丸　千金越婢加朮湯中風歷節

牡蠣湯　柴胡去半夏加栝蔞根湯　柴胡桂薑湯瘧病

天雄散　千金翼炙甘草湯　獺肝散血痺虚勞

外臺黄芪防已湯水氣

瓜蒂湯　千金麻黄醇酒湯黄癉

千金翼小承氣湯　外臺黄芩湯嘔吐泄利

外臺茯苓飲痰飲咳嗽

外臺炙甘草湯　千金桂枝去芍加皂莢湯　千金生薑

甘草湯　千金甘草湯　外臺桔梗白散　千金葦莖湯　千金生薑甘草湯　千金甘草湯　外臺桔梗白散　千金葦莖湯　千金葶藶大棗瀉肺湯肺痿肺癰

九痛丸胸痺心痛

外臺烏頭湯　外臺柴胡桂枝湯　外臺走馬湯腹滿寒疝

千金三物黄芩湯　千金内補當歸建中湯婦人產後

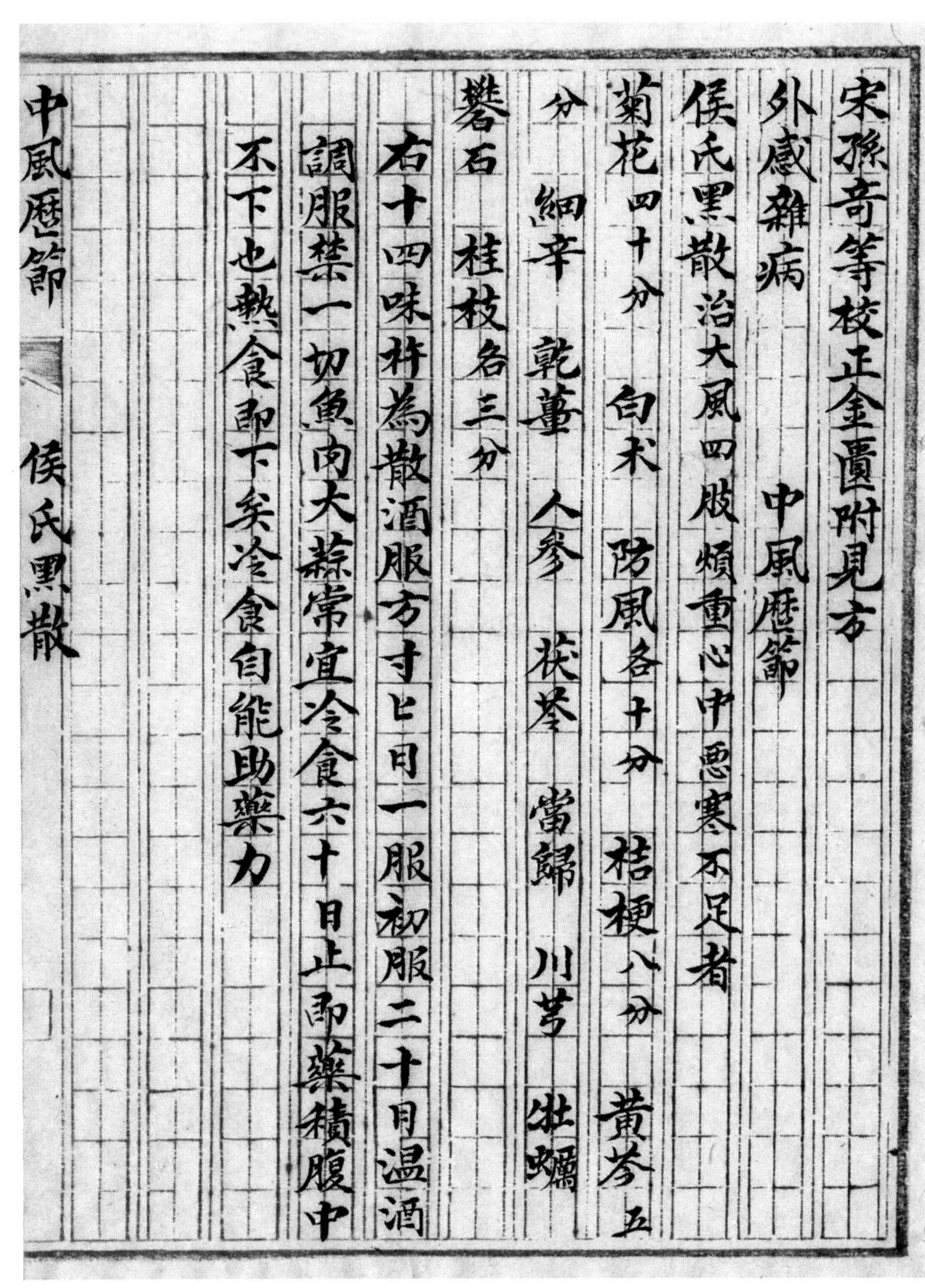

宋孫奇等校正金匱附見方

外感雜病　中風歷節

侯氏黑散　治大風四肢煩重心中惡寒不足者

菊花四十分　白朮　防風各十分　桔梗八分　黃芩五分　細辛　乾薑　人參　茯苓　當歸　川芎　牡蠣　礬石　桂枝各三分

右十四味杵為散酒服方寸匕日一服初服二十日溫酒調服禁一切魚肉大蒜常宜冷食六十日止即藥積腹中不下也熱食即下矣冷食自能助藥力

中風歷節　侯氏黑散

附方　風引湯　防已地黄湯

風引湯除熱癱癇

大黄　乾薑　龍骨各四兩　桂枝三兩　甘草　牡蠣各二兩　寒水石　滑石　赤石脂　白石脂　紫石英　石膏各六兩

右十二味杵麄篩以葦囊盛之取三指撮井花水三升煮三沸温服一升治大人風引少小驚癇瘈瘲日数發醫所不療餘熱方巢氏云脚氣宜風引湯

防已地黄湯治病如狂狀妄行獨語不休無熱其脉浮

防已　甘草各一分　桂枝　防風各三分

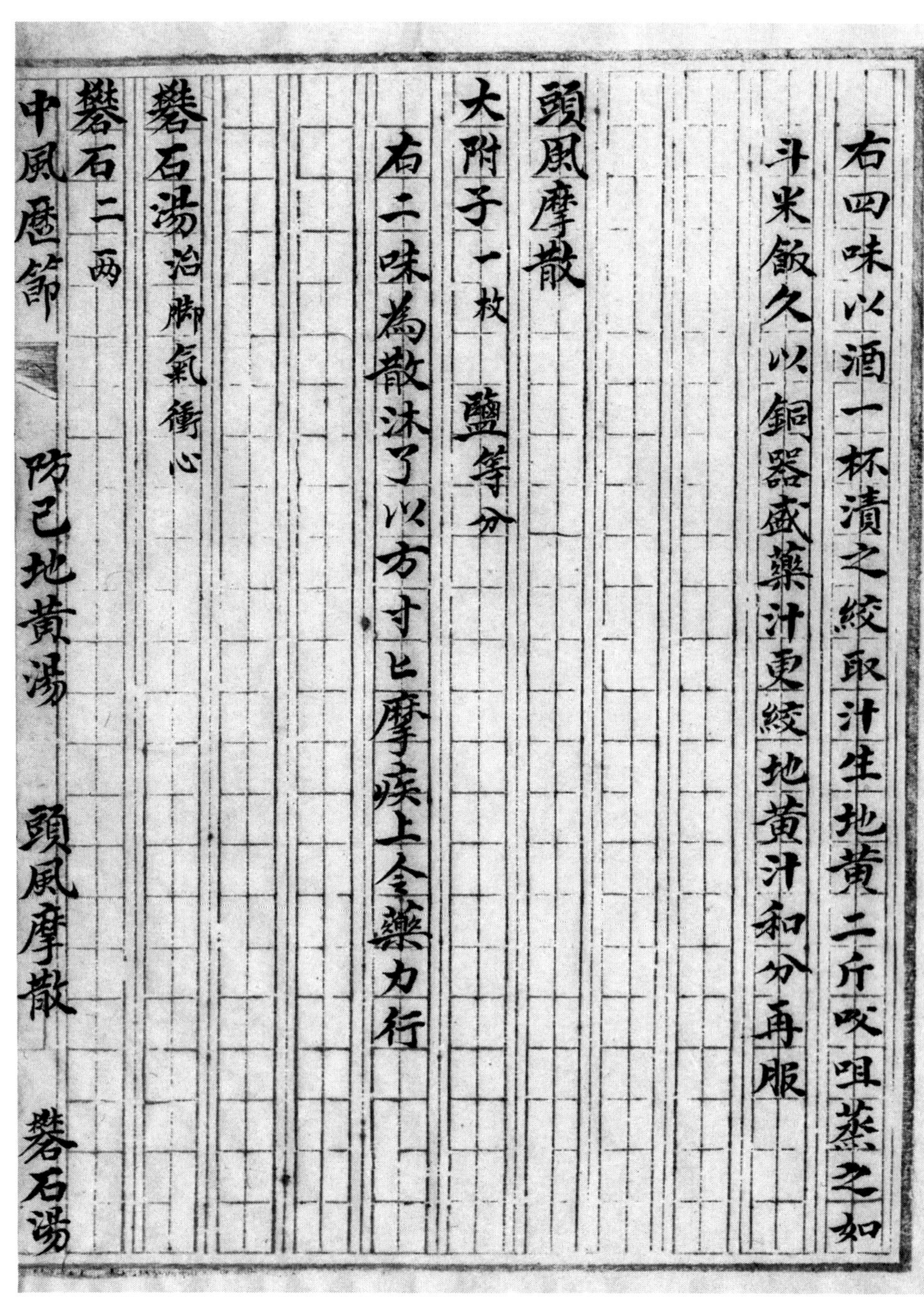

右四味以酒一杯漬之絞取汁生地黃二斤㕮咀蒸之如斗米飯久以銅器盛藥汁更絞地黃汁和分再服

頭風摩散

大附子一枚　鹽等分

右二味為散沐了以方寸匕摩疢上令藥力行

礬石湯治脚氣衝心

礬石二兩

中風歷節　防己地黃湯　頭風摩散　礬石湯

附方　礬石湯　古今錄驗續命湯

右一味以漿水一斗五升煎三五沸浸脚良

古今錄驗續命湯治中風痱身體不能自收持口不能言冒昧不知痛處或拘急不得轉側

麻黄　桂枝　甘草　乾薑　石膏　當歸　人參各三兩

杏仁四十粒　川芎一兩五錢

右九味以水一斗煮取四升温服一升當小汗薄覆脊憑几坐汗出則愈不汗更服無所禁勿當風并治但伏不得卧欬逆上氣面目浮腫

千金三黄湯 治中風手足拘急百節疼痛煩熱心亂惡寒經日不欲飲食

麻黄五分 獨活四分 細辛 黄芪各二分 黄芩三分

右五味以水六升煮取二升分温三服一服小汗出二服大汗出心熱加大黄二分腹滿加枳實一枚氣逆加人參三分悸加牡蠣三分渴加蔞根三分先有寒加附子一枚

近效朮附湯 治風虛頭重眩苦極不知食味煖肌補中益精氣

白朮一兩 附子一枚半炮去皮 甘草一兩炙

右三味剉每五錢匕薑五片棗一枚水盞半煎七分去滓温服

中風歷節 千金三黄湯 近效朮附湯

附方　近效朮附湯　崔氏八味腎氣丸

崔氏八味腎氣丸　治脚氣上入少腹不仁

熟地黄八兩　山茱萸　山藥各四兩　澤瀉　茯苓　牡丹皮各三兩　桂枝　附子各一兩炮

右八味末之，煉蜜和丸梧子大，酒下十五日再服

千金越婢加朮湯　治内極熱則身體津脱，腠理開，汗大泄，厲風氣，下焦脚弱

麻黄六兩　石膏半斤　生薑二兩　甘草二兩　白朮四兩　大棗十五枚

右六味，以水六升，先煮麻黄，去上沫，内諸藥，煮取三升，分温三服。惡風加附子一枚炮

外感雜病　瘧病

牡蠣湯

牡蠣　麻黄各四兩　甘草二兩　蜀漆三兩

右四味以水八升先煮蜀漆麻黄去上沫得六升内諸藥煮取二升温服一升若吐則勿更服

柴胡去半夏加苦蔞根湯治瘧病發渴者亦治勞瘧

柴胡八兩　人參　黄芩　甘草各三兩　苦蔞根四兩

生薑二兩　大棗十二枚

右七味以水一斗二升煮取六升去滓再煎取三升温服

瘧病　千金越婢加朮湯　牡蠣湯　柴胡去半夏加蔞根湯

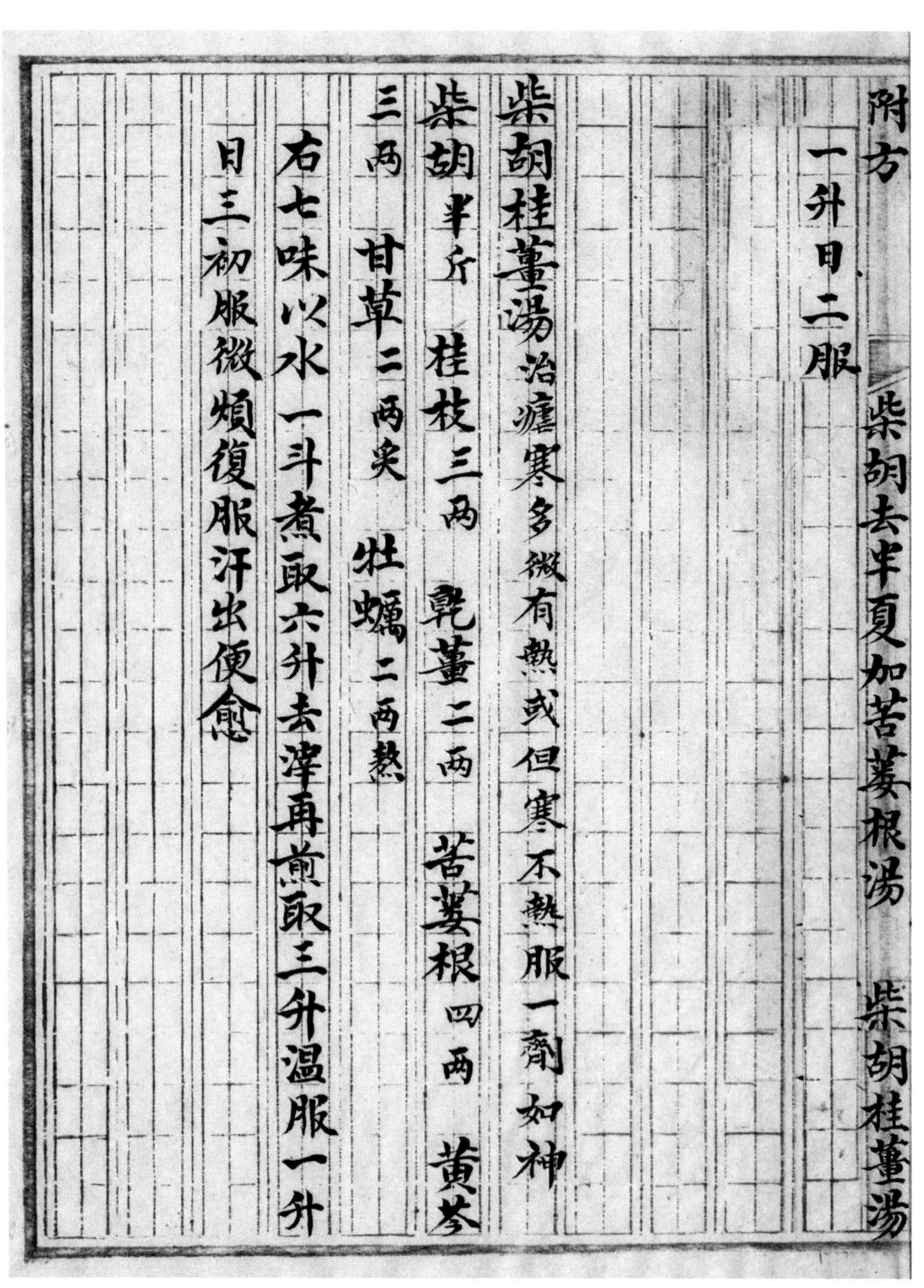

附方

一升日二服

柴胡去半夏加苦蔞根湯　柴胡桂薑湯

柴胡桂薑湯治瘧寒多微有熱或但寒不熱服一劑如神

柴胡半斤　桂枝三兩　乾薑二兩　苦蔞根四兩　黄芩三兩　甘草二兩炙　牡蠣二兩熬

右七味以水一斗煮取六升去滓再煎取三升溫服一升日三初服微煩復服汗出便愈

內傷　血痺虛勞

天雄散

天雄三兩炮　白朮八兩　桂枝六兩　龍骨三兩

右四味杵為散酒服半錢匕日三服不知稍增之

尤在涇云此疑後人所附為補陽攝陰之用也

千金翼炙甘草湯治虛勞不足汗出而悶脈結悸行動如常不出百日危急者十一日死

甘草四兩炙　桂枝　生薑各三兩　麥冬半升　麻仁半升　人參　阿膠各二兩　大棗三十枚　生地黃一斤

右九味以酒七升水八升先煮八味取三升去滓內膠消

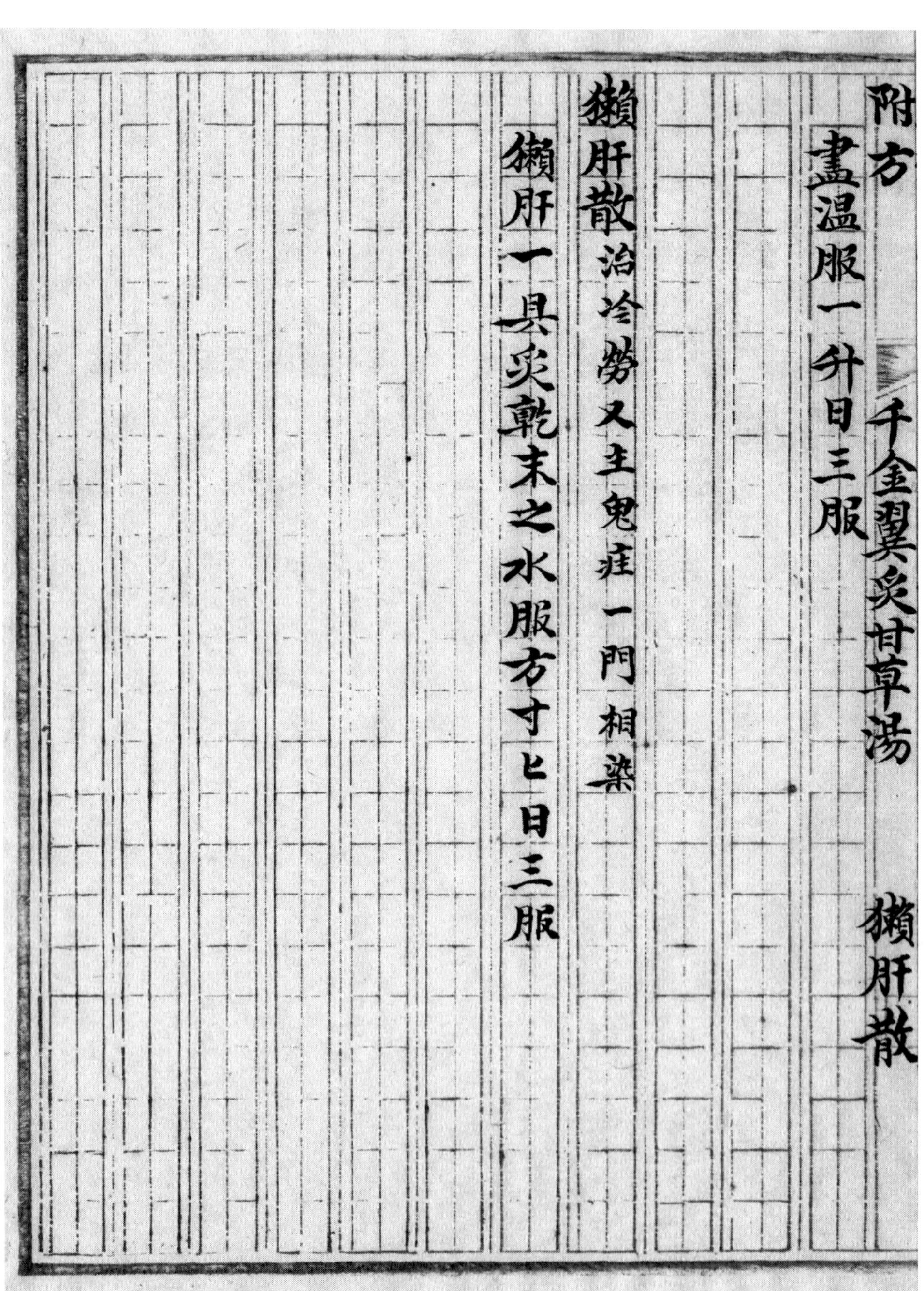

附方　千金翼炙甘草湯　獺肝散

盡温服一升日三服

獺肝散治冷勞又主鬼疰一門相染

獺肝一具炙乾末之水服方寸匕日三服

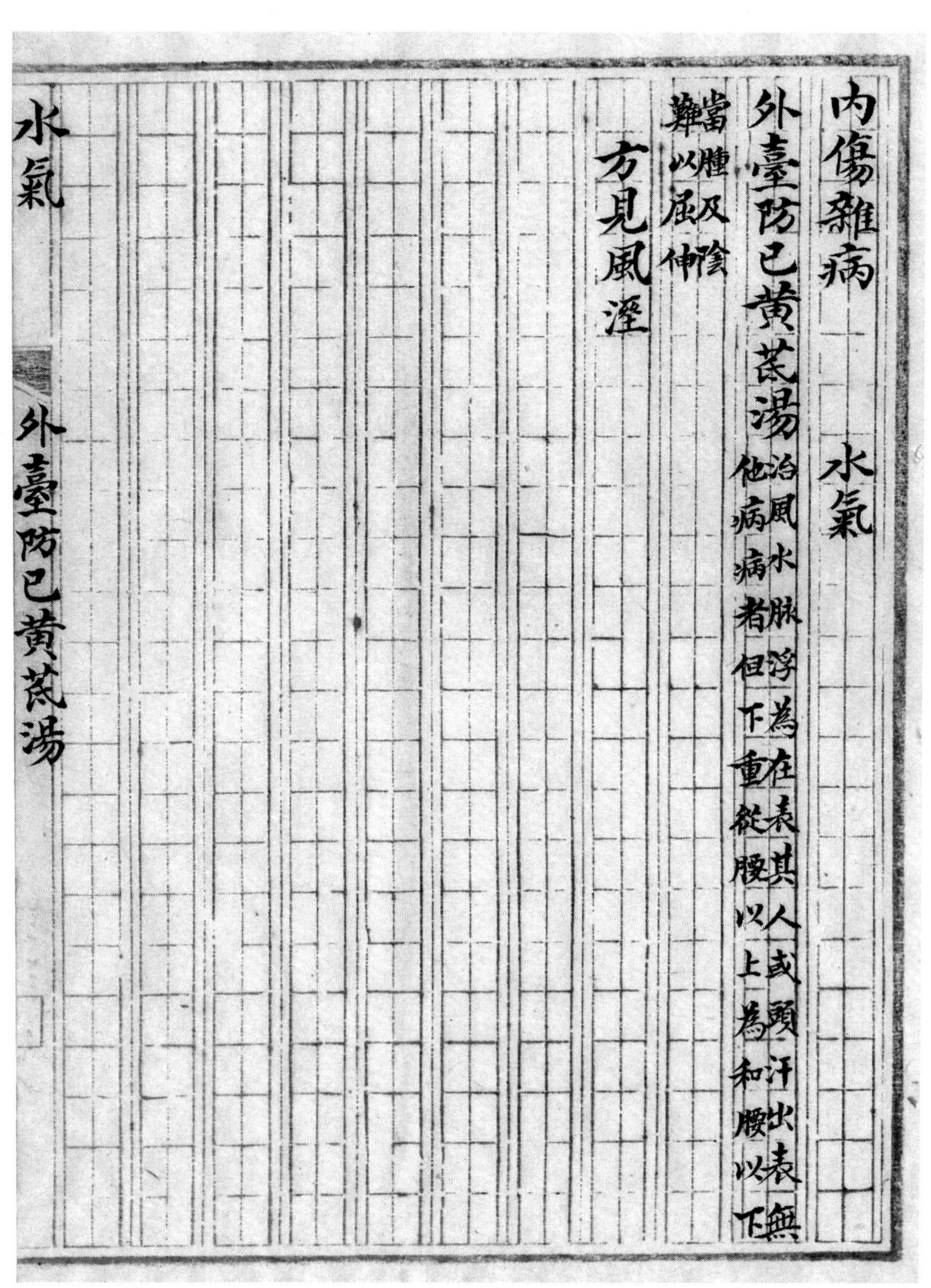

内傷雜病　水氣

外臺防已黃芪湯治風水脉浮為在表其人或頭汗出表無他病病者但下重從腰以上為和腰以下當腫及陰難以屈伸

方見風溼

水氣

外臺防已黃芪湯

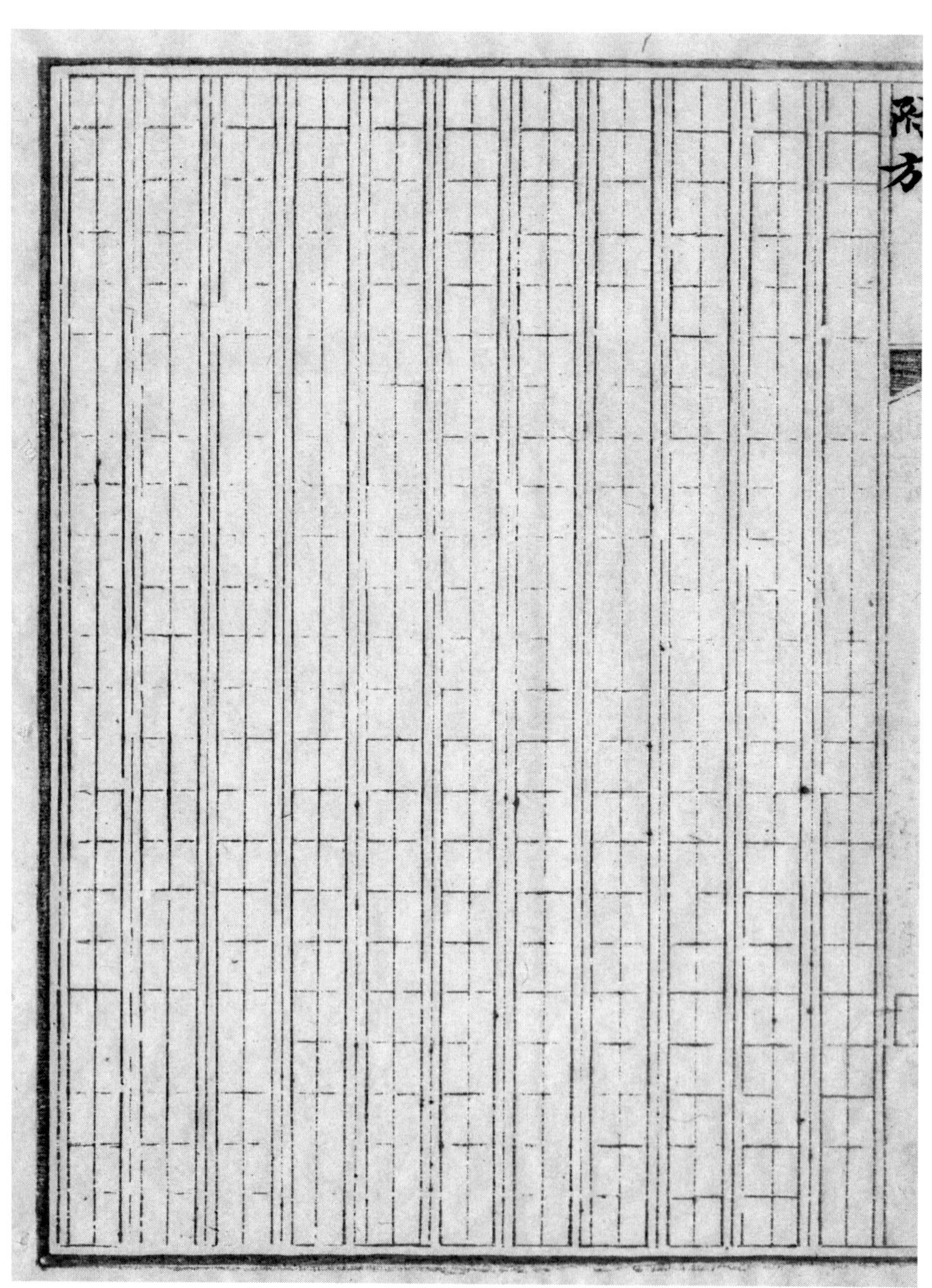

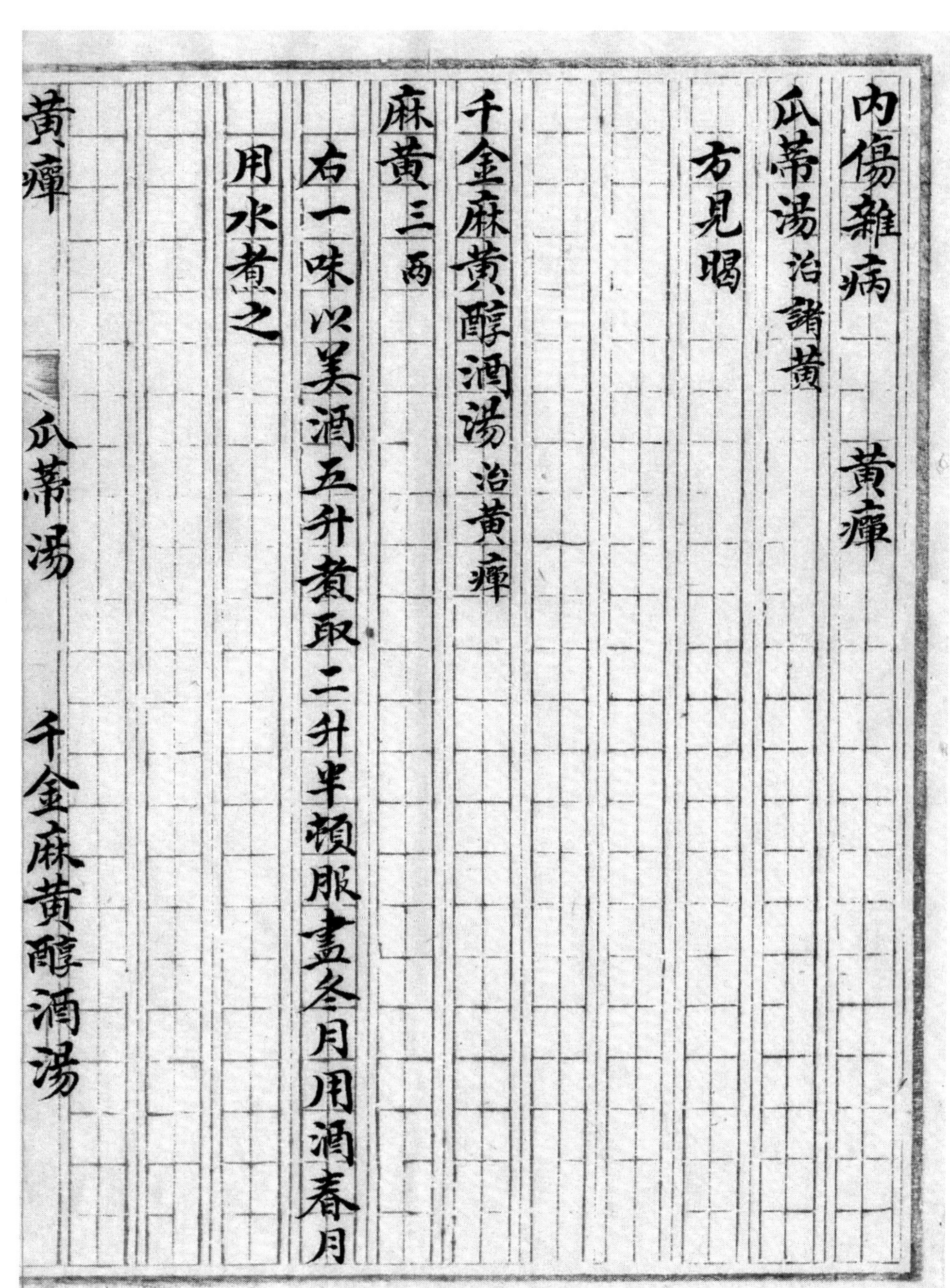
内傷雜病　黃癉

瓜蔕湯治諸黃

方見暍

千金麻黃醇酒湯治黃癉

麻黃三兩

右一味以美酒五升煑取二升半頓服盡冬月用酒春月

用水煑之

黃癉　瓜蔕湯　千金麻黃醇酒湯

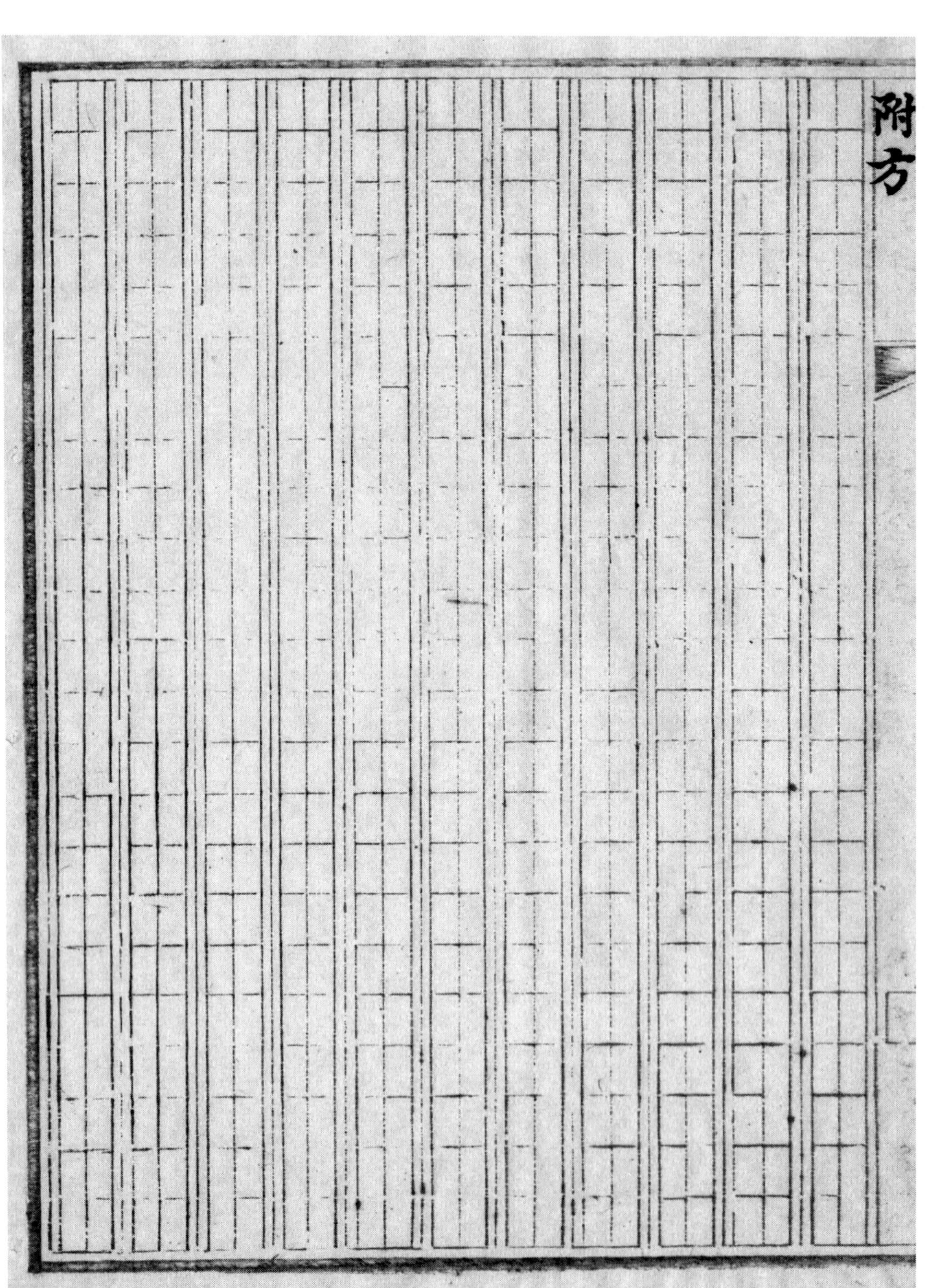

附方

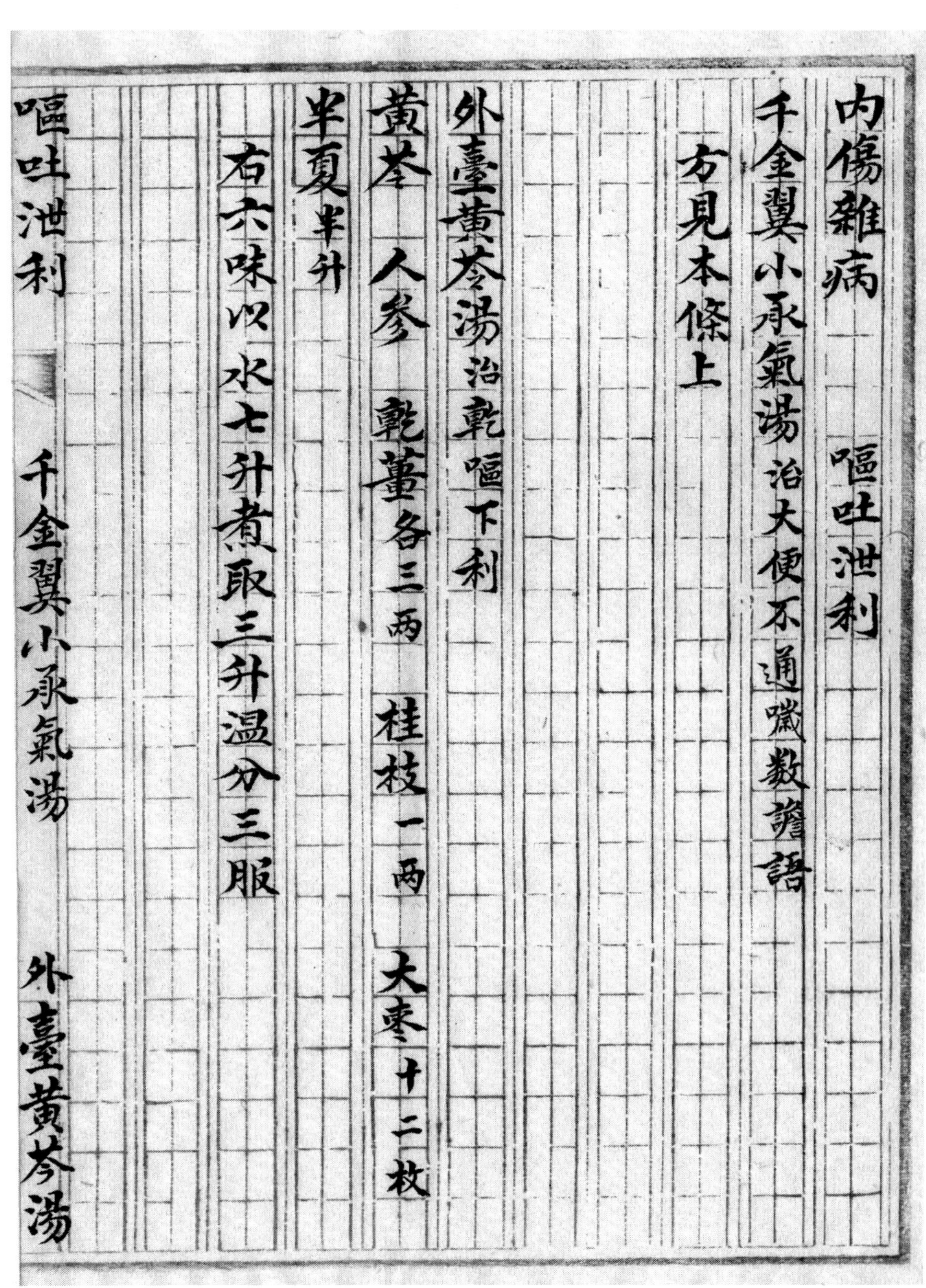

内傷雜病　嘔吐泄利

千金翼小承氣湯治大便不通噦數譫語

方見本條上

外臺黄芩湯治乾嘔下利

黄芩　人參　乾薑各三兩　桂枝一兩　大棗十二枚

半夏半升

右六味以水七升煮取三升温分三服

嘔吐泄利　　千金翼小承氣湯　　外臺黄芩湯

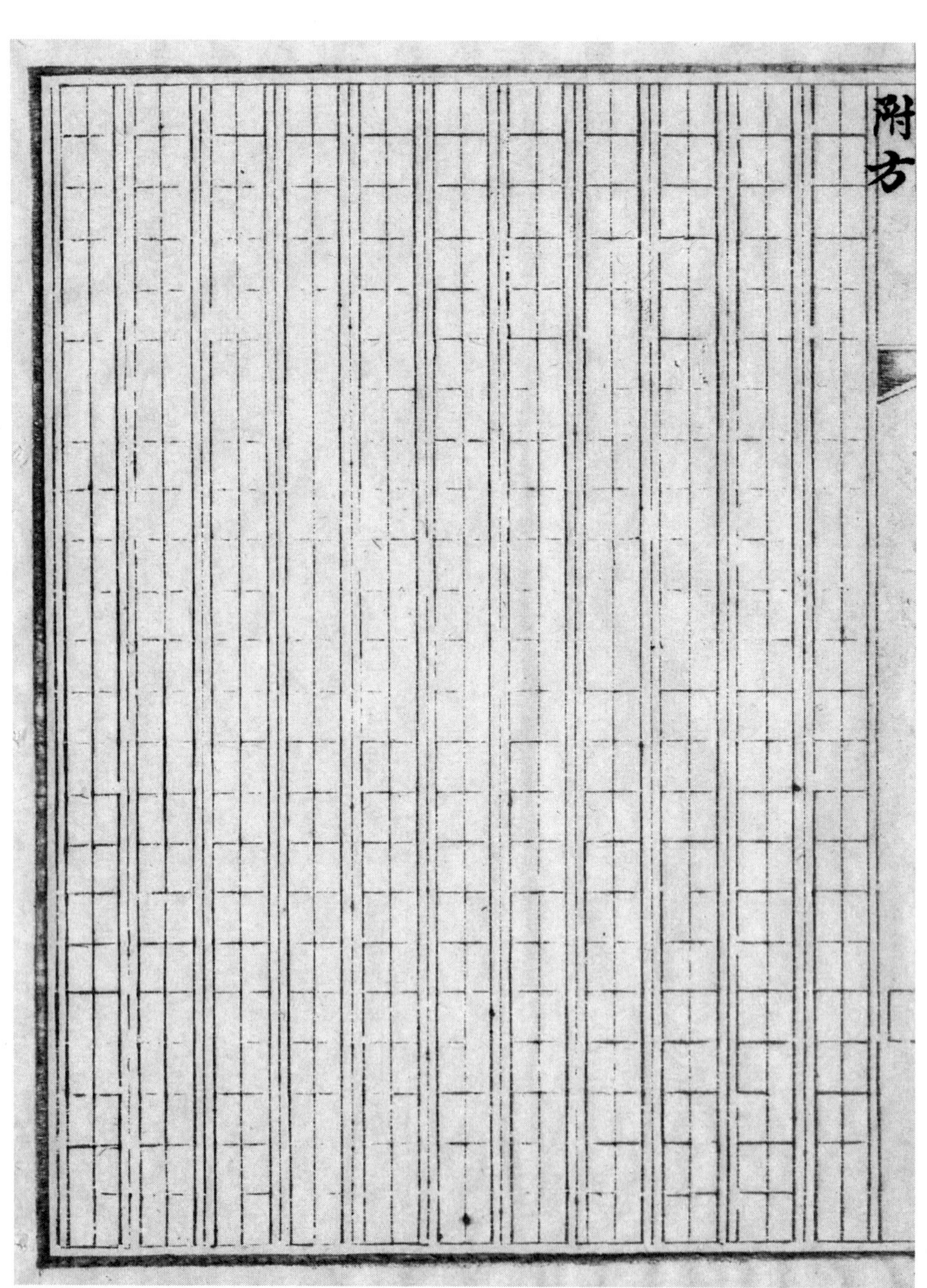
附方

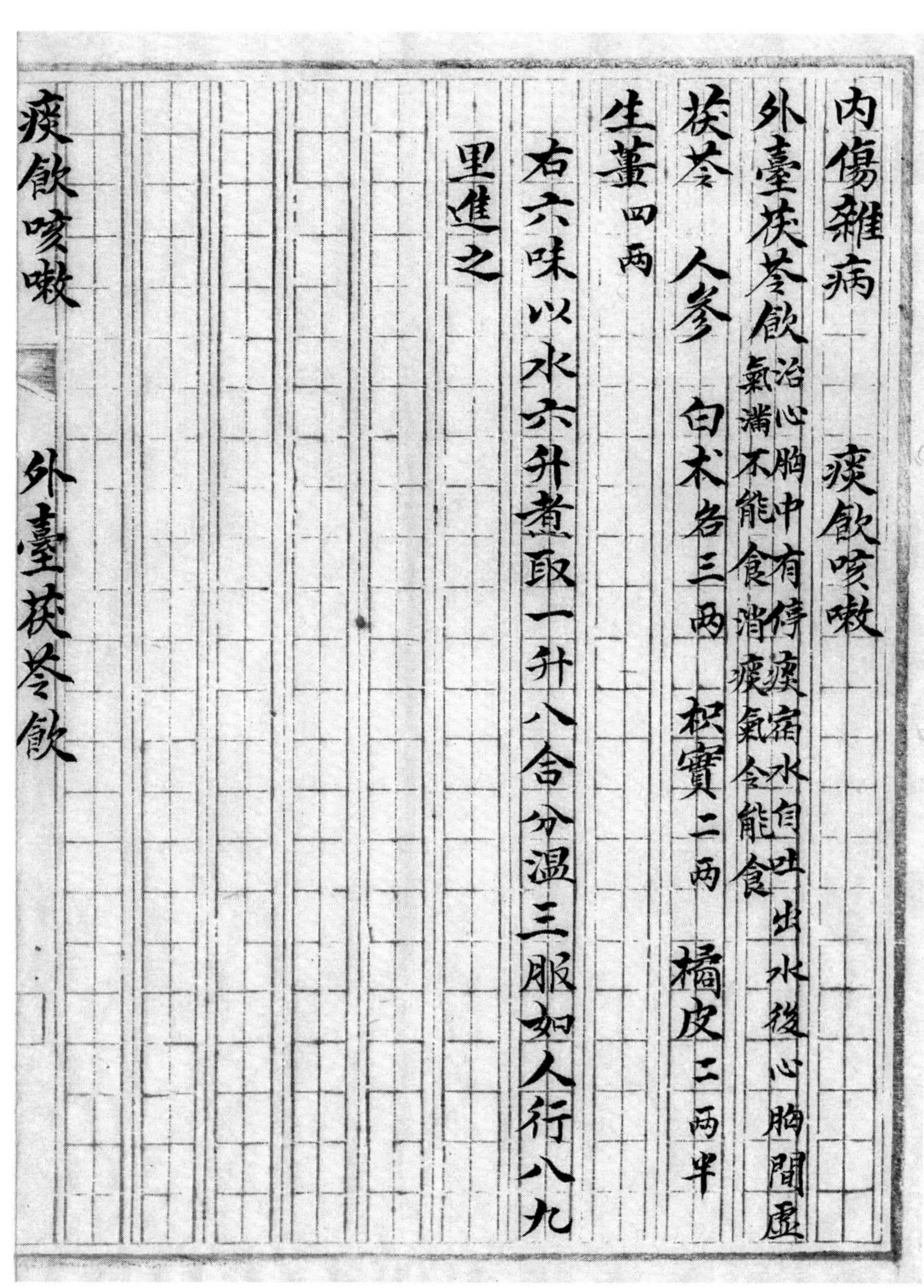

内傷雜病　痰飲咳嗽

外臺茯苓飲治心胸中有停痰宿水自吐出水後心胸間虛氣滿不能食消痰氣令能食

茯苓　人參　白朮各三兩　枳實二兩　橘皮二兩半

生薑四兩

右六味以水六升煮取一升八合分溫三服如人行八九里進之

痰飲咳嗽　外臺茯苓飲

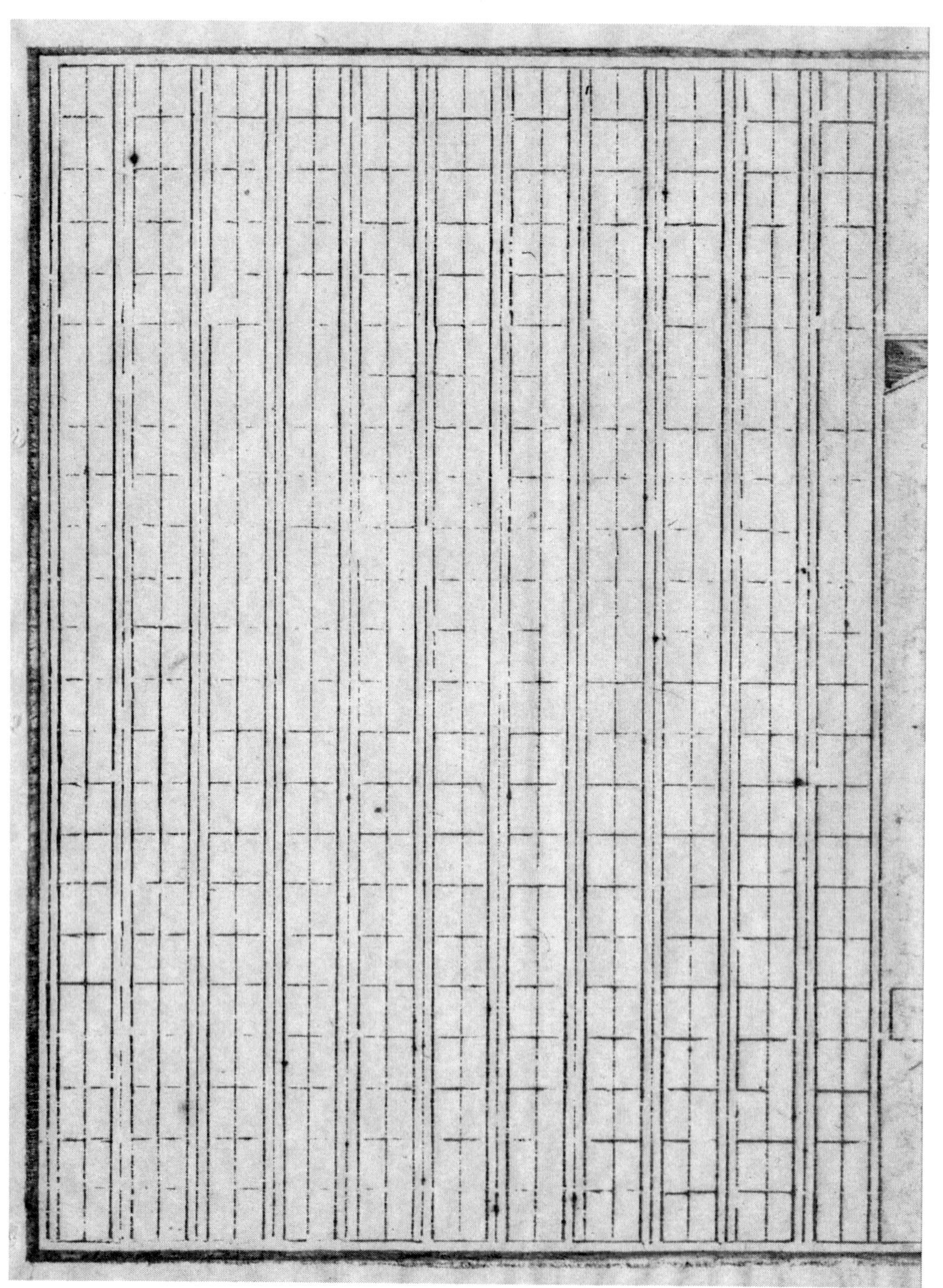

内傷雜病　肺痿肺癰

外臺炙甘草湯治肺痿涎唾多心中溫溫液液者

方見虛勞

千金桂枝去芍藥加皂莢湯治肺痿吐涎沫

桂枝　生薑各三兩　甘草二兩　大棗十枚　皂莢一枚去皮子炙焦

千金生薑甘草湯治肺痿欬唾涎沫不止咽燥而渴

肺痿肺癰　外臺炙甘草湯　千金桂枝去芍藥加皂莢湯

附方　千金生薑甘草湯　千金甘草湯　外臺桔梗白散

生薑五兩　人參三兩　甘草四兩　大棗十五枚

右四味以水七升煮取三升分溫三服

千金甘草湯

甘草一味以水三升煮減半分溫三服

外臺桔梗白散治欬而胸滿振寒脈數咽乾不渴時出濁唾腥臭久久吐膿如米粥者為肺癰

桔梗　貝母各三兩　巴豆一分去皮熬研如脂

右三味為散強人飲服半錢匕羸者減之病在膈上者吐

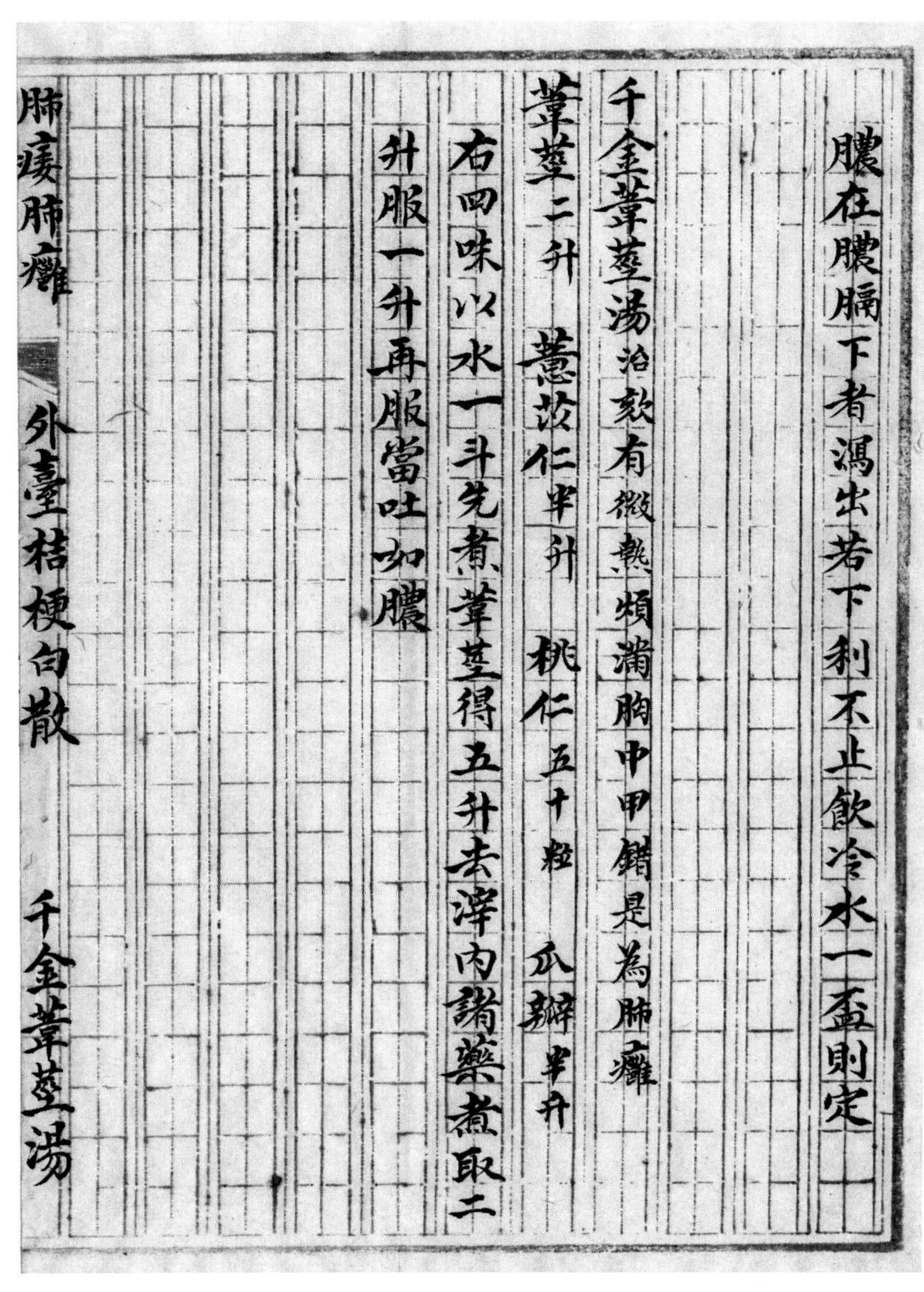

膿在膿膈下者瀉出若下利不止飲冷水一盃則定

千金葦莖湯治欬有微熱煩滿胸中甲錯是為肺癰

葦莖二升　薏苡仁半升　桃仁五十粒　瓜瓣半升

右四味以水一斗先煑葦莖得五升去滓內諸藥煑取二升服一升再服當吐如膿

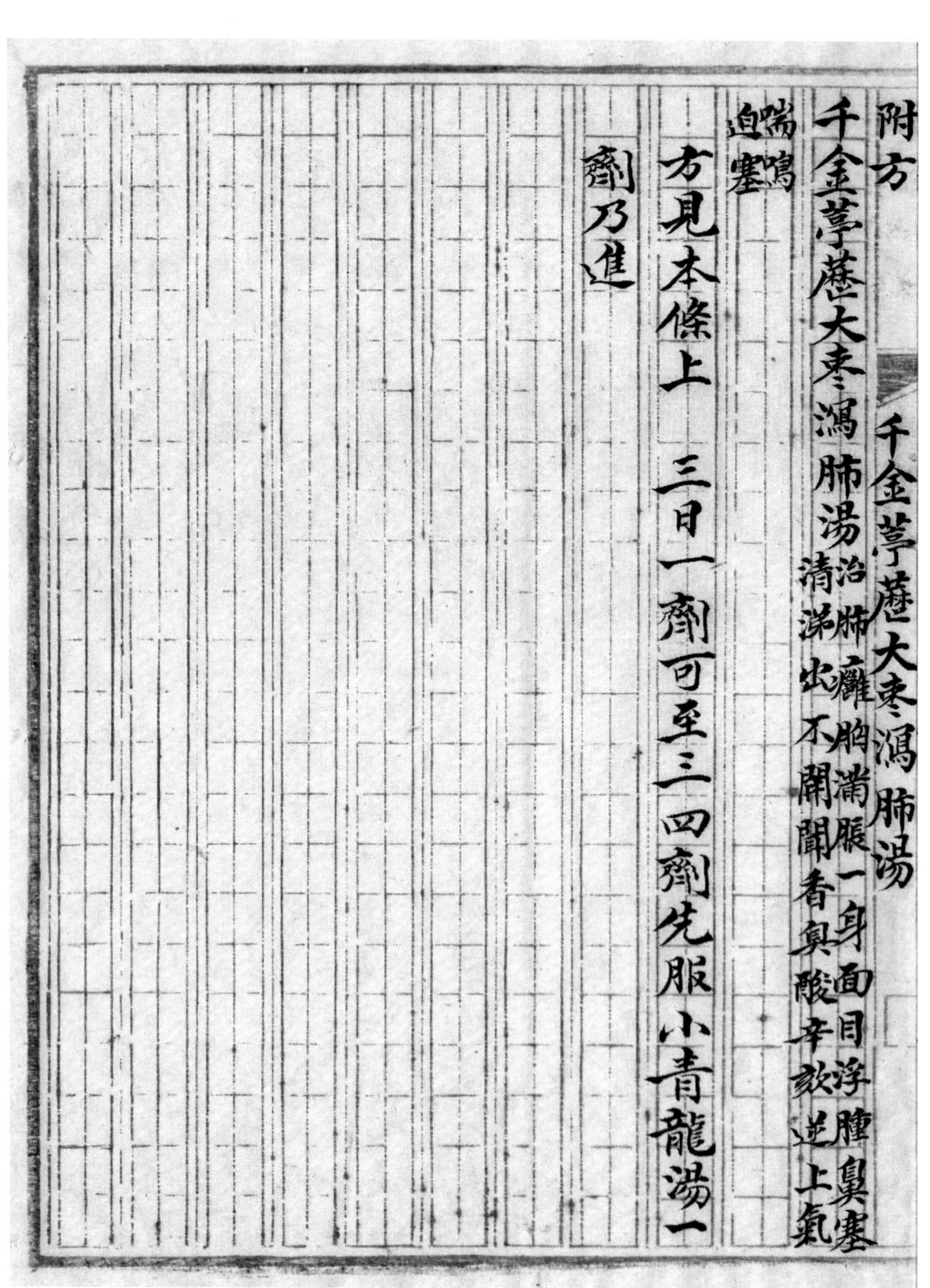

千金葶藶大棗瀉肺湯

附方

千金葶藶大棗瀉肺湯治肺癰胸滿脹一身面目浮腫鼻塞清涕出不聞香臭酸辛欬逆上氣喘鳴迫塞

方見本條上　三日一劑可至三四劑先服小青龍湯一劑乃進

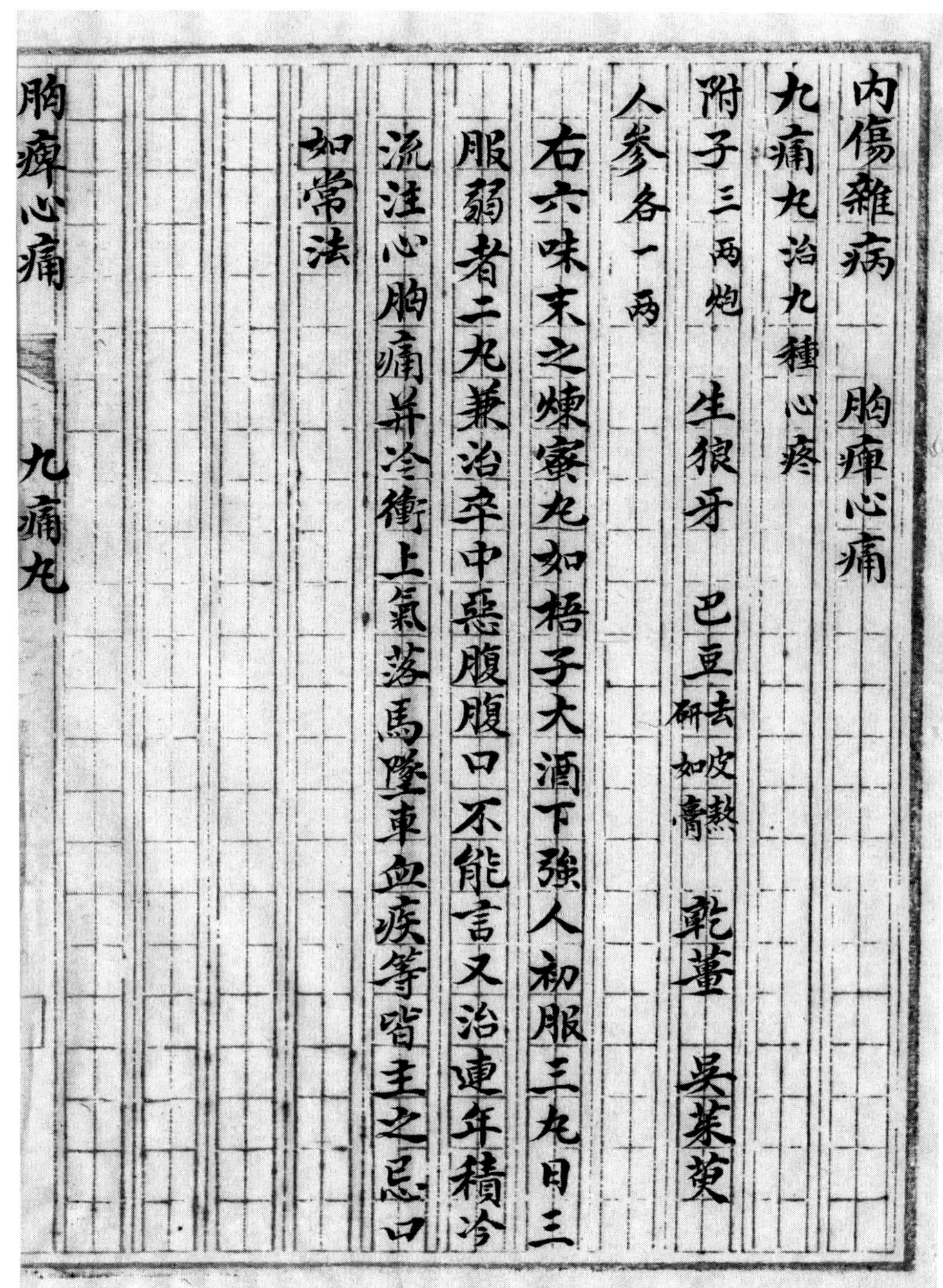

内傷雜病　胸痺心痛

九痛丸治九種心疼

附子三两炮　生狼牙　巴豆去皮熬研如膏　乾薑　吴茱萸

人参各一两

右六味末之煉蜜丸如梧子大酒下强人初服三丸日三服弱者二丸兼治卒中惡腹腹口不能言又治連年積冷流注心胸痛并冷衝上氣落馬墜車血疾等皆主之忌口如常法

胸痺心痛　九痛丸

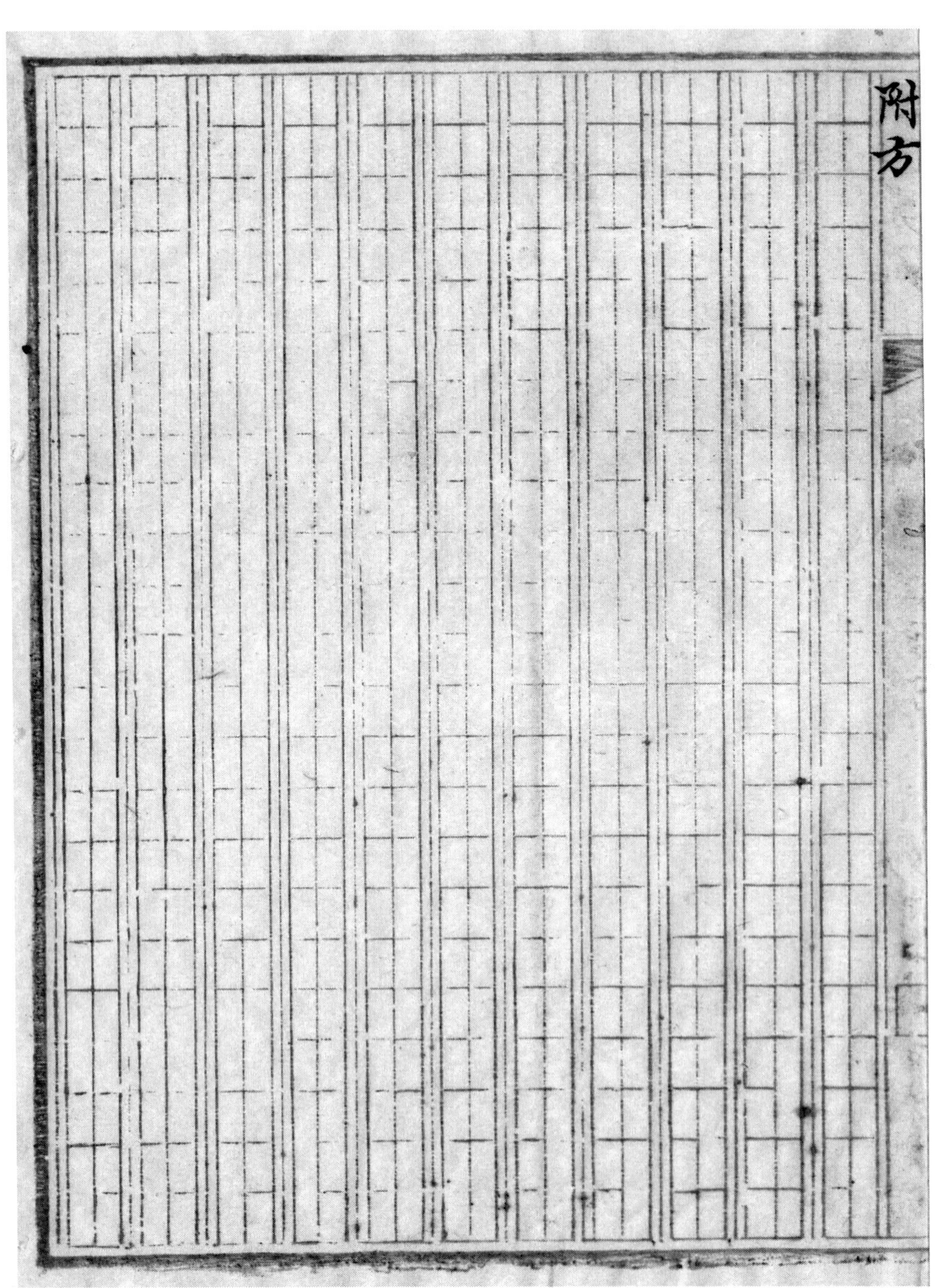
附方

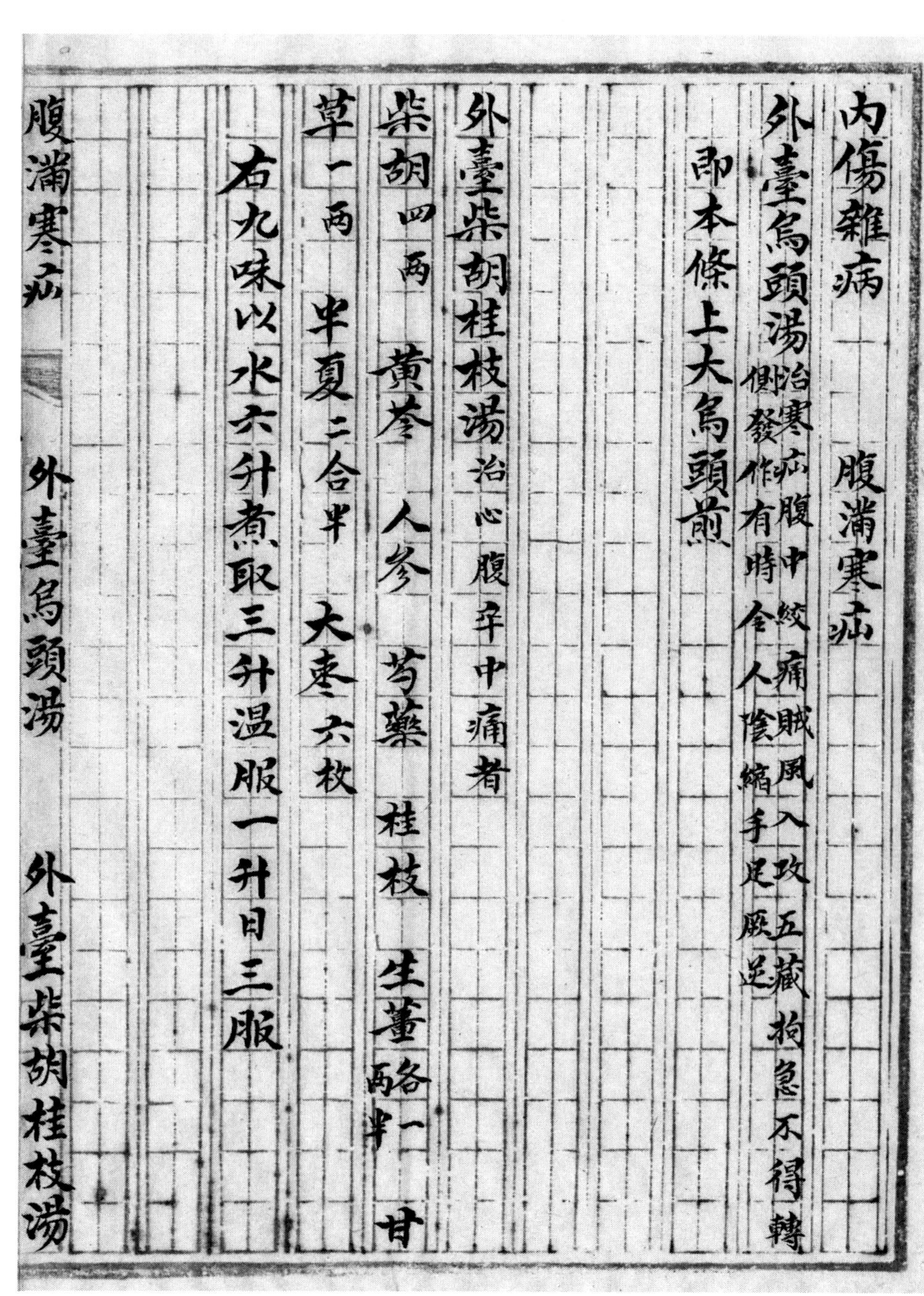

內傷雜病　腹滿寒疝

外臺烏頭湯治寒疝腹中絞痛賊風入攻五藏拘急不得轉側發作有時令人陰縮手足厥逆

即本條上大烏頭煎

外臺柴胡桂枝湯治心腹卒中痛者

柴胡四兩　黃芩　人参　芍藥　桂枝　生薑各一兩半　甘草一兩　半夏二合半　大棗六枚

右九味以水六升煮取三升溫服一升日三服

腹滿寒疝　外臺烏頭湯　外臺柴胡桂枝湯

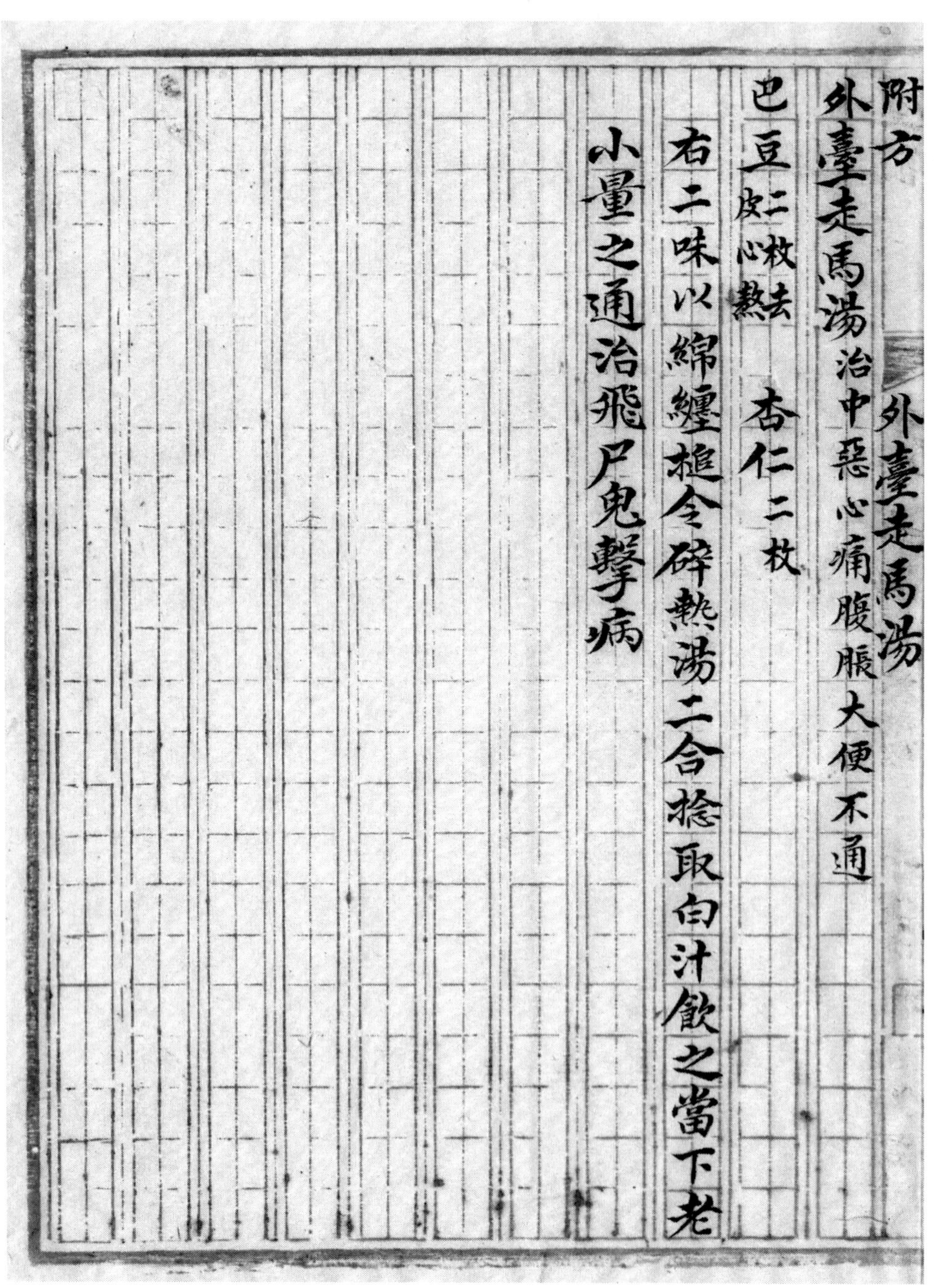

外臺走馬湯

附方

外臺走馬湯治中惡心痛腹脹大便不通

巴豆二枚去皮心熬　杏仁二枚

右二味以綿纏搥令碎熱湯二合捻取白汁飲之當下老小量之通治飛尸鬼擊病

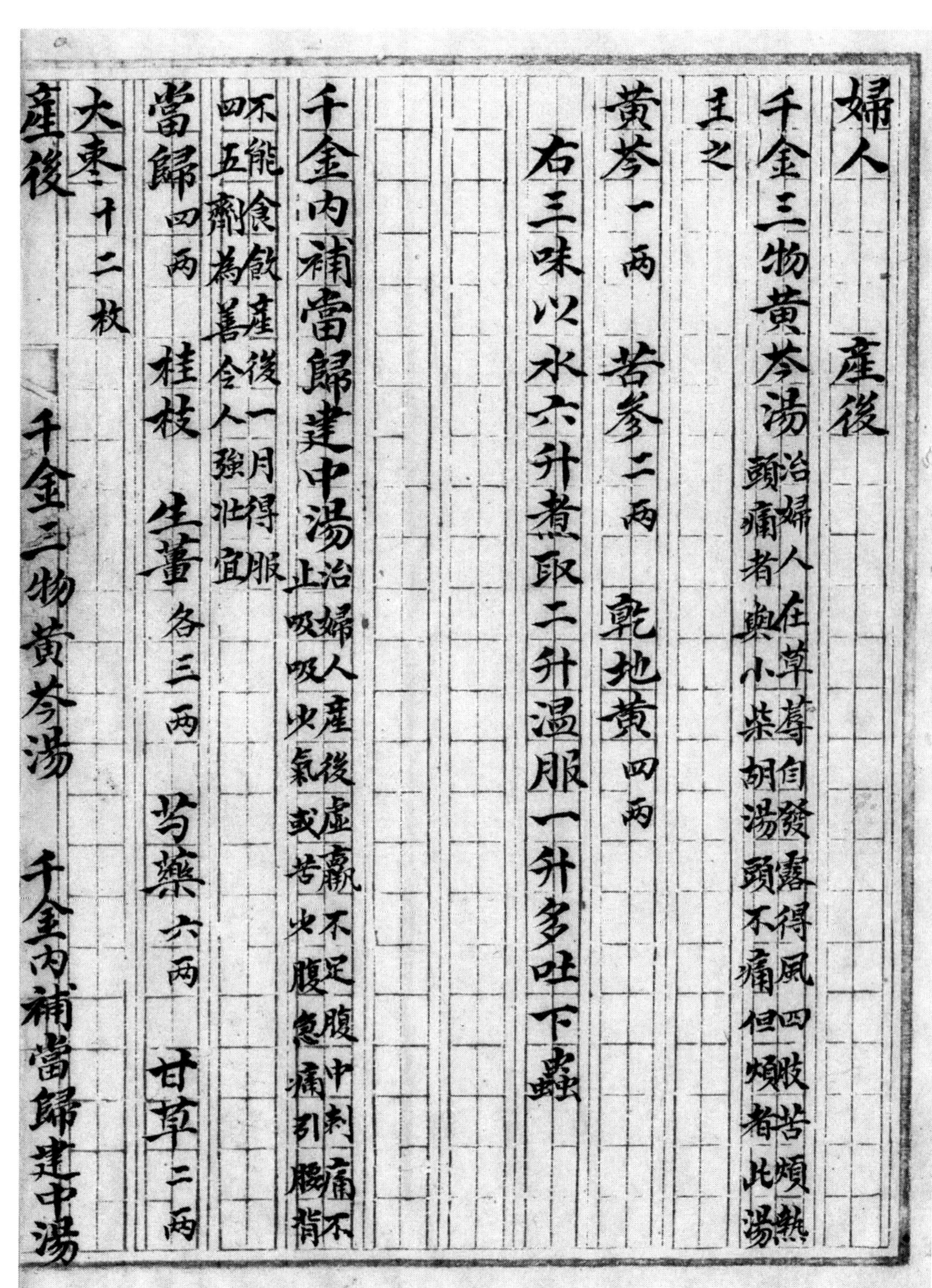

婦人　産後

千金三物黄芩湯治婦人在草蓐自發露得風四肢苦煩熱頭痛者與小柴胡湯頭不痛但煩者此湯主之

黄芩一两　苦參二两　乾地黄四两

右三味以水六升煮取二升温服一升多吐下蟲

千金内補當歸建中湯治婦人産後虚羸不足腹中刺痛不止吸吸少氣或苦少腹急痛引腰背不能食飲産後一月得服四五劑為善令人強壯宜

當歸四两　桂枝　生薑各三两　芍藥六两　甘草二两

大棗十二枚

産後　千金三物黄芩湯　千金内補當歸建中湯

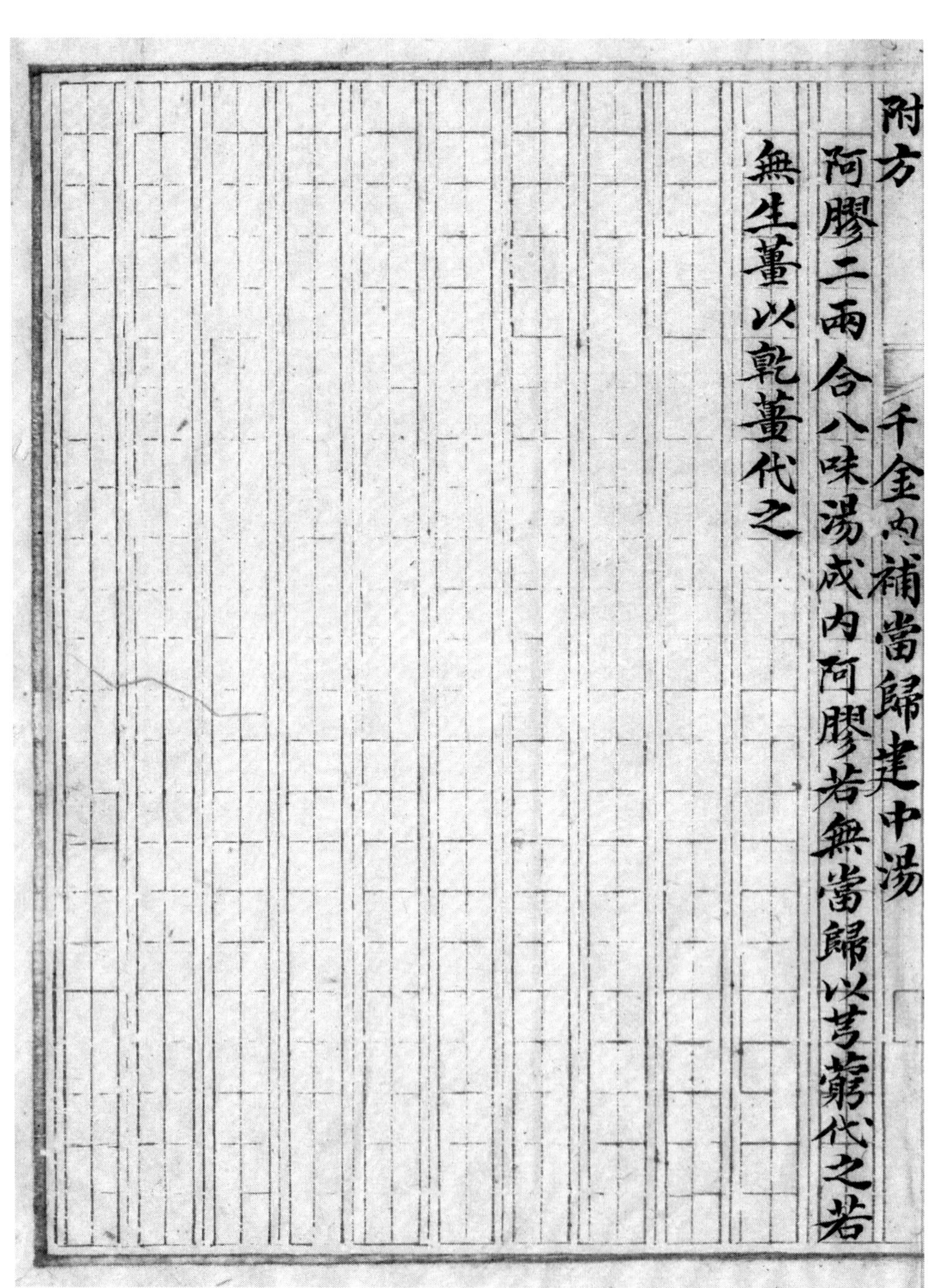

附方

千金内補當歸建中湯

阿膠二兩合八味湯成内阿膠若無當歸以芎藭代之若無生薑以乾薑代之

南病别鑑三卷

〔清〕宋兆淇輯注

清抄本

南病别鑒三卷

本書爲中醫温病學著作。宋兆淇，字佑甫，清代吴門（今蘇州）人。本書以江南地區常見的温熱、濕熱病爲主要研討對象，擷取葉天士（名桂，號香巖）之《温證論》、薛生白（名雪，號一瓢）之《濕熱論》及薛公望（名承基，號性天）之《傷寒直解辨證歌》三書輯注而成。宋氏輯注本書時除充分吸取前輩温病名家的臨證經驗外，在探究温熱、濕熱兩種外感熱病的證因脉治方面自出機杼。此書爲温病類古籍中的名著，具有較高的參考價值。

葉香巖先生溫證論治

攷工記謂材美工巧然而不良則不時不得地氣也於是以橘踰淮北為枳鸜鵒不踰濟貉不踰汶明遷地弗良之意一再曰地氣然也烏虖不得地氣不能成良工不察地氣又曷為良醫哉九竅之變猶是也九藏之動猶是也然而齊與楚言語不通者欲不同焉燕與越言語不通者欲不同焉不同者地也即氣也言語者欲其氣之常疾病則其氣之變也用治齊者治楚吾知其必難已用治燕者治越吾知其必增劇無他常者不能同

而變者反能同末之有也傷寒者北方之病也而南人有病輙曰傷寒何也仲景之書徧天下人習誦之而忘其地氣之不同也不幾用治齊者治楚之治燕者治越乎已乎劇乎　國朝康熙間吳中名醫輩出香巖葉氏一歟薛氏為最著葉有溫證論治薛有濕熱條辨皆發明南人之病不宜概用傷寒法厥後公望薛氏有傷寒辨證歌名雖襲北治實偏南不外葉薛宗旨宗君佑甫為公望外孫治病之暇取葉書詳註之復合二薛所著函三為

一題曰南病别鑑將授諸梓問序於余余不知醫惟尋厥題名證以攷工佑甫其能察地氣者乎佑甫爲醫其良者乎

光緒九年歲次癸未五月元和顧文彬撰

康熙朝吾吴葉香嚴先生醫名重當代同時有一瓢徵君繼起有松心老人號稱鼎足惟先生最爲正宗足資後學模楷所傳世著作數種皆及門

采輯醫按乃最著名者也此温證論治一編較古辨更加明晰今得佑甫世棣逐條詮疏尤覺精詳佑甫為薛公望先生外孫好學深思治病往往出人意表而一軌乎正豈非淵源有自耶兹將付手民屬書緣起時

光緒己卯四南宮後生徐康

醫書自靈素金匱後代有名賢著作幾於汗牛充棟求其能上繼岐黃真傳而有益於後學者渺不可得推原其故蓋由食古不化致古人著作之精心晦而難明或更妄求異說自作聰明或各立門戶好為奇僻於南北地氣之分性質強弱之異概置勿論無怪醫道竟成絕學也近有葉香巖先生溫證論治薛一瓢先生濕熱條辨薛公望先生傷寒古風議論精醇根柢深厚五行盡其變五土異其宜實上繼靈素金匱之一脈而大有功於後

世者也惜香巖一瓢兩先生之書雖會稽章虛谷註釋而未得其詳醫家深以為憾茲宗君佑甫於治病之暇朝夕披覽詳加註釋俾前人之著述瞭如指掌真後學之津梁也猶憶余十年前得不寐疾輾轉牀褥五夜徬徨徧訪時醫盡皆束手後得佑甫診治應手而愈至今年逾六十日高三丈猶作酣眠始知佑甫於此道中不知幾費揣摩斯能臻此妙技古人所謂三折肱者真無愧為余故樂得而為之序

光緒己卯春仲既望弇山畢長慶撰

天下至難為者莫如醫，天下至易為者亦莫如醫。必欲窮經義索病源，對症施藥，務求中肯，此固難為者也。苟其不讀古人書，不問病人因，妄曰憑脈知病，任意書方，偶然中病，愚夫愚婦奉以為奇事，即暗被他傷，醫家病家茫然不知，此又易為者也。然以難為者與易為者較，豈獨不可同日而語，殆有為善造孽之分歟。內經徵四失論曰：診病不問其始，憂患飲食之失節，起居之過度，或傷於毒，不先言此，卒持寸口，何病能中，妄言作名，為粗所窮。此之謂也。此固不在醫林，可置之勿論。夫司命者望聞問切之外尤須分别土地人情如北方地寒人强傷寒最多故仲景立麻黄桂枝湯等原有傷寒論可稽而江以南地卑緣濕多人情柔弱患傷寒者不過百中一二患温熱者十之八九若以治傷寒者治温熱豈非大相徑庭耶余自幼喜讀醫書素靈内經仲景傷寒金匱玉函等書而外誦至葉香巖先生温熱論治薛一瓢先生温熱條辯及外祖薛公望公傷寒古風三十一首每朝夕服誦而不忍去知其於江南人病最爲合法惜香巖先生論口授門人隨筆記録層次未楚雖後人稍爲分排而不有註釋余因之或

参经旨或集陳言或從素見增在句讀之下非敢云註以暢其説弁牘既成忽有人告予曰會稽章君名虛谷者曾有註釋予即購而閲之竟超出萬萬於是復加删易大半遵章君之註不過使繁者簡之晦者顯之間或参以己見而標之其溼熱條辨章君亦詳註矣而外祖公望公傷寒古風已瞭如指掌不敢謬加一詞因襲三家名言付之敧[剞]劂為案頭課徒之餘事名之曰南病别鑑謂其與北方病逈異也是為序

光緒戊寅孟春上浣平江宋兆淇佑甫氏序

葉香巖先生温證論治目録

外祖薛公望公傷寒直解辨證歌附司天在泉歌

門人程銘鑑鳳岡錄校

男　寶馨輪一仝校

參校門人　孫象三

李榮伯

潘子青

黄純生

壻　葉勤甫

姪壻顧幼耕

葉香巖先生温證論治

吳門宋兆淇佑甫刊增註

第一論温病大概

温邪上受首先犯肺風從寒化屬陰故先受於足经風從熱化屬陽故先受於手经逆傳心胞心肺最近邪盛傷營即傳心胞肺主氣屬衛心主血屬營辨營衛氣血雖與傷寒同若論治法則與傷寒大異傷寒由太陽而傳入他经當先辛温發汗温邪由肺入胃當先辛平解表蓋傷寒之邪留戀在表然後化熱入裏温邪則化熱最速未傳心胞邪尚在肺肺

合皮毛而主氣故在表初用辛涼散解挾風加薄荷牛蒡之屬挾濕加蘆根滑石之流或透風於熱外或滲濕於熱下不與熱相搏勢必孤矣不尒初當辛平解散若過涼遏邪邪反內走用溫漢汗劫津化火風挾溫熱而燥生清竅必乾謂水主之氣不能上榮兩陽風與熱也相劫也有陽虛氣不化液而燥治宜甘溫有積飲液不上升而燥治宜辛甘有陰液枯涸而乾燥治宜酸甘此風熱劫爍其津液治宜甘寒濕與溫合蒸鬱而蒙痺於上清竅為之壅塞濁邪害清也滲濕透熱佐以芳香其病有類傷寒驗之之法傷寒多有變症溫病雖久總在

一經為辯

第二論化熱入營

前言辛涼散風甘淡驅濕若病仍不解是漸欲入營也由氣入營營分受熱血液受劫心神不安夜甚無寐或斑點隱隱即撤去氣藥如從風熱陷入者用犀角竹叶之屬如從濕熱陷入者用犀角花露之品參入涼血清熱方中加若燥煩大便不通金汁亦可加入老年及平素有寒者以人中黄代之急速透斑為要若斑出熱不解者胃津亡也主以甘寒重則玉女煎

輕則梨皮蔗漿之類。或其人腎水素虛，病雖未及下焦，每多先自傍徨驚疑恐懼之貌腎水虛則生恐也，蓋此必驗之於舌，如甘寒之中加入鹹寒舌光紅或灰薄而燥，宜鹹寒滋養，如生地、元參、龜版、阿膠之類；質絳而中心乾厚焦燥者，生地、阿膠、龜版中加元明粉、大黃以下之，務在先安未受邪之地，恐其陷入耳。若其邪始終在氣分流連者，可冀其轉汗透邪，治宜益胃此法極難詳辨。蓋汗由胃中水穀所化，氣旺邪與汗相併而出，如仲景服桂枝湯後啜稀粥者是也。若胃虛發戰，邪不能出，反從內入也。要在辨邪之淺深，若邪已內入，欲行此法，反見助邪為害矣。如凡寒溫熱之邪，初在表者可行；若暑疫等邪，初受即在膜原，而當胃口，斷無益胃助邪。雖虛人，必先開達

悞用即為害不淺也令邪與汗併熱達腠開邪從汗出解後胃氣空虛當膚冷一晝夜待氣還自溫暖如常矣蓋戰汗而解邪退正氣（虛）陽從汗洩故漸膚冷未必即成脫症此時宜安舒靜卧以養陽氣來復旁人切勿驚惶頻頻呼喚擾其元氣但診其脉若虛軟和緩雖倦卧不語汗出膚冷却非脫症若脉急（疾）躁擾不卧膚冷汗出便為氣脫之症矣此正不勝邪內經言陰陽交交者死也更有邪盛正氣（虛）不能一戰而解停一二日再戰汗而解者不可不知

第三論邪留三焦

氣病有不傳血分者邪留三焦犹之傷寒中少陽病也彼則和解表裏之半此則分消上下之勢隨症變法如近時杏朴苓等類或如温膽湯之走泄因其仍在氣分犹有戰汗之門戶轉瘧之機括也不入營而傳心胞即傳於三焦蓋三焦主升降出入表裡之氣全賴三焦以出入法當轉其氣機雖温邪不可用涼药過之故只宜辛平甘苦順其升降轉其氣机開轉汗化瘧之門戶大凡看法衛之後方言氣衛行脉外營之後方言血營行脉中在衛必惡寒汗之可也宜辛平表散到氣不惡寒而惡熱

小便色黄纔宜清氣方可辛涼亦不可太涼反使邪不外達而內閉乍入營分脉数舌絳犹可透熱仍轉氣分而解開達即所以轉氣分如犀角元參羚羊等物是也至入於血舌深絳煩擾不寐或夜有讝語則恐耗血動血直須涼血散血如生地丹皮阿膠赤芍等物是也若不循緩急之法慮其動手便錯反致慌張矣且吾吴濕邪害人最多如面色白者須要顧其陽氣濕勝則陽微也如法應清涼用到十分之六七即不可過涼蓋恐濕熱一面去陽亦衰微也陽虛者本多痿温受寒温非姜附朮苓不能去受濕熱亦必粘滯难解須通過陽

明化湿過涼則湿閉而陽更困矣面色蒼者須要顧其津液清涼到十分之六七往往有熱減身寒者不可便云虛寒而投補劑陰虛者內火易動湿從火化易傷陰液陰傷則陽少依附但當和胃不可偏陰偏陽恐爐煙雖、熄爐火犹存須細察精詳分可少少與之慎不可漫然而進也又有酒客裏濕素盛外邪入裏與之相搏在陽旺之軀胃濕恒多如身黄如橘子色而鮮明者此陽胃黃湿用茵陳蒿湯在陰盛之体脾湿亦不少色如薰黄而沉晦者此陰黄脾湿用梔子柏皮湯或附子理中湯然其化熱則一熱病救陰犹易通陽最難救陰不在補血

而在養津與測汗津液虛則汗無由化養津則汗自出通陽不在溫而在利小便膀胱者州都之官津液藏焉氣化則能出矣較之襍症有不同也

第四論裏結陽明

三焦不從外解必致裏結裏結於何在陽明胃與腸也無形之邪必依有形之物而搏結如痰滯湿是亦須用下法可不以氣血之分謂其不可下也不下勢必蒸燥傷陰惟傷寒熱邪在裏劫爍津液下之宜猛此多湿邪內搏下之宜輕如小陷胸湯黃連瀉心湯傷寒大便溏為邪已盡不可再下湿溫病大便溏為邪未盡

必大便硬乃為無溫始不可再攻也毋人之体脘在腹上其位居中之按痛或自痛或痞脹當用苦泄以其入之腹近也必驗之於舌全憑舌苔之色或黃或濁濕與溫合蒸可與小陷胸湯或瀉心湯隨症治之若白不燥全是寒有痰濕或黃白相兼或灰白不渴皆陽不化邪陰濁凝阻慎不可亂投苦泄其中即胃中有外邪未解裏先結者宜先通氣滯杏蔻橘桔之類或邪鬱未伸素屬中冷者吉加水姜雖有脘中痞痛宜從開洩宣通氣滯以達歸於肺如近世之杏蔻橘桔等輕苦微辛具流

動之品可耳。又有舌上白苔粘膩，口吐濁厚涎沫者，其口必甜，此為脾癉，乃濕熱氣聚與穀氣相搏，土有餘也，盈滿則上泛，當用佩蘭叶芳香辛散以逐之。更當看其舌本，紅赤為熱，當清涼濁泄；色淡不紅，脾虛不能攝液而上泛，當健脾降濁。若舌上苔如碱者，胃中宿滯挾濁穢鬱伏，當急急開泄，否則閉結中焦，不能從膜原達洩矣。

第五論白舌

舌苔白厚而乾燥者，此胃燥氣傷也。白厚本是濁邪，熱燥津傷，濁結不化當先養津化涸滋潤藥中加甘草令甘守津還之意其人必素屬中虛故可用甘草舌白而薄者外感風寒也當疏散之若薄白而乾者肺液傷也加麥冬花露蘆根汁等輕清之品為上者上之也肺位最高輕清乃得若重濁與肺無益而反傷及胃若苔白而質絳者濕遏熱伏當先泄濕透熱防其即乾也此可勿憂再從裏而透於外則變潤矣泄濕用辛開苦降濕洩自然熱透熱透自然舌乾再用苦辛甘涼從裏透外則胃氣化而津液升舌即潤汗作而邪熱隨解初病即舌乾津液素虧神不昏者辛而未入心胞急宜養正微加透邪之藥若神已昏此內匱

不可救藥矣

第六論黄舌

前云舌黄或渴當用陷胸瀉心須要有地之黄（如草生地上必有根脚無根即爲浮垢刮之即去）若光滑者乃無形濕熱已有中虚之象大忌前法（若忌行攻瀉必致表邪入裏爲結胸痞氣腹脹等症）其劑以上爲大腹或滿或痛或脹（不因藥悞病出速然）此邪已入裏表症必無或存十之一二亦須驗之於舌或黄甚或如沉香色或如灰黄色或老黄色或中有斷紋皆當下之如小承氣湯

加梹榔青皮枳實元明粉生首烏等皆可若未現此等舌不宜用此等藥恐其中有濕聚太陰為滿或寒濕錯雜為痛或氣壅為脹皆有虛實寒熱總以利氣和氣為主也又當以別法治之矣

第七論薄黃舌

黃苔不甚厚而滑者熱未傷津猶可清熱透表辛開透發從汗而解若雖薄而乾者邪雖去而津受傷也當以養津為主若重之藥當禁宜甘寒輕劑以養之

第八論絳舌

熱邪熱傳營舌色必絳指舌本言絳深紅色也初傳絳色中兼黃白色指舌苔言此氣分之邪未盡也泄衛透營兩和可也仍從表解純絳鮮澤者言無舌苔胃無濁結邪已離衛入營胞絡受邪也宜犀角鮮生地連喬鬱金石菖蒲等清泄之延之數日或其人平素心虛有痰必有舌苔但心血虛者舌質多不鮮明或淡晦無神邪陷多危而難治於此可卜吉凶外熱一陷裏絡即閉非菖蒲鬱金等所能開須用牛黃丸至寶丹之類以開其閉若邪火盛而舌質赤宜牛黃丸虛而色淡

晦者宜至寶丹以牛黄丸太寒故也恐其昏厥為痙也

第九論燥絳舌

舌絳而乾燥者火邪刼營涼血清血為要胃無謂邪則無厚苔邪熱入營則舌質色絳雖薄苔必黄又加乾燥則火邪刼營色絳而舌心乾者舌全絳心乾乃心胃火燔刼奪津液即黄連石羔亦可加入其有舌心獨絳而乾者四邊有苔或黄或白獨絳而乾只在舌心亦胃熱而心營受灼也當於清胃中加入清心之品否則延及於尖為津乾火盛之候矣舌尖獨絳而乾熱止在心此心火炎用導赤

散瀉其腑若煩渴煩熱舌心乾四边色紅中心或黄或白者舌四边紅而不絳中黄白而渴故知其熱不在血分此非血分也乃上焦氣熱爍津熱在氣分者必渴熱在血分者但口乾而不渴多飲能消水為渴不能多飲但欲略潤為乾如血分無熱而口乾者是陽氣虚不能生化津液宜辛潤如姜附之類急用凉膈散散其無形之熱再看傳變可也慎勿用血葯反致滋膩留邪至若舌絳望之若乾手捫之原有津液此津虧温熱薰蒸將成濁痰蒙閉心胞也胃以通降為用濁降則清升而化津液熱邪入營蔚蒸胃中濁氣成痰反以蒙閉心胞即成昏厥當急疏其胃降濁以清營熱舌色絳而上有粘膩

似苔非苔者中挾穢濁之氣急加芳香以逐之舌絳而抵齒難伸出者痰阻舌根有內風也內風上擾當開降中加辛涼鹹潤以熄內風脾腎之脈皆連舌本亦有脾腎氣敗舌短不能伸出者其形貌面色必形枯瘁多為死證不獨風痰為患也舌絳光亮胃陰亡也急用甘涼濡潤之品舌絳有碎點黃白者將生疳也大紅點者熱毒乘心也用黃連金汁有雖絳不鮮乾枯而痿者此腎陰涸也急以阿膠雞子地黃天冬等救之緩則恐涸而無救也

第十論紫舌

熱傳營血其人素有瘀傷宿血在胸膈中舌色必紫而暗捫之潮濕不乾故為瘀血當加散血之品如琥珀丹參桃仁丹皮等否則瘀血與熱相搏阻遏正氣遂變發狂如狂之症若紫而腫大者乃酒毒沖心急加黃連紫而乾晦者肝腎色泛也難治腎色黑肝色青青黑相合而成紫晦故曰難治

第十一論淡紅舌

舌淡紅無色心脾氣血素虛或乾而色不榮者乃胃津傷而氣無化液也當用炙甘草湯養血養氣以通經脈則邪自可去不可用寒

涼藥

第十二論芒刺舌

凡舌不拘何色生芒刺者苔必焦黃或黑或無苔而絳若苔白或淡黃胃無大熱必無芒刺或兩边有小赤瘰是營熱鬱結當開洩氣分上焦熱極者宜涼膈散散之皆上焦熱極也當用青布拭冷薄荷水揩之即去者輕旋生者險

第十三論血跡腫大舌

舌苔不燥自覺悶極者脾陽弱渭壅不行脾濕盛也雖有熱邪当先辛開洩濕而後清熱切不可先用寒涼遏閉或有傷痕血跡者當問曾經搔挖

舌不可以有血而便為枯，症仍從溫治也。可再有神情清爽

舌腫大不能出口者，或兼唇腫，此脾濕胃熱鬱極化風而毒延於口也，用大黃磨入當用劑內，舌脹自消。神清邪在脾胃，神昏即在心脾兩臟。

第十四論如煙煤舌

舌無苔有如煙煤隱隱者，慎不可忽視。若口渴煩熱而燥者，平時胃燥也，不可攻之，宜甘寒益胃；此陰虛而燥。若不渴肢寒而舌潤者，乃挾陰症，宜甘溫扶中。此陽虛不可用苦寒，只宜甘溫，不可

用苦温此何以故外露而裏無也外露热象裏無热也

第十五論黑舌

舌黑而滑者水来尅火陰症也當温之附桂之類若見短缩此腎氣竭也為難治若加人参五味子或救萬一舌黑而乾者黑燥無苔胃無渭邪津枯火熾急急瀉南補北黃連阿膠湯若黑燥而中心厚者胃中有垢渭與邪热相結土燥水竭急以醎苦下之元明粉大黃

第十六論粉白滑舌併斑疹

舌白如粉而滑濕邪甚盛四邊色黑紫絳者熱邪亦重熱為溫過溫疫病初入膜原外通肌肉內近胃府即三焦之門戶而實一身之半表半裏也未歸胃腑急急透解吳又可達原飲加減莫待傳入而為險惡之症且見此舌者病必見斑須要小心凡斑疹初見須用紙撚照熱閉營中多成斑疹斑從肌肉而出屬胃疹從血絡而出屬經其或斑疹並見此陽明經府皆熱看胸背兩脇點大而在皮膚之上者為斑或雲頭隱隱或瑣碎小粒者為疹又宜見而不宜多見按方書謂斑色紅者為胃熱紫者熱極黑者胃爛然當看外症所合方可斷之

春夏之間，溫病俱發班疹，為甚如淺紅色，四肢清，口不甚渴，脉不洪数（虛班也），此非虛斑，即屬陰斑，或胸前微見数點，面赤足冷，下利清穀（陰班也），此陰盛格陽於上（內真寒外假熱，逼其無根之火上浮，必面赤戴陽矣），當溫之（如白通湯之類，熱藥冷服，不然拒格不受而吐）。若班色紫而點小者，心胞熱也（點小即是從血絡而出之疹，熱在心胞）。點大而紫，胃中熱也（從肌肉而出為班，熱在胃）。班黑而光亮者（光亮元氣猶充，故可救），熱毒極熾，雖屬不治，然其人氣血充者，依法治之，或可救之。若黑而晦者必死（黑晦元氣敗）。黑而隱隱，四旁赤色者四旁赤色氣血兩活乃火鬱內伏大用清涼發透間有轉紅而可救者又有夾斑帶疹皆是邪之不一各隨其部而洩或經或府然斑屬血者恒多疹屬氣者不少熱在胃本屬氣分見斑則邪屬血矣疹從血絡而出本屬血分然邪由氣而閉其血方成疹也故治斑疹必當兩清氣血況欲透發必通其血中之氣如赤芍鬱金歸鬚之類以佐犀角元參等如清氣分則用知母石羔以芩連佐桂枝亦可通營清熱也斑疹皆是邪氣外露之象發之時宜神清寒爽方為外解裏和如斑疹出而昏者此正不勝邪而內陷雖用扶正開洩如人參至寶丹之類總歸死者十之八九或胃津內涸之候矣昏而聲音洪厲

力氣尚强舌乾黑無苔用大劑滋養雞子黄生地黄阿膠之類或可救之苔黑中心燥者救陰中加鹹苦下之亦可救之

第十七論白㾦

白㾦小粒如水晶色者此溼熱傷肺邪雖出而氣液枯也必得甘葯補之此言病久宜然若未至久延氣液尚在未傷乃為溼鬱衛分汗出不徹之故當理氣分之邪辛溫疎表如蘇梗藿梗使氣伸汗出邪達而愈枯白如骨者枯白如暴露人獸死骨色多凶氣液竭也

第十八論齒血

温病看舌亦須驗齒。齒為腎之餘，腎主骨，齒為腎之餘，故齒浮齦不腫為腎火水虧也。齦為胃之絡，胃脈絡於上齦，大腸脈絡於下齦，皆屬陽明，故牙齦腫痛為陽明風火，或濕遏火伏。熱邪不燥胃津必耗腎液，且二經之血走於此處，病深動血，邪熱入胃必連大腸，血循經絡而行，逆動血上溢。結瓣於上。陽血色紫，紫如乾漆，陽明之血。陰血色黄，黄如醬瓣，少陰之血。陽血若見，安胃為主，鮮地、霍斛、石膏、知母之類。陰血若見，救腎為要，生地、阿膠之類。然豆瓣色者多險，惟病尚不逆者猶可治，否則難治矣。此

何故陰下竭陽上厥也水不勝火

第十九論齒燥齒枯

齒若光燥如石者胃熱甚也證見無汗惡寒衛偏勝也乱衛陽內背表氣不通故無汗為衛偏勝辛涼泄衛透汗為要洩衛發汗內熱即從表散凡惡寒而汗出者為表陽虛勝理不固雖有內熱亦非實火如枯骨色者腎液枯也齒燥有光胃液雖乾腎氣未竭如枯骨色腎液大敗為難治如上半截潤當作燥觀下水不上承句可知為水不上承而心火上交急宜清心救水黃連阿膠湯俟枯處轉潤乃妥若咬牙齧齒者濕熱化風痙病也

但咬牙者胃熱氣走其絡也咬牙而脈症皆衰者胃虛無穀以內榮也胃中空內風乘虛而入其絡此何以故虛則喜實耳舌本不縮而硬牙關咬定難開者此非風痰阻絡即欲作痓症用酸物擦之即開酸走肝木來洩土也

第二十論齒垢

若齒垢如灰糕樣者胃氣無權津亡而濕濁用事多死齒垢由腎熱蒸爍胃中濁氣所結其色如灰糕則枯敗而津氣俱亡腎胃兩竭惟有濕濁用事故知必死初病齒縫流清血痛者為胃火衝激出於牙齦屬陽明故痛不痛者

為龍火内燔（龍火謂腎火宜壯水主）齒焦無垢者死（齒焦腎水告涸無垢胃液亦竭故死）齒焦有垢者腎熱胃刼也（有垢者火盛而氣液未竭用調胃承氣微下胃熱）當微下之或玉女煎清胃救腎可也（腎水虧者用之）

第二十一論婦人温病

婦病與男同但多胎前產後及經水適來適斷大凡胎叱前病古人皆以四物加減用之謂恐邪來害姙也（然邪猶在表分當從開達外解倘執用四物反引邪入裏則輕病變重故必審其邪之淺深而治為至要也）如熱極者有用井氏泥及藍布浸冷覆蓋腹上等（須見邪熱逼胎有胎躍不

已之象急清内熱可用此治否則致熱内走反傷其胎皆是護胎之意然亦須看其邪之可解而用之如血臟之藥不靈又當審察不靈當作不宜斷無試之不靈而後更之清熱解邪勿使傷胎即為保護若助氣之（和氣）藥猶可酌用若滋臟補血本元未傷而用之恐反遺其邪不可固執仍宜步步保護胎元恐正損邪陷也至於產後方書謂慎用苦寒恐傷已亡之陰也然而亦要辨其邪能從上中解者稍從發用之亦無妨也上者如宣肺之類中者如疏中和中之類不過勿犯下焦謂肝脾腎初治不且善邪陷入臟即死屬虛体當如虛怯人病邪而治此法最要況產後當血氣沸

騰之際最多空隙邪必乘虛内陷虛處受邪為難治也産後大傷下元若稟質陽虛者偶傷寒邪飲食瀉痢不止脾腹氣脫往往二三日即死其陰虛者肝風易熾熱邪乘之即成痓者有之故最為難治陽虛者扶陽為主陰虛者養陰為先如經水適來適斷而邪將陷於血室少陽衝脈為血室肝主之少陽為肝之表其脈起於氣街氣街又陽明胃經之穴故云隸屬陽明也傷寒言之詳悉不必多贅但數動當作安動或尧作過邪與正傷寒不同仲景立小柴胡湯提出所陷熱邪亦可從少陽提去參柔以扶胃氣必胃無邪及中虛之人方可用之否則助邪邪為害者也因衝脈隸屬陽明也此惟虛者為合治若熱邪陷入與血

相結者當宗陶氏陶節菴有傷寒全生集小柴胡湯去參棗加生地桃仁查肉丹皮或犀角等此因血結邪若本經血結自甚者必少腹滿痛輕者頼刺期門穴在左脇重者小柴胡湯去甘葯加延胡歸尾桃仁挾寒加肉桂心氣滯加香附陳皮枳殼等此血結為主然熱陷血室之症多有譫語如狂之象與陽明胃熱相似此等病機最須辨别血結者身体必重非若陽明之輕便者何也陰主重濁絡脈被阻身之側旁氣痺連及胸背皆為阻窒故去邪通絡正合其病

往往延久上逆心胞胸中痺痛即陶氏所謂血結胸也王海藏出一枝桂紅花湯加海蛤桃仁原欲表裏上下一時盡解一此方大有巧妙也

血室者營血停止之所經脈留會之處即衝脈是也衝脉者奇經八脈之一脈也起於腎下出於氣街並陽明經夾臍上行至胸中而散為十二經之海王冰曰衝為血海言諸經之血朝會於此男子則運行生之精女子則上為乳汁下為月事傷寒之邪婦人則隨

經而入男子由陽明而傳以衝〻脉與少陰〻絡起於腎女子感邪太陽隨經便得而入也衝〻經並足陽明男子陽明內熱方得而入也衝脈得熱血必忘行在男子則下血讝語在婦人熱則月水適来蓋言男子不獨謂婦人也針經曰婦人熱入血室有須治而愈有不須治而愈假令婦人中風發熱惡寒經水適來得之七八日熱除而脈遲身涼和脇胸下滿如結胸狀讝語者此為熱入血室當刺期門穴隨其實而瀉〻

假令婦人中風七八日續得寒熱發作有時經水〻適來適斷者此謂熱入血室其血必結故如瘧狀發作有時小柴胡湯主之二者須治而愈者也若發熱晝則明了夜則讝語如見鬼狀此熱入血室無犯胃氣及上二焦必自愈是不須治而愈者也讝語為病之邪〻甚者何不須治而愈耶且胷脇滿如結胷讝語是邪氣留結胷脇而不去者必刺期門隨其實而瀉〻寒熱如瘧發作有時者是血結而不行也須小柴

胡湯散之二者既有留邪必須治之可也若發熱經水適來晝日明了暮則譫語此經水既來以裏無留邪但不忘（妄）犯熱隨血散必自愈經曰血自下下者愈故無犯胃氣及上二焦必自愈所謂妄犯者謂恐以譫語為陽明內實攻之犯其胃氣也此無胸脇之邪恐其期門犯其中氣（焦）也此無血結恐與小柴胡湯犯其上焦也小柴胡解散則動衛氣衛出上焦動衛氣自犯上焦也刺期門則動營氣營出中焦動營氣

是犯中焦也脈經曰無犯胃氣及上二焦豈但言葯不言針耶

邪入血室仲景分淺深而立兩法其邪深者如結胸狀若譫語刺期門穴隨其實而瀉之是從肝而瀉其邪亦即陶氏所謂之血結胸也其邪淺者往來寒熱如瘧狀而無譫語用小柴胡湯是從膽治也蓋往來寒熱是少陽之證故以小柴胡湯提少陽之邪則血室〻熱亦可隨之而出以肝膽為表裏故深則從肝

淺則從膽以導泄血室之邪也其言小柴胡湯惟虛者合治何也蓋傷寒之邪也由經而入血室其胃無邪故可用參棗若温熱之邪先已犯胃後入血室故當去參棗惟胃無邪及中虛之人方可用之須知傷寒之用小柴胡湯者正防少陽經邪乘虛入胃故用參棗先助胃以禦之如上言法宜益胃其與温熱之邪來路不同故治法有異也

自序

掃葉莊一瓢耕牧且讀之所也維時殘月在窗明星未稀鷺鳥出樹荒雞與飛蟲相亂雜沓無聚少焉曉影漸分則有小鳥鬧春間關啁啾盡巧極靡寂淡山林喧若朝市不知何處老鶴橫空而來長唳一聲羣鳥寂然四顧山光直落簷際清靜耳根始為我有於是盥漱初畢伸紙磨墨將數月以來所歷病機與諸子弟或闡發前人或攄己意隨所有得隨筆數行錄竟讀之如噉虀羹

一寸寸各具酸鹹要不與珍錯同登樽俎亦未敢方乎
橫空老鶴一聲長唳薛雪書於掃葉山莊

葉香巖溫證論治

薛一瓢先生濕熱論

南園薛生白著

元和李清俊春泉校刊
慈谿洪旭照四軒叅校
平江宋兆淇佑甫重鐫

濕熱症始惡寒後但熱不寒汗出胸痞舌白或黄口渴不引飲

此條乃濕熱症之提綱也濕熱病屬陽明太陰經者居多中氣實則病在陽明中氣虚則病入太陰病在二經之表者多兼少陽三焦病在二經之裏者每兼厥

厥陰風木以少陽厥陰同司相火陽明太陰濕鬱生熱熱甚則少火皆成壯火而表裏上下充斥肆逆故最易耳聾乾嘔發痓發厥而提綱中不言及者因以自悞上諸症皆濕熱熏見之而變局而非濕熱病必見之正局也始惡寒者陽為濕遏而惡寒終非若寒傷於裏之惡寒後但熱不寒則鬱而成熱反惡寒矣熱甚陽明則汗出濕蔽清陽則胸痞濕邪內盛則舌白濕熱交蒸則苔黃熱則液不升而口渴濕則飲內留不而

引飲然所云表者乃太陰陽明之表而非太陽之表太陰之表四肢也陽明之表肌肉也胸中也故胸痞為濕熱必有之證四肢倦怠肌肉煩疼亦必並見其所以不干太陽者以太陽為寒水之腑主一身之表心風寒必自表入故屬太陽濕熱不盡從表入故不必由太陽況風寒傷衛營榮衛乃太陽所司表濕傷肌肉肌肉為陽明所主寒濕之屬陽太者以太陽為寒水同氣相求也濕熱之屬陽明者陽明為中土火化

從陽也濕熱之邪從表傷者十之一二由口鼻入者十之八九陽明為水穀之海太陰乃濕土之臟故多由陽明太陰受病膜原者外通肌肉内近胃腑即三焦之門戶而實一身之半表半裏也邪由上受直趨中道故病亦多歸膜原要知濕熱之病不獨與傷寒不同且與温病大異温病乃太陽少陰同病濕熱乃陽明太陰同病而提綱中反不言及脈者以濕熱之症脈無定體或洪或緩或伏或細各隨症見不拘一

格故難以一定之脈拘定後人眼目也

濕熱之病陽明必兼太陰者人徒知臟腑相連濕土同氣而不特此也當與温病之必兼少陰以例少陰不藏木火內燔風邪外襲表裏相煽故為温病太陰內傷濕飲停聚客邪再至內外相引故病濕熱（此皆）症先有內傷再感客邪非由腑及臟之謂若濕熱之症不挾內傷中氣實者其（病）必微或先因於濕再因飢〻飲（包）勞役而病者亦屬內傷挾濕標本同病然勞倦傷

脾為不足濕飲停積為有餘所以內傷外感孰多孰少孰實孰虛又在治病者之臨症時權衡矣

濕熱症惡寒無汗身重頭痛濕在表分宜藿香〻茹羌活蒼朮薄荷牛蒡子等味頭不痛者去羌活

身重惡寒濕遏衛陽〻表症頭熱痛必挾風邪故加羌活不獨勝濕用以袪風此條乃陰濕傷表〻候

濕熱症汗出惡寒發熱身重關節疼痛濕在肌肉不為汗解宜滑石豆黃卷茯苓皮蒼朮皮藿香叶鮮荷葉通草

桔梗等味不惡寒者去蒼朮皮

此條外候與上條頗同惟出汗獨異更加關節疼痛乃濕邪初犯陽明之表故畧見惡寒及至發熱惡寒當自罷矣用葯通陽明之表而即清胃脘之熱者不欲濕邪之鬱熱上蒸而濕欲邪之淡滲下走耳此條乃陽濕傷表之候

濕熱症三四日即口噤四肢牽引拘急甚則角弓反張濕熱侵入經絡脈隧中宜鮮地龍秦艽威靈仙滑石蒼

再予絲瓜藤、海風藤、酒炒川連等味。

此條乃濕邪挾風邪者。風為木氣，風動則木張，乘入陽明之絡則口噤，走竄太陰之經則拘攣，故用藥不獨勝濕，重用熄風，一則風藥能勝濕，一則風藥能疏肝也。選用地龍、諸藤者，欲其宣通絡脈耳。或問仲景治痙原有桂枝湯加括蔞根及葛根湯二方，後人屏而不用，豈宜於古者不宜於今耶？今之痙者與厥相連，仲景不及言厥，豈金匱有遺文耶？余曰：非也。藥因病用病源既異治法自殊故同一發痓而傷寒與濕熱之病因不同傷寒之痓自外來症屬太陽治以散外邪為主濕熱之痓自内出波及太陽治以熄内風為主蓋三焦與肝膽同司相火中焦濕熱不解則熱甚於裏而少火悉成壯火火動則風生而筋攣脉急火風煽則火熾而識亂神迷身中之氣隨風火上逆而有升無降常度盡失由是而形若尸厥正内經所謂血之與氣併走於上則為暴厥者是也外竄經脉則

成痓內併膻中則為厥內外充斥痓厥並見正氣猶存一綫則氣復返而生胃津不克支持則厥不回而死矣所以痓之與厥往々相連傷寒之痓自外來者安有是哉　暑月痓瘛與霍亂同出一源風自火生火隨風轉乘入陽明則嘔賊及太陰則瀉是自霍亂竄入筋中則攣急流入脈絡則反張是名痓但痓者多厥霍亂無厥者痓則風火閉鬱々則邪勢愈甚不免逼亂神明故多厥霍亂則風火外泄々則邪勢外

解不致循經内走故少厥此痙與霍亂之分别也然痙症邪滞三焦三焦乃火化風得火而愈煽則逼入膽中而暴厥霍亂邪走脾胃脾乃胃化濕邪因濕而停留則淫及諸筋而拘攣火熾則厥火竄則攣又痙與霍亂之遺禍也

痙之攣急乃濕熱生風霍亂之轉筋乃風來勝濕痙則由經及臟而厥霍亂則由臟及經而攣總由濕熱與風淆亂清濁升降失常之故夫濕多熱少則風入

土中而霍亂熱多濕少則風乘三焦而痓厥〻而不反者死胃液乾枯火邪盤踞也轉筋入腹者死津液内涸風邪獨勁也然則胃中之津液關顧不鉅哉厥症用辛開泄胸中無形之邪也乾霍亂用探吐泄胃中有形之邪也然泄邪而胃液不上升者熱邪益熾探吐而胃液不四布者風邪益張終成死候不可不知

濕熱症壯熱口渴舌黄或焦紅或發痓神昏譫語或笑邪

灼心胞營血已耗宜犀角連喬羚羊生地元參銀花露鈎藤鮮菖蒲至寶丹等味

上條言痙此條言厥濕邪暑邪本傷陽氣及至熱極逼入營陰則津液耗而陰亦病心胞受灼神識昏亂用藥以清熱救陰泄邪平肝為務

濕熱症發痙神昏笑妄脈洪數有力開泄不效者濕熱蘊結胸膈宜涼膈散若大便數日不通者熱邪閉結腸胃宜傚承氣微下之例

此條係陽明實熱或上結或下結清热泄邪止能散絡中流走之熱而不能除腸中蘊結之邪故陽明之邪仍假陽明為出路也

濕熱症壯热煩渴舌焦紅或縮癍疹胸痞自利神昏痙厥熱邪充斥表裏三焦宜大劑犀角羚羊角地生元參銀花露紫草方諸水金汁鮮菖蒲等

此條乃痙厥症之最重者上為胸痞下挾热癍痢疹痙厥陰陽告困獨以清陽明之熱救陽明之液為急

務者恐胃液不存其人必自焚而死也

濕熱痞寒熱如瘧濕熱阻遏膜原宜柴胡厚朴檳榔草果藿香六一散蒼术半夏石菖蒲等味

瘧由暑熱内伏秋涼外束而成若夏月腠理大開毛竅踈通安得成瘧而寒熱有定期如瘧之發作者以膜原為陽明之半表半裏濕熱阻遏則營衛爭氣痞雖如瘧不得與瘧同治故倣吳又可達原飲之例盖一由外涼束表一由内温阻遏也

濕熱症數日後脘中微悶知飢不食溼邪蒙繞上焦宜藿香叶薄荷叶鮮稲叶鮮荷叶枇杷叶佩蘭叶蘆尖冬瓜仁等味

此濕熱已解餘邪蒙閉清陽胃氣不輸宜用極輕清之品以宣上焦陽氣若投味重之劑是與病情不相值矣

溼熱初起亦有脘悶懊憹汗出口渴眼欲閉時讝語濁邪蒙蔽清陽膺在上焦者宜用只殼桔梗淡豆豉

生山梔涌泄法若投輕清劑又與病情不相當矣此說須與第九第十兩條參看同一邪在上焦而第九條屬虛此說屬实且同一實症而第十條邪在中焦此說邪在上焦臨症者當慎之

濕熱症初起發熱汗出胸痞口渴舌白濕伏中焦宜藿香蔻仁杏仁枳殼桔梗鬱金蒼术厚朴草果半夏石菖蒲六一散佩蘭叶等味

濕邪上干則胸痞胃液不升則口渴病在中焦氣分

故多開中焦氣分之藥

此條多有挾食者宜加瓜蔞查肉菔子舌根現黃色

即是挾食症

濕熱症數日後自利溺赤口渴濕流下焦宜滑石豬苓茯

苓澤瀉萆薢通草等味

下焦屬陰太陰所司陰道虛故自利化源滯則溺赤

脾不轉津則口渴然必不引飲太陰濕勝故也濕滯

下焦故獨以分利為治

此條藥味獨用分利，然症兼口渴胸痞，須佐入桔梗、杏仁、豆卷開泄中上，源清則流自潔矣。不可不知。以上三條，皆濕重熱輕之候。

濕熱之邪不自表而入，故無表裏可分，而未嘗無三焦可辨，猶之河間治消渴以三焦分者是也。夫熱為天之氣，濕為地之氣，熱得濕而熱愈熾，濕得熱而濕之愈橫。濕熱兩分，其病輕而緩；濕熱交合，其病重而速。濕多熱少，則蒙上流下，當三焦分治；若濕熱俱多，則下閉上壅而三焦俱病矣犹〻傷寒門二陽合病三陽合病是也太陰濕化三焦火化有濕無熱止能蒙閉清陽或阻於上或阻於中或阻於下濕熱一合則身中少火悉化壯火而三焦相火有不皆起而為暴者哉所以上下充斥內外煎熬最為酷烈薰之木火同氣表裏分司再引肝風痙厥立至胃中津液幾何其能供此交征乎至其所以必屬陽明者以陽明為水穀〻海鼻食氣口食味悉歸陽明邪從口鼻而入

則陽明為必由之道路也其始也邪入陽明早已先傷其胃液其斷（繼）也邪盛三焦更欲取資於胃液司命者可不為陽明傾慮哉

或問木火同氣熱甚生風以致痙厥理固然矣然有濕熱之症表裏極熱不痙不厥者何也余曰風木為火所火熱引動原因木氣素旺肝陰先虧內外相引兩陽相煽因而勁張若肝腎素優並無裏熱者火熱安能招引肝風哉試觀小兒一經壯熱便成瘛瘲以絕陽

之體陰氣未足故肝風易動也

濕熱瘧舌遍体白口渴濕滞陽明宜用辛開如厚朴半夏

草果乾菖蒲等味

此濕邪極盛之候口渴乃液不上升非有熱也辛泄

太過即可變而為熱而此時濕邪尚未蘊結故重用

辛以開之使上焦得通津液得下也

濕熱瘧舌根白舌尖紅濕漸化熱餘濕猶滞宜用辛泄

佐以清熱宜蔻仁半夏乾菖蒲豆卷六一散連翹菉豆

穀等味

此濕熱參半之證而燥濕之中即佐清熱者亦所以存陽明之液也

上二條憑驗舌以投劑極爲臨症時要訣蓋舌爲心之外候濁邪上熏心肺舌胎因而轉移

濕熱症初起即胸悶不知人瞀亂大叫痛濕熱阻閉中上二焦宜草果槟榔鮮菖蒲六一散芫荽各重用或加皂角末地漿水煎服

此條濕熱俱重之候而去濕藥多清熱藥少者以病邪初起即閉正未有傷故以辛通撥邪為急務不欲以寒涼凝滞病機也

濕熱症四五日口大渴胸悶欲絕乾嘔不止脈細數舌光如鏡胃液受劫胆火上沖宜西瓜白汁金汁鮮生地汁甘蔗汁磨鬱金木香烏藥香附等味

此營陰素虧木火素旺者今木乘陽明而耗其津液然幸無飲邪故一清陽明之熱一散少陽之邪不用

煎者取其氣之全耳

濕熱症嘔吐清水或痰多粘膩濕熱內留木火上逆宜溫膽湯加瓜蔞碧玉散等味

此素有痰飲而陽明少陽同病故以一滌飲一以降逆與上條嘔同而治異正當合參

濕熱症嘔噁不止晝夜不差欲死者肺胃不和胃熱移肺肺不受邪也宜用川連三四分蘇葉二三分兩味煎湯呷下即止

肺胃不和最易致嘔蓋胃熱移肺肺不受邪還歸於胃嘔噁不止若以治肝胆之嘔治之悞矣故必用川連以清濕熱蘇葉以通肺胃則投之立愈以肺胃之氣非蘇葉不能通也分數輕者以輕劑能治上焦之疾故耳

濕熱症咳嗽晝夜不寗甚至喘而不得眠者暑邪入於肺絡宜葶藶子六一散枇杷葉等味

人知暑傷肺氣則氣虛不知暑滯肺絡者則肺實葶

藴引滑石直瀉肺邪則病自除矣

濕熱症十餘日後大勢已退唯口渴汗出骨節疼隱痛不已餘邪留滯經絡宜元米仁湯泡於术隔一宿术煎飲之

病後濕邪未盡陰液已傷故口渴身疼此時救液則助濕治濕則劫陰宗仲景麻沸湯之法取氣不取味走陽不走陰佐以元米湯養陰逐濕兩擅其長也

濕熱症數日後汗出熱不除或痙忽頭痛不止者營液

大耗厥陽風火上升宜羚羊角蔓荊子鈎藤元參生地女貞子等味

濕熱傷營肝火化風上逆血不營筋而痙作上升巔頂則頭痛熱氣已退木氣獨張故痙而不厥投劑以熄風為標養陰為本

濕熱痎胸痞發熱肌肉微痛始終無汗者暑邪伏於腠理內閉宜六一散一兩薄荷葉四五分泡湯調下即汗解

濕熱發汗昔賢有禁此不微汗之病必不愈蓋旣有不可汗之大戒復有得汗始解之治法臨症者當知所變矣

濕熱症按法治数日後忽吐下一時並至者中氣虧損升降悖逆宜生穀芽蓮心扁豆米仁半夏甘草茯苓等味甚極者用理中湯之意

升降悖逆法當和中犹之霍亂之用六和湯也若太陰憊甚中氣不支非理中不可

濕熱症十餘日後左關弦數腹時痛時圊血肛門熱痛血液內爍（燥）熱邪傳入厥陰之陰宜倣白頭翁湯法

熱入厥陰而下痢即不圊血亦當宗仲景治熱痢法若更逼入營陰安得不用白頭翁涼血而散邪乎設熱入陽明而下痢即不圊血又宜師仲景治下痢譫語用小承氣之法矣

濕熱症十餘日後尺脈數下痢或咽痛口渴心煩下元不足熱邪直犯少陰之陰宜倣猪膚湯涼潤法

同一下痢症有厥少之分則藥有寒涼之異然少陰有便膿血之候不可不細審也

濕熱症身冷脈細汗泄胸痞口渴舌白濕中少陰之陽宜人參白术附子茯苓益智等味肥胖氣虛之人夏月多有是病

濕邪傷陽理合扶陽逐濕口渴為少陰症焉得妄用寒涼耶

暑月病初起但惡寒面黃口不渴神倦四肢懶脈沉弱

腹痛下痢濕困太陰之陽宜做縮脾飲冷香飲子甚則大順散來復丹等法

暑月為陽氣外泄陰液內耗之時故熱邪陽[陰]傷陽明灼爍宜清宜滋太陰告困濕渭迷漫宜溫宜散古法最詳醫者鑒諸

濕熱症按法治之諸恙皆退惟目瞑則驚悸夢惕餘邪內留膽氣不舒宜酒浸郁李仁姜汁炒棗仁猪膽皮等味

滑可去著郁李仁性最滑脱古人治驚後肝系滯而不下始終目不瞑者用之以下肝系而去滯此濕熱之邪留於膽中膽為清静之府藏而不瀉是以病去而内留之邪不去寐則陽氣行陰膽熱内擾肝魂不寧故用郁李仁以泄邪必用酒浸者酒入於胃先走於膽也棗仁之酸入肝安神而製以姜汁者安神而又兼散邪也用药至此乃謂善於驅遣者也

濕熱症曾開泄下奪者惡候皆平獨神思不清倦語不

思食溺数唇齒乾胃氣不輸肺氣不佈元神大虧宜人
参麥冬生穀芽川石斛木瓜生甘草鮮蓮子等味
開泄下奪悪候皆平正亦大傷故見痞多氣虛之象
理合清補元氣若用泥滯陰药去生便遠
濕熱痞四五日忽大汗出手足冷脈細如絲或絶口渴
莖痛而起坐自如神清語亮乃汗出過多衛外之陽暫
亡濕熱之邪仍結一時表裏不通脈故伏非真陽外脱
也宜五苓散去术加滑石酒淬川連生地著皮等味

此條脈症全似亡陽之獨候於舉動神氣中得其真情噫此醫之所以貴識見也

濕熱症發痓神昏獨足冷陰縮下体外受客寒仍宜從濕熱治只用辛温之品煎湯薰洗

陰縮為厥陰之外候合之足冷全似虛寒矣乃諦觀本症無一屬虛始知寒客下體一時營氣不達不但症非虛寒并非上熱下寒之可擬也仍從濕熱治之又何疑耶

濕熱症初起壯熱口渴脘悶懊憹眼欲迷閉時〻讝語濁邪蒙閉上焦宜涌泄用枳殼吉更淡豆豉生山梔無汗加葛根

若病退後脘中微悶知飢不食是餘邪蒙繞上焦法宜輕散此則濁邪蒙閉上焦故懊憹脘悶眼欲閉者肺氣不舒也時讝語者邪逼心胞也若投輕劑病必不除經云高者越之用梔豉湯涌泄之劑引胃脘之陽而開心胸之表邪從吐散一了百當何快如之

濕熱痉經水適來壯熱口渴讝語神昏胸腹痛或舌無胎脈滑數邪陷營分宜大劑犀角紫草茜根貫仲連喬銀花露鮮石菖蒲等味

熱入血室不獨婦人男子亦有之不但涼血并須解毒然必重劑乃可奏功

濕熱症上下失血或汗血毒邪深入營分走竄欲泄宜大劑犀角地生丹皮赤芍連喬紫草茜根銀花等味

熱逼而至上下失血汗血勢極危而猶不即壞者以

毒從血出生机在是大進涼血解毒〻劑以救陰而泄邪〻解而血自止矣血止後須進參芪善後乃得

溼熱症七八日口不渴声不出與飲食亦不却默〻不語神識昏迷進辛香涼泄芳香逐穢俱不效者邪入厥陰主客渾交宜倣吴又可三甲散醉地敝虫醋炒鱉甲土炒穿山甲生天虫柴胡桃仁泥等味

暑濕雖傷陽氣然病久不解必及於陰〻陽兩困氣鈍血滯而暑濕不得外泄遂深入厥陰絡脈凝瘀使

一陽不能萌動生氣有降無升心主阻遏靈氣不通所以神識不清而昏迷默默也用直入厥陰之葯破滞通瘀斯絡脉通而邪得解矣

濕熱症口濕（渴）胎黄起刺脈弦緩囊縮舌硬譫語昏不知人兩手搐搦津桔（枯）邪滞宜鲜生地蘆根生首烏鮮稻根等味若脈有力大便不解者大黄加入亦可

胃津劫奪熱邪内擾宜潤下以泄邪徒用清滋無當病情故倣承氣之例以甘涼易苦寒正恐胃氣受傷

胃津不復故也

薛氏濕熱論乃家藏秘書先君素精醫理於是書尤深寶之蓋其辨晰受病之原委多由陽明太陰兩經表裏相傳其見之也確其言之也詳其治之也各得其宜可為後世法莫能出其範圍者我吴處江以南地氣卑濕患是病者最多而治之者或稱為濕温傷寒未能辨析豈知如論所云濕熱之病不獨與傷寒不同且與温病大異哉 俊不敢獨秘亟壽棗梨以公同志俾審病者不致歧誤焉道光九年九月元和李清俊跋

外祖薛公望公（諱承基號性天鶴山子世居長春里）

擬張令韶傷寒直解辨證歌　外孫宋兆洪謹校刊

辨表分寒熱第一

晝夜頭疼渾不了（先提清表分）身熱脈浮邪在表病症看來似一般表寒表熱須分曉（點出眉目）或有汗或無汗〻多汗少且莫管只就脈浮中分出兩條線（是最著眼處）表寒浮緊或兼絃表熱浮數兮或兼滑長與絃緩寒者身疼慣怕寒（以下旁證之）頻求衣被遮溫煖熱者雖然也畏風無風便

欲開惟幔寒不渴兮熱或渴寒苔白苔熱黄澤寒者口和熱口若寒減食兮熱能食表寒散以辛温味表熱辛以治法為收束涼非一例表寒切勿先消食惟恐引邪入裏去表熱切忌用辛温變成燥熱為難治

辨表分虚熱虚寒第二

頭痛脈浮表也或兼大兼絃或兼數兼絃按無力虚也表分虚同寒熱別表若虚寒必惡寒屢進辛温汗難出若用辛涼必致汗多而近於亡陽矣此下言服辛温之後變象氣擾翻教身体麻或大熱兮或微熱胸前微

滿且欲嘔口淡或渴或不渴表如虛熱口亦淡必兼微渴思潤澤脉過辛涼身反痛此下是脉辛涼後變象舌形定現微苔色不論大汗與無汗但查熱勢如猖獗兩症皆須補益來寒加姜桂宜用桂枝湯加蒼术甚則加人參乾炮姜之類如血虛無汗可加當歸紅花和其陰血熱苓柴宜柴苓歸芎芪术之類甚則加人參

辨裏寒第三

裏寒脉沉緊或兼緩與遲惡寒骨節五字是表證痛表症似而非胸腹痛滿且欲嘔或吐或利俱有諸或熱或不熱手足指

冷厥喉有冷涎苔白滑或如猪腰或茶褐此宜桂枝湯去芍加乾姜裏寒温補是良方甚則加桂附可以復陽（其）矣

辨裏熱第四

裏熱脈（主腦）沉數或緩滑以長無論其神昏與清無論其身熱與涼唇焦齒黑譫語現舌短苔黑或起芒裂破出血反不渴或渴飲冷小溲長或利清水或便鞕声音洪厲力氣強狂發登高棄衣走詈且循衣而摸床面目或赤

或不赤其色垢濁（即不赤亦面垢）如薫黄此宜芩連石羔類甚則芒硝與大黄

辨裏虚寒第五

裏若虚寒者脈必沉而緩（主腦）微細按無神救之惟愁晚手足常四逆面色青黑點渴而不欲飲但覺口中淡惟喜極熱湯稍解胸中滿（或嘔）或吐或下利或不大便心下或嘔悸心煩喜躁不思食踡卧恍惚每獨語舌帶淡墨色或如猪腰或糙米或白苔而潤或無苔而燥短縮不能伸

望之萎且稿理中四逆急温之否則神昏汗脱了

辨裏虚熱第六

欲知裏虚熱脉沉而數（主脳）按無力身熱退不淨口渴神恍惚與湯則飲之不與亦不討有時思食來食到便先飽舌上畧覺燥得湯燥即好或有微苔或無苔或淡紅色（淡紅色香巖先生用炙甘草湯謂胃津傷而氣無化液也不可用寒涼葯）如桃腮此為裏分少津液瀉心導赤佐生脉

辨假虚寒第七（實熱内伏也）

脉沉細兮或緩長出則遲兮入則（主脳）疾或伏（沉實也本宜下）筋骨按有力

口中不渴舌燥短不但身涼且四逆澌昏讝語口目動（邪入營分往々不渴四逆謂熱深厥亦深）（神）

狀若驚風作痙厥或利清水或不便解下或如爛桃色（熱瀉）

人事不知歌且哭身輕偏自能起立成吐蚘虫口苦辣（大証據）

小便行時長且赤此是虛寒假證現應須解毒和涼膈

辨假實熱第八 虛陽上浮也

（浮大洪數却是熱象按之不見全是虛証然邪盛之脈亦有按之不見者不可）

脈浮而大或洪數無奈按之全不見任他熱勢如燎原

真底實板已先現苔白或黑短不燥或如猪腰或米糙

面目俱赤為戴陽譫語發狂手作躁或有汗兮或無汗

不慎也

坐卧只求井中蹈，舌腫唇焦齒出血，渴湯飲水常不絕，內是真寒外假熱。理中八味合生脈，煎成冷飲代茶湯，庶幾虛火歸源得。誤服苓連增躁渴（反成死症），庸醫到此休饒舌。

辨渴第九

渴症須分寒與熱，熱熱者脈數（主腦）而口苦，身熱汗出喜冷飲，或兼湯水百杯（大證據）可。此宜花粉與川連，加味參同伴白虎。虛寒而渴者脈必細兼遲，即教洪且大，終是（主腦）數而虛。渴喜極熱湯稍溫便嫌冷有時思得水仍復不能飲此宜（大証據）生脈中姜附辛以潤又汗有下之後亡津液生津之品始為得不宜涼葯不宜溫何況諸多辛與熱（主津為主）

辨舌第十

胃氣現於舌上有淡白苔俗醫（愛）消食必致光無胎調理到思食苔白漸生未君不見病有厚苔滿舌者忽然退去光而燥乃為胃氣絕之徵從此參詳便分曉又有大紅舌色無苔者君火之色浮於外盛極將衰欲化灰（無病之人亦常有之宜用附子）引火歸源纔得退（舌色純紅必腎氣素虛之人無他症而忽）

此非口渴乃口乾潤脣實只能為津虧當生津如酸甘化陰之類

淡白苔

苔

現此舌者用附子引火歸源國合人若敖氏傷寒金鏡錄載純紅爲將瘟舌乃熱蓄于內而病將發也不問何絵宜用透頂清神散搐鼻法亦不可不知又有舌黑如淡墨更不須問燥與濕總歸腎水尅火陰盛陽衰須早識除非黑起芒刺燥而裂陽邪熱結何消說

望之燥捫之澤溫證論言舌絳望之似燥手捫之原有津液此津虧[illegible]熱黃蓄蒸將成濁痰

辨虛寒舌燥第十一

舌燥有多般或淡黃或淡白或起微刺或灰色更有望之如燥捫之澤其色或紫而或黑必兼吐利而厥逆神昏譫語詞蹇澀舌燥而語言不清因燥而不清可治舌黑而語言不清所謂口雖欲言舌不得

家閥心胞也

脈形微細定如絲或雖洪大無（終）力急用生脈以養（前孔訛也）津附姜苓草和芪术（俗醫為五味〻厚多則用十餘粒（分）少則七八粒此不過〻論必須錢）（餘方故）

辨實熱舌燥第十二

實熱舌燥先有地或黃（或）黑起芒刺即使苔輕偏破裂者必兼身熱焦唇齒渴喜飲冷面目赤並無吐利與厥逆讝語便閉諸症現洪數滑長脉可驗白虎承氣隨變換（隨症變換也）

（温論證凡舌不拘何色生芒刺者皆是上焦熱極也當用青布拭冷薄荷水揩之即去者輕旋生者險）

辨寒頭痛第十三

寒頭痛脈浮而緊或絃或沉更兼遲惡風與寒四肢冷頭喜熱物包裹之更有劉河間論頭痛屬熱者亦惡寒喜熱緣熱為寒閉則其痛甚熱氣流通則痛止也然止後必復作而益甚為驗脈亦必有異理中參入桂天麻附子細辛重者加少佐羌附法亦佳

辨熱頭痛第十四

熱頭痛脈浮而数或滑而長亦有諸口苦舌乾渴欲飲痛連風府與風池惡热其常惡風暫此為風熱症已顯

羌防栄葛連喬芩甚則石羔用之驗

辨虛頭痛第十五

虛頭痛脈弦而大弦則為(主腦)寒大則虛痛極其堪喜得按日夜呼叫(大証據)語声嘶其痛或專在額上偏頭皆痛亦有之急宜參苓耆朮加附子此症失治危即死

辨風寒骨痛第十六

風寒骨痛脈絃(主腦)緊或遲而緩亦有準身熱惡寒(大証據)手足冷舌上白苔口不渴拘攣徧体痠難忍甚則上嘔下利併

桂枝湯内用天麻有濕去芍加附穏

辨虚骨痛第十七

脈絃而大數無力或發熱兮或不熱惡凨兮拘急口淡兮神思恍惚痛在骨節兮服發散藥而痛愈劇此神氣傷也合用桂枝與耆术大凡人身諸骨節其數三百有六十是神氣之所遊行而出入君不見仲景新加湯重用參姜以復陽　桂枝湯加參姜

辨虚寒腹滿第十八

臟寒生（出内經）滿病脈遲緩兮或沉緊或虛大兮按無力腹滿時減〻又甚不欲食兮食即嘔或泄瀉惡寒兮而渴喜熱飲姜桂香砂温散之不應再加參术者

辨實热腹滿第十九

脈沉而（主脉）實兮或滑與長兼腹滿（証據）不減兮減（二句出金匱）亦不足言大便難解而不暢兮或得解而少寬滿腹硬痛不可按兮無吐暈等虛症之相參此宜枳朴以消之甚則加大黄參其間

凡服下药燥糞已未又得溏泄此已解也如服下药但利清水一二次又無燥

辨虛寒不大便第二十

大便不通羣呼熱不知寒疑亦斂結腹不滿（疑案）兮口不渴

白滑胎兮（宜案）絃緊脈此屬虛寒無浪攻照常飲食（切不可飢）且從容

遲之一二十日後温補足時氣自通

辨實熱不大便第二十一

脈數有力長滑甚煩渴腹滿按之硬或潮熱兮食即脹

時有濁氣從後迸此為胃熱宜下之一有虛症須細審

大（大）約症实一下即愈一有虛症便須細審即必當下者

亦只用涼膈以微利之解毒以和之陶氏黄龙湯以補

屎痞滿如故此未解也再之々下之如服下藥二三次仍不通者此腸胃枯澁也當下取之取之而不通者死

而下之

陶節菴黄龙湯即大承氣湯加參歸草桔姜枣

辨小便不通第二十二

小便不通分虚實虚則三焦失其職屡經利水不相合此宜金匱腎氣丸治其三焦決瀆官象牙生煎服亦安實者人素强或好食熱物肺熱不能通水道以致膀胱成熱結宜用猪苓澤瀉梔滑石用後仍不效須向膀胱尋外竅經說毫毛是其應經曰三焦膀胱者腠理毫毛其應是三焦主腠理膀胱主毫毛膀胱有出竅而無入竅濟泌別汁而滲入膀胱者也毫毛是其外竅譬如水注塞其上竅則水不能出矣如人不虚

其外竅譬如水注塞利小水而不通者宜發改逆發汗其汗外竅通而內竅亦通此所謂開鬼門也最為妙又有動其胞中血虛寒實熱隨症別虛寒便溫補熱則清熱而養血因症施方不可執

寒嘔

熱嘔

治熱症肺胃不和每有嘔用吐黃連四分蘇叶五分

辨嘔第二十三

其人受暴寒審問或食生冷物吐酸証據并乾嘔平胃正氣合脈滑主腦胃有餘飲冷不喜熱証據脈溫熱葯嘔食甚黃連竹茹佐姜汁兼虛參以參加入脈或虛大數主腦無力嘔虛寒嘔吐清涎証據及冷沫胃虛不能容穀胃陽竭矣食聞食即嘔食反出人參理中最

為良丁香附子加亦得脈滑有力症不虛胸滿按之痛泡湯吃即止

愈劇合用朴實與二陳此謂中焦之嘔從乎積實積嘔

辨吐蚘第二十四

熱厥吐蚘蚘、必多人情清楚脈形和隨生隨吐無煩躁凡屬吐蚘無

瀉其濕熱勿蹉跎厥陰傷寒屬風木吐出蟲吐水清綠論熱與寒切

手足厥冷煩躁甚烏梅丸義君須讀忌涼藥

辨汗第二十五凡服發汗藥

虛寒汗須分陰與陽陽虛自汗補其衛其人素虛或勞傷或大病後腠理虛不可太過過則反致陽虛如脈一刹無

汗再作湯與之復無汗此營衛乏絕法當養陰補正而再汗之三治無汗者死

陽不能衛外而為固則自汗宜用參耆五味苓朮甚則加桂附如乾薑半夏陳皮開達之藥皆不可用

盜汗歸之陰氣虛參甘歸地從其類人臥則血歸於肝陰虛而不能為守則盜汗宜參苓耆朮五味歸芍生熟地之類

惟有陽明邪併未熱氣薰蒸毛竅開汗出溱溱常不止但宜涼解得和諧汗有心家血液之汗太陽津液之汗俱不可出惟陽明水穀之汗雖出無害故陽明症傷寒熱氣薰蒸毛竅開發溱溱而自出亦猶滾湯盛于器中熱氣上蒸而外溢也若汗不出熱氣不得泄必發而發黃宜用清涼以解其熱而汗自止不必用止汗之藥

更有傷寒病久無汗出大劑參耆柴桂合頓然出汗退其熱景岳書中亦曾說

辨讝語第二十六

讝語是多言皆因汗（胃）乾就中讝語有實家讝語字從嚴侃侃然旋轉風輪難自主纔呼李四便張三鄭声氣短神蕭索鄭重頻煩不厭複一樣逢人講話多不曾说南又道北設使讝語鄭大半屬無稽是則名為妄虛实皆有之若夫似睡非睡間隱隱約約如交談此為獨語未全亂各從脈症細詳參

鄭声者声如鄭衛之音不能正也孔子曰惡鄭声之亂雅樂經曰虛則鄭声蓋因汗下過多表裡虛竭以致陽脱陰勝其人正氣衰而本音失精神奪而語句重手足並冷神昏舌短音響模糊與讝語

辨面目赤第二十七

迥不相同此症十無一活不得已姑與獨參湯或白通湯

面目赤有三須從脈症參陽氣彂於表辛涼可散焉裏熱薰於上白虎及黃連無根火外浮此是内真寒八味生脈煎冷飲假對假兮古所傳

辨下利第二十八

下清穀者為虛寒下清水者為實熱惟有濃血稀溏和汁沫此三件中細詳别假如作嘔不食兮腹痛喜按心恍惚而煩兮或動悸與頭眩燥而不欲飲兮頭眩耳鳴而口淡後重逼迫兮既解而仍不減脈弦數而虛大兮

皆虛寒〻外現茍脈症之反是今即實熱〻証驗

辨厥第二十九

手足冷時為四逆厥者其冷過肘膝仲景傷寒俱禁汗無論陽厥與陰厥陽厥是傳經病自三陽逆入陰熱極必兼勝化行還有始熱終寒因藥誤也能轉入陰寒路執定傳經亦是錯陰厥是直中喻氏中寒論當誦寒邪斬關直入來急救真陽休夢〻還怕熱邪深入血頓然厥冷身無熱君不見吞痧樣子忌熱湯不比中寒一例

說總之脉症要詳參莖草枯來生救間陽厥譫渴陰吐涎陽者身輕陰者踡復者（看）其人唇爪甲青紫為熱青黑寒又有疫厥食厥和尸厥病久陰陽二氣虛亦厥各等各樣在準繩步步須求脉症合

辨腹痛第三十

腹痛是虛喜揉按虛者必寒病涉陰脉遲緩兮或虛大諸多虛象察其因理中桂附可施行熱者面黄澤加以長滑脉宜用黄連苦清熱少佐姜萸亦相得更有欲嘔

許叔微溫脾湯
乾姜　肉桂心
熟附子　炙甘草
枳實　厚朴
大黄

不嘔腹痛多寒热其如錯雜何黄連湯内乾姜桂好共參甘兩下和食痛應消食難在虛寒兼食積學士温脾法可宗許學士有温脾湯見本事方化為煎法尤熨貼有虛寒之人患腹痛服温補藥而相安時作上時痛仍不解甚則利清水或白沫此虛中有實或先有宿食在腸不曾去或病中腸胃虛不能運化所食之物停于腸中即一二塊宿糞亦能作楚宜用温補药煎好去渣入大黄一錢不甚虛者可加一錢五分滚四五沸服之宿食自下正氣不傷而病隨愈此屢試屢驗之妙法虫痛面黄吐〻事涎沫食酸即安甜即劇虛實寒熱要分曉殺虫方中求也配合氣痛因鬱惱必連胃脘與兩脇病久人必虛滋補

治脾寒洩瀉腹痛倣仲景泄下之法先去其滞而後調補勿畏虛以養病

凡治傷寒須按其腹痛與不痛硬與不硬若腹中痛與硬者此燥屎也臍下硬而痛者此燥屎與蓄血也下藥〻然

上沖於心者奔豚氣也腹亂而下趨者作瀉也小便不而臍下如疙狀蓄血者小利而臍下如孕狀

兼疎鬱痛不可近者按之濡軟為蓄血不比硬滿為熱結重則桃仁承氣湯輕者宣通微下奪別有吞痧一症現濕熱薰蒸邪变幻急刺委中出血良磨服玉樞丹亦善最怕是三陰寒症認為痧不飲温湯飲凉茶亂進丹丸并放刮臨危空自悔前差

東四逆湯中附辛三陰逆太陽沉亟葱姜參梧通陽復能任

辨脉脱第三十一

六脉俱脱者大命垂危矣神昏脉脱者死神清脉脱者亦死通脉四逆葱服之還怕脉因暴出死但得脉來微續生更需附子

景岳六味回陽飲又增地歸姜附草人參諸虛劇甚陰陽脫此利扶危力可任

四味回陽用理中以易附力加雄元虛極脫垂危須溫服徐徐云有功

四五枚人參小半觔周時服盡休間斷隨進米粥始回春參力偶不繼前功必盡棄平時無參力到此滋疑懼每虛（見）寒之極服溫補躁亂不寧嘔且吐（換陽也）此爲藥力尚未全切莫心疑換別路大約三陰病症露危劇急則六日或三日緩則行期十二日幸而君火未全衰反見舌乾苔症出更須姜附助其陽漸得陽回舌生液若見舌乾投涼劑（切戒）壞（切戒）乃百年人壽事起手果然認得真斷不朝三與慕四君不見景岳全書用法精十補一 青巧相濟又

寫意重叮嚀陰症轉陽必自愈不用扶顛道
在斯一有游移便錯去更有虛寒服藥來溫補不安涼
適意兩寒相得従其類正氣敗壞決不治至於實熱失
汗下脈伏似脫君休怕大承十棗用即安神氣分明現
真假須知實熱治可緩涼瀉一投撥便轉不比虛寒救
濟難仁術全憑思與辨